Chemotherapy and Immunotherapy in Urologic Oncology | A Guide for the Advanced Practice Provider

泌尿系统肿瘤的化疗与免疫治疗 | 高级治疗师指南

原著 ［美］Edouard J. Trabulsi ［美］Costas D. Lallas ［美］Anne E. Lizardi-Calvaresi

主译 何志嵩

中国科学技术出版社

·北 京·

图书在版编目（CIP）数据

泌尿系统肿瘤的化疗与免疫治疗 : 高级治疗师指南 / (美) 爱德华多 · J. 特拉布尔西 , (美) 科斯塔斯 · D. 拉拉斯 , (美) 安妮 · E. 利扎迪 – 卡尔瓦雷西原著 ; 何志嵩主译 . — 北京 : 中国科学技术出版社 , 2023.7

书名原文 : Chemotherapy and Immunotherapy in Urologic Oncology: A Guide for the Advanced Practice Provider

ISBN 978-7-5046-9832-2

Ⅰ . ①泌… Ⅱ . ①爱… ②科… ③安… ④何… Ⅲ . ①泌尿系肿瘤—化疗②泌尿系肿瘤—肿瘤免疫疗法 Ⅳ . ① R737.1

中国版本图书馆 CIP 数据核字 (2022) 第 202086 号

著作权合同登记号 : 01-2022-4145

策划编辑	宗俊琳　郭仕薪
责任编辑	延　锦
文字编辑	汪　琼　史慧勤
装帧设计	佳木水轩
责任印制	徐　飞

出　　版	中国科学技术出版社
发　　行	中国科学技术出版社有限公司发行部
地　　址	北京市海淀区中关村南大街 16 号
邮　　编	100081
发行电话	010-62173865
传　　真	010-62179148
网　　址	http://www.cspbooks.com.cn

开　　本	889mm×1194mm　1/16
字　　数	336 千字
印　　张	14
版　　次	2023 年 7 月第 1 版
印　　次	2023 年 7 月第 1 次印刷
印　　刷	北京盛通印刷股份有限公司
书　　号	ISBN 978-7-5046-9832-2/R·2950
定　　价	159.00 元

译者名单

主译　何志嵩

译者（以姓氏笔画为序）

王天昱　亓　昕　米　悦　杜毅聪　李山湜
杨　洋　杨昆霖　杨恺惟　何志嵩　何若颖
余霄腾　张　雷　张建华　陈宇珂　范　宇
范　岩　唐　琦

内容提要

　　本书引进自 Springer 出版社，是一部重点向泌尿科及相关科室临床医生介绍泌尿系统恶性肿瘤化疗与免疫治疗方案的实用指南。全书共 25 章，旨在让临床从业者熟悉泌尿系统恶性肿瘤的全身治疗选择和医疗管理，包括前列腺癌、膀胱癌、肾细胞癌、睾丸癌和阴茎癌，系统介绍了各类型肿瘤的化疗、放射治疗、免疫治疗、靶向治疗、雄激素剥夺治疗及一些新型疗法。本书由该领域的引领型专家团队撰写，回顾了当前泌尿生殖系统恶性肿瘤的化疗和免疫治疗方案，并讨论了适应证、治疗效果和不良反应，以及相关临床试验的内容，可作为泌尿科医生及相关专业技术人员的实用参考书。

译者前言

　　随着近年来肿瘤预防与治疗理念的提升，临床诊断和治疗技术的快速持续发展，恶性肿瘤患者的生存期也随之不断延长。泌尿男性生殖系统肿瘤是一系列泌尿系统和男性生殖系统肿瘤的交叉，包括发病率较高的前列腺肿瘤、尿路上皮肿瘤和肾脏肿瘤，以及睾丸肿瘤、阴茎肿瘤等少见肿瘤。得益于肿瘤整体诊疗水平的提升，泌尿系统及男性生殖系统肿瘤的诊断与治疗也取得长足进步。在这一过程中，需要泌尿外科医生与影像科、病理科、检验科、核医学科、放射治疗科、肿瘤内科及其他相关科室的专业人员密切合作，以多学科团队综合诊治模式进行。Thomas Jefferson 大学 Sidney Kimmel 癌症中心在多学科团队中引入高级治疗师理念，参与多学科团队并负责协调治疗。本指南虽然是以高级治疗师为读者群，但内容紧跟泌尿男性生殖系统肿瘤治疗的最新进展，对国内广大关注泌尿男性生殖系统肿瘤治疗的同道亦会有积极的帮助。

北京大学第一医院　何志嵩

原书前言

在过去 10 年里，随着人们对多学科方法优势的关注日益增加，泌尿生殖肿瘤学的研究前沿也因此发生了转变。除此之外，医生的短缺和对长期治疗及生存的强调提高了高级治疗师的作用。出于这两个概念，泌尿生殖肿瘤学领域内的高级治疗师职务定位日渐清晰。我们在很久以前就意识到了这一模式的价值，并在过去 10 余年里促进其在实践治疗中的应用和推广。我们坚定地相信这一模式能为我们的患者提供最理想的治疗。

本书的编写理念来自泌尿肿瘤学家、泌尿生殖肿瘤学家、泌尿生殖放射肿瘤学家及多方机构的高级治疗师的持续性协作。书中各章都是由高级治疗师及领域内专家紧密合作，帮助专家管理患者、与患者沟通所获得的团队成果。这些团队代表了泌尿生殖肿瘤学医疗服务的新面貌，并为管理、学术研究和综合护理提供了最好的范例。每个团队不仅关注所选肿瘤背后蕴含的科学，还对应如何准确发现并处理日常治疗中观察到的患者担忧进行了探讨。各章的关键概念作为临床要点专门列于章末。本书体现了专业间的双向指导与共同努力，以及坚定的合作情谊。

我们希望本书能够提供有用的信息和指导，帮助泌尿男性生殖系统肿瘤患者获得最佳的治疗效果。

Edouard J. Trabulsi, MD, MBA, FACS
Department of Urology
Sidney Kimmel Medical College at
Thomas Jefferson University
Philadelphia, PA, USA

Costas D. Lallas, MD, FACS
Department of Urology
Sidney Kimmel Medical College at
Thomas Jefferson University
Philadelphia, PA, USA

Anne E. Lizardi-Calvaresi, DNP, CRNP, RNFA
Sidney Kimmel Medical College at
Thomas Jefferson University
Philadelphia, PA, USA

目　录

第二篇　膀胱癌

第三篇　肾　癌

绪 篇

Overview

第1章 高级治疗师与泌尿系统肿瘤治疗的融合

Introduction: Integration of APP into Urologic Oncology Practice

Leonard G. Gomella 著

何若颖 译

目前，对于各种类型、各个阶段的肿瘤，人们在管理治疗方面都取得了快速进展。或许这个现象最明显体现于疾病的晚期阶段。癌症治疗研究的传统方法是发现一个对一种癌症有效的活性化合物，并将其使用在其他类型恶性肿瘤的 Ⅱ 期试验中以确定效果。现今的疗法研发项目依赖于识别恶性细胞结构和（或）功能上的精确改变并针对性地进行靶向治疗。这个概念被广泛称为精准医学——在准确的时间针对特定患者使用专门的干预手段。

在泌尿肿瘤学领域里，从新药研发到前列腺癌、膀胱癌、肾癌及其他泌尿生殖系统特定癌症的治疗都得益于这个新方法。晚期前列腺癌就是一个通过引入多种新研发药物从而改变肿瘤治疗前景的绝佳案例。近年来，可用于晚期前列腺癌（例如，早期诊断时的转移、局部治疗后的复发，或者转移性和去势抵抗性前列腺癌）的治疗方案显著增加。在 2004 年之前，人们对转移性去势抵抗性前列腺癌多采用姑息疗法，直到两个重要的临床试验证明了多西他赛可以使这些患者获益。在 2010 年，随着 FDA 通过了 Sipuleucel-T 的使用，免疫疗法进入了前列腺护理的领域。紧随其后，阿比特龙、恩扎卢胺、卡巴他赛和二氯化镭 -223 等其他药物也获得批准。使用广谱肿瘤药物帕博利珠单抗的免疫疗法正在将抗 PD-1 药物引入转移性前列腺癌治疗的下一阶段。接下来，前列腺癌的研究热点是将免疫疗法药物和其他药物相结合的临床试验，并用基因组研究识别可能对新的 PARP 抑制药产生反应的晚期患者。

这些全新的药物正在重新定义我们开出的处方，以及我们用于治疗晚期泌尿系统肿瘤患者的方案；我们也越来越依赖于多学科治疗模式。传统的多学科治疗包含了外科、放疗科和肿瘤科医生的共同努力，用多方技术为患者提供尽可能好的治疗。如今，多学科诊疗有更多的专业护理师、医生助理等高级治疗师（advanced practice provider，APP）的参与，帮助管理这些新药物带来的复杂情况。虽然精准医学的模型是基于基础科学的探索，但是这个过程也考虑了很多其他因素。除了个体的基因组、生物标记和肿瘤分子特性是最有效的因素以外，精准医学还应该将生活方式、患者的偏好、健康史、社会经济因素及其他无法在实验室检测的患者独有的特征考虑进来。在大多数情况下，高级治疗师可以将这些复杂的患者个体因素综合考量并整合成有效且富有关怀的治疗。

专业护理师和医生助理在泌尿系统肿瘤患者的治疗中，提供的常见的重要辅助措施包括为患者提供疾病情况和用药咨询，协助进行实验室和影像监控、药物的使用、毒性的识别和控制，以及最重要的可能是为患者的困扰和担忧提供专业的知识支持。

高级治疗师的职责可能会根据治疗环境不同而产生差异。有些可能以独立护理师的身份工作，或者更常见的是作为和不同泌尿肿瘤学专家一起工作的医疗延伸人员。他们也许会被分配到多学科综合诊所或是制订关键治疗决策的肿瘤委员会中。在现代繁忙的治疗中，他们多会被当作一起工作的其他医务工作者、学生或老师。

本书采用了每个主要章节由一名经验丰富的医生和一名高级治疗师搭配的独特方法。这个方法在很大程度上复制了当今现实社会中许多晚期泌尿疾病案例基于临床护理领域内高强度配合的方法。在适当的情况下，文内会进行外科手术和放疗管理实用层面的讨论。外科手术和放疗管理在很多使用多学科控制方法的泌尿系统肿瘤治疗中被当作基础要素。

Chemotherapy and Immunotherapy in Urologic Oncology：*A Guide for the Advanced Practice Provider* 的作者都是我们在 Thomas Jefferson 大学 Sidney Kimmel 癌症中心的泌尿生殖肿瘤治疗团队的参与者。自 1996 年以来，早在这个概念被广泛采用之前，我们中心每周都会开展实时的多学科综合诊疗的工作。我们和其他人已经证明这种方法可以改善结果，尤其是在更复杂和高风险的情况下。多学科方法的其他优势包括提高患者和家属的满意度、培训各种实习生，以及加强临床试验招募，这对维持我们 NCI 癌症中心的称号至关重要。我们正在进行的临床癌症治疗很大程度上依赖于高级治疗师的专业性和支持。

虽然本书是为了高级治疗师而著，但同时也是现代泌尿肿瘤学领域最新的参考书。在泌尿生殖肿瘤领域的其他人员，如医生、研究员、护士和学生，会发现本书的内容和其章节所呈现的风格是有益且实用的。

第一篇　前列腺癌
Prostate Cancer

第 2 章　总论及前列腺癌主动监测
Overview and Active Surveillance of Prostate Cancer

Joseph K. Izes　Thomas Patrick McBride　著
范　宇　译

一、背景

前列腺腺癌是美国男性中最常见的非皮肤癌，肿瘤致死率紧随肺癌之后排在第二位。在过去的数十年里，我们对这种疾病的认识逐渐深入。随着人口的老龄化及前列腺癌诊断敏感技术的不断研发（如前列腺特异性抗原、超声引导下穿刺和先进影像学技术），我们正面临着前列腺癌发病率的急剧增长。因此，从医学和社会经济的角度来看，前列腺癌一直是一个需要特别关注的目标，这种疾病已经引起了广泛的关注。

进入前列腺特异性抗原（prostate-specific antigen，PSA）的时代已将近 30 年，我们对这种普遍存在的恶性肿瘤的理解不断发展。虽然已经取得了很大进展，但鉴于这种疾病普遍缓慢的进展速度和相对惰性的自然史，收集到有意义的结果数据可能需要几十年。30 年前，泌尿科医生直觉上认为早期筛查前列腺癌会降低这种恶性肿瘤的发病率和死亡率，然而现在，我们全部的诊断和治疗研究工作所带来的明显生存益处才刚刚开始显现。

前列腺癌是一种具有不同侵袭性的异质性疾病。虽然早期局限性前列腺癌的 5 年生存率接近 100%，但是一旦发生远端转移，患者生存率低于 30%[1]。虽然目前已经开发了多种针对肿瘤侵袭性的措施，但每一种都有一些不完善之处。局部和晚期疾病有多种治疗选择。因此在可预见的未来，鉴于上述复杂的情况，在患者咨询时，医患沟通共享决策将占据治疗专业人员很大一部分的时间和精力。

二、流行病学

据估计，2020 年美国将诊断出 191 930 例前列腺癌新发病例。预计它将以 21% 的比例成为男性体内新发癌症病例的主要脏器部位。前列腺癌估计将导致 33 330 人死亡，占死于癌症的男性患者的 10%，仅次于占 23% 的肺癌和支气管恶性肿瘤[2]。这种疾病在发展中国家可能不太常见；然而，其发病率和死亡率在国际上也呈上升趋势[3]。

总体而言，前列腺癌死亡率下降了 52%，从 1993 年每 100 000 名男性 39.3 例死亡的峰值下降到 2017 年每 100 000 名男性 18.8 例死亡的低点。这种大幅下降发生在男性预期寿命增加的时期，这种情况下的前列腺癌死亡率预计会增加。这些数据可能是多种因素导致的，是由于广泛的筛查还是改进的治疗手段获益，学术界仍存在争议。目前每年诊断的人数远远超过前列腺癌死亡的人数。PSA 筛查的批评者认为，死亡率的改善是以大量过度诊断和过度治疗为代价的。

非裔美国男性前列腺癌的年龄调整后发病率比白人男性高 30% 以上，而且从历史上看，死亡率更高，生存期更短[4]。这可能是遗传学与社会经济学的共同结果，因为这些发现在大型健康维护组织和军队中的数据中是一致的[4]，这些环境中，筛查和诊断后治疗基本是一致的。根据对转移性住院患者的全国性调查回顾，已确定非裔美国人的淋巴结转移发生率高于骨转移或其他转移[5]。

三、危险因素

前列腺腺癌包含内源性和外源性多种危险因素。这些对于评估哪些患者最适合提高筛查警惕性、降低推荐活检的阈值和治疗强度 / 时间至关重要。

内源性危险因素包括家族史、种族和年龄。如上所述，种族差异会影响该病的发病率、诊断阶段和死亡率。非裔美国男性的前列腺癌发病率是世界上最高的，这可能部分与获得治疗和决策过程的差异有关，但似乎也反映了遗传差异，包括雄激素受体基因座微卫星的等位基因频率和多态性变异[6]。

前列腺癌的发病率显然与年龄增长有关，与其他具有高峰年龄发病率的癌症不同，前列腺癌的风险在人的一生中持续增加。50 岁以后，前列腺癌的死亡率和发病率几乎呈指数增长。在解释这些数据时，关键是要区分偶发的临床无意义和惰性的癌症与更具侵袭性且如果不治疗可能致命的癌症。尸检研究显示了前列腺癌的组织学证据和超过 40% 的男性在 80 多岁时死亡[7]。在尸检中一名 50 岁男性被发现与死因无关的癌症的终生风险为 40%。其活着时被诊

断出前列腺癌的风险约为 15%，而死于前列腺癌的风险为 2.9%[8]。临床医生必须始终牢记，诊断前列腺癌的目标是降低其进展为有症状疾病的风险，这通常需要数年时间。因此，在患有竞争性并发症的老年人中检测的意义有限。

前列腺癌的家族聚集性最早可追溯到 20 世纪 60 年代。与前列腺癌病史相关的一级亲属相对风险估计值在 1.7~3.7。诊断时年龄较小和有多个亲属罹患前列腺癌具有更高的相对风险[9, 10]。已知两个使个体易患乳腺癌的高度外显基因（BRCA1 和 BRCA2）分别使患前列腺癌的风险增加约 3 倍和 7 倍[11]。Lynch 综合征是前列腺癌的另一个危险因素。与 Lynch 综合征相关的 DNA 错配修复（mismatch repair，MMR）基因的突变也会使患前列腺癌的风险增加 2 倍，终生风险增加 30%。对于已知与 Lynch 综合征相关的 BRCA2、HOXB13 或 MMR 基因突变的个人或家族的男性，适合更早和更频繁地进行 PSA 筛查[12]。有一些证据表明，这些种系突变与侵袭性增加相关。医生应获得完整的家族史，并应向家族性前列腺癌患者提供遗传咨询。

外源性风险因素也有报道。致命的前列腺癌与吸烟史、身高、肥胖和高脂肪西方饮食有关[13]。移民研究表明，当来自低风险国家的男性移居美国并采用西方饮食时，他们的前列腺癌发病率会急剧增加。已经研究了多种膳食元素，番茄酱的摄入量与前列腺癌的发病率和分期降低有关[14]。迄今为止，还没有膳食补充剂研究显示出显著的益处。先前的输精管切除术被认为是一个危险因素[15]，但这种关联无法在扩大研究中得到证实[16]。

四、症状和体征

大多数早期前列腺癌没有症状。因为这是

一种与前列腺增生发生在同一人群中的疾病，所以一定程度的排尿困难和勃起功能障碍是很常见的。虽然膀胱出口梗阻和排尿刺激性不适可能是由于癌症的局部生长而引起的，但在大多数情况下，这些症状也反映了同时发生的良性前列腺肥大和与年龄相关的变化。早期前列腺癌很少与血尿有关。全身症状很少见。然而，转移性疾病可能会出现骨痛和脊髓压迫症状。

除了获取完整的病史及注意上述风险因素外，还应进行包括直肠指检（DRE）的体格检查。应仔细注意整体腺体的一致性，它应该是均质的，质地从海绵状到橡胶状。直肠指检异常可能包括明显的结节、局部弹性降低或硬结，以及包括中线和外侧沟在内的正常标志丢失。腺体的压痛或波动感表明潜在的前列腺炎，可伴随假性 PSA 增加。应触诊腹部是否有耻骨上饱胀感，可用超声确认膀胱充盈程度。晚期前列腺癌可能表现为可触及的淋巴结肿大，或下肢和阴囊水肿。神经系统检查可能提示与脊髓压迫一致的发现。

虽然直肠指检的敏感度明显低于其他方式[17, 18]，并且检查存在一些检查者自身及检查者间的不一致性[19]，但仍应定期进行。不建议将直肠指检作为前列腺癌患者的唯一评估，应与 PSA 检测结合使用。根据一项 Meta 分析[20]，直肠指检的阳性预测值为 28%，敏感性为 59%，特异性为 95%。通过直肠指检在低 PSA 水平下检测到的前列腺癌中，有很大一部分具有与临床侵袭性肿瘤相关的特征[21]。这种便宜且微创的查体还将提供有关已诊断癌症的分期和固定的信息[22]。

五、PSA 和筛查

PSA 最初被开发为一种肿瘤标志物，用于评估疾病的程度和对治疗的反应。它最初从精液中被分离出来，首先在法医文献中被描述为在性侵犯调查中识别精液的工具[23]。它随后在前列腺组织中被发现[24]，具有器官特异性，并且仅存在于良性和恶性前列腺上皮细胞的细胞质中。重要的是要认识到这种糖蛋白是前列腺特异性的，而不是前列腺癌特异性的。最终，一种基于抗体的技术被开发用来测量 PSA 血清水平。

为了实现前列腺癌早期诊断和早期治疗的目标，PSA 在 20 世纪 90 年代初期被纳入前列腺癌筛查。PSA 最初被美国 FDA 批准使用 4ng/ml 的阈值作为正常上限[25]。使用这种肿瘤标志物进行筛查，导致新检测出的前列腺癌急剧增加。检出的癌症，很大一部分处于低风险和早期。当时，临床无意义的癌症是一个革命性的概念，这些患者经常得到积极的治疗。在随后的几十年中，对低风险疾病的临床重要性的深入理解导致了重大争议，并且制订临床指南的机构对筛查提出了不同的建议。重要的是要记住，使用 PSA 作为肿瘤标志物来评估疾病反应和进展，仍然没有争议，并被普遍接受。

由于癌症上皮细胞的增加以及继发于癌症相关的脉管系统的破坏，PSA 水平在恶性肿瘤中增加。PSA 升高已被证明会在 5～10 年内促进临床明显的前列腺癌的发展，但 PSA 升高也可能是由许多良性病症引起的。前列腺增生也可引起 PSA 升高[26]，前列腺炎症、创伤和性活动也可引起。使用 4ng/ml 的阈值，检测任何前列腺癌的灵敏度为 21%，对于高级别癌症为 51%。PSA 小于 4ng/ml 的阴性预测值为 85%[27]。

由于担心广泛的筛查会导致活检数量过多和临床上无意义癌的诊断，因此人们已经探索了许多改进 PSA 的方法来检测癌症。为此，学术界也引入了 PSA 上升率或 PSA 速率。每年 0.75ng/ml 的血清 PSA 增加表明隐匿性前列腺癌的风险增加。PSA 值结果需要在同一实验室确认，这一点至关重要。快速上升的 PSA 或异常值可能反映了前列腺炎症甚至实验室错误。通常在治疗后使用 PSA 倍增时间，以确定治疗后生化复发患者是否需要干预[28]。

较大的前列腺往往会产生更多的 PSA，因此 PSA 密度的概念也被引入。每克正常前列腺组织中的 PSA 平均浓度约为 0.12ng/ml。一些人主张基于 PSA 密度升高进行前列腺活检。由于各种原因，这种方法存在一些问题，此处不另作讨论[29]。然而，良性前列腺增生（BPH）的影响确实应该被考虑，尤其是在 PSA 相对轻度升高的情况下[30]。此外，PSA 已被证明会随着正常老龄化而增加，并且已有特定年龄 PSA 参考值。这些增加了该标志物在年轻患者中的敏感性，也增加了其在老年男性中的特异性。

测量游离 PSA 和总 PSA 是一种比较与大血清蛋白结合的 PSA 分子形式的分析。仅对 PSA 为 4～10ng/ml 的患者具有统计学意义，活检阳性的风险可以通过游离 PSA 的百分比在一定程度上分层[31]。大于 25% 的游离 PSA 与良性疾病一致，而低于 10% 的 PSA 则非常令人担忧。已经开发了多种市售的分子测试方法来增强 PSA 筛查的特异性和敏感性。这些都基于血清和尿液，并且通常有专利且昂贵。

对于使用 5α- 还原酶抑制药的患者必须特别考虑，包括非那雄胺（1mg 和 5mg 剂量）和度他雄胺。这些药物用于治疗良性前列腺增生和男性秃发。临床医生必须注意，这些药物会使 PSA 降低约 50%。服用这些药物的患者的 PSA 升高应怀疑潜在的前列腺癌[32]。

多项研究都对 PSA 筛查的整体功效进行了调查，其中许多研究正在进行中。包括美国预防服务工作组、美国泌尿外科协会、美国癌症协会、美国临床肿瘤学会和美国国家综合癌症网络在内的指南机构都提供了已发表的临床指南。这些建议的共同特点是对 55—69 岁的男性进行前列腺癌筛查，应针对平均风险在医患间进行共同决策。不建议对预期寿命低于 10～15 年的男性进行 PSA 筛查。特别是对于高危患者，包括有家族史、遗传倾向和非裔美国人，以及既往 PSA 升高或直肠指检异常发现的患者，推荐个体化决策。

六、诊断评估

前列腺癌的确诊需要通过前列腺活检进行组织诊断。如前文所述，进行活检的决定必须充分考虑到怀疑前列腺癌相关的不良诊断结果及患者的整体健康状况。预期寿命、风险承受能力和慢性抗凝治疗等特殊因素也应该考虑。前列腺活检通常使用经直肠方法进行。使用双平面直肠探头实现前列腺超声可视化。由于经直肠活检存在显著的败血症风险，因此，患者术前应进行充分的肠道准备并预防性使用广谱抗生素。通常使用氟喹诺酮类和（或）第三代头孢菌素用于预防感染。在超声引导下，在前列腺和精囊交界处注射局部麻醉药。也可以采用表面麻醉。该操作通常在门诊进行。大多数患者无须镇静或全身麻醉。

使用穿刺针，在 B 超预设的穿刺线指引下进行前列腺活检。通常使用系统 12 针法。前列腺在超声下的带状解剖已经很成熟[33]。这种方法在肿瘤高发的外周带取样充分。有时，也会增加移行带的活检及前联合带的活检，这两个区域对于 PSA 升高且进行第二次活检的患者来说都是重要的目标区域。

必须充分告知患者经直肠超声活检的并发症和后遗症。前列腺活检通常与不需要干预的轻微出血和泌尿系统症状有关。血精可能会持续数月。约 25% 的男性在活检后下尿路症状暂时恶化，< 2% 有明显尿潴留。凝血功能障碍、抗凝药物的恢复（可能与前列腺大小有关）及活检次

数增加会加重血尿和便血[34]。包括尿毒症在内的严重并发症可能危及生命。1991—2007 年，脓毒症住院人数显著增加，这可能是由于社区对氟喹诺酮类药物耐药性增加的结果[35, 36]。

人们对在超声引导下经会阴活检方法的关注和使用越来越多，该方法可避免直肠黏膜穿孔。该技术采用固定在经直肠超声探头上的会阴模板，其方式类似经会阴近距离放疗。这种方法需要额外的设备和一些学习曲线，但优点是可以更好地进行尖部活检，并显著降低活检相关败血症的发生率。

前列腺多参数 MRI 越来越多地被用于更精确的成像。MRI 可有效识别超声不可见的高风险和临床相关前列腺癌。MRI 检测到的肿瘤中有 87% 具有临床意义[37]。从 MRI 获得的信息可用于指导传统的前列腺活检，这是一种"认知"技术，市面上也已经有可实时结合 MRI 和超声图像的商用技术。这种 MRI 超声融合技术包括用于引导和跟踪端射超声换能器位置的无源机械组件和用于重建图像的软件，以便操作者可以在 MRI 检查台外使用超声进行活检。这项技术的使用最初仅限于因 PSA 升高而需要重新活检的患者，现在越来越广泛地被应用于临床。推广的限制因素是昂贵的设备费用和技术可及性。

七、病理

绝大多数前列腺癌病理分型属于腺癌，这也是本章的重点。不到 5% 的前列腺癌是由尿路上皮引起的尿路上皮癌或鳞癌。很少见到源自支持细胞的肿瘤，包括肉瘤、淋巴瘤等。神经内分泌癌或小细胞癌有时在长期雄激素剥夺治疗后发生。各种特殊染色有助于病理学家区分这些疾病。大多数前列腺癌起源于外周区域，病灶常是多灶性的。

前列腺腺癌的侵袭性表现为低倍显微镜下腺体结构的外观。最常用的分级系统是 Gleason 系统。从 1~5 的等级被分别用来描述最主要和次要的癌症形态模式。这两者的总和给出了 Gleason 分数。如果样本完全统一，则将两个分数报告为同一等级，如 4+4=8。在当前实践中，很少使用等级 1 和等级 2。Gleason 模式 5 对应于没有腺体形成的高级别侵袭疾病，Gleason 模式 4 是筛状和中等侵袭性。Gleason 模式 3 是低级别侵袭性的，由大小不一但独立的腺体组成。有时，会分配一个第三位模式。Gleason 系统在广泛的使用中不断被更新升级[38]。Gleason 分数为 7，被认为是中等等级，可能是 3 分占优势且有利（3+4=7）的模式，或 4 分占优势且不利（4+3=7）的模式。活检的阳性针数百分比也是一个重要的预后因素。

Gleason 评分与长期预后、手术切缘阳性的可能性和长期复发风险密切相关[39, 40]。此外，多个市售的专有基因和生物标志物组合可用于进一步对风险进行分层。这些是对活检或根治性前列腺切除术的标本进行组织测试，包括以下几种。

- Decipher™ 可预测 5 年转移风险，用于帮助确定手术切除后是否需要辅助放疗。
- Oncotype DX™ 可预测根治性前列腺切除术中出现有利病理的可能性。
- Prolaris™ 可预测 10 年死亡风险和生化复发风险。
- ProMark™ 有助于识别惰性与侵袭性癌症。

八、分期

2017 年美国癌症联合委员会 TMN 临床分期系统如后文内容所示。必须区分基于检查和影像学的临床分期和需要手术切除的病理分期。评估淋巴结、骨转移和远处转移的方式包括 CT 或 MRI 轴向成像和骨扫描。原发肿瘤 T 分期通过直肠指检、经直肠超声和可能的 MRI 进行评估。指南中提到对一些情况应避免过度使用检查，如骨扫描和低风险疾病。一般而言，如果 Gleason 分级＜ 7，且临床局部病变 PSA 值＜ 10，则不进行影像学分期。

PET/CT 对各种前列腺癌和前列腺癌靶向放射性核素的作用越来越大，但尚未确定。该技术在前列腺癌的初始分期中没有明确作用。它通常用于确定术后的生化复发是否局限于前列腺窝。与广泛转移和全身药物治疗相比，它可能更适合挽救治疗。

九、风险分层

Gleason 评分、临床分期和 PSA 都是临床结果的强预测因子。应综合使用参数来估计风险，并确定是否需要选择积极治疗。有几种可用的模型和列线图可用于风险估计，其中包括 Partin 表[41]、CAPRA 评分和 D'Amico 分类[42, 43]。这些列线图有助于评估临床或生化治疗失败的风险，以及手术切缘阳性的可能性。重要的是，它们本质上都是基于特定患者队列的回归分析图形，虽然有用，但必须谨慎应用。个体化治疗决定可能会受到这些列线图中可能出现的情况的影响，但不应仅基于预测的结果，它们旨在对风险进行分层。

十、主动监测

虽然其他章讨论了局部和晚期前列腺癌的治疗方案，但在我们讨论风险分层之后，似乎应该对主动监测（active surveillance，AS）进行简要讨论。AS 可以定义为向极低、低或有利的中危前列腺癌患者提供的治疗模式。患者将

继续接受 PSA、DRE 和 MRI 检查，以及持续的前列腺活检，而不是立即进行更积极的治疗，如手术或放疗。在做出开始主动监测计划的决定之前，必须将包括列线图基因检测在内的众多风险评估技术结合起来并进行个性化决策。

应该强调的是，AS 并不是没有或避免治疗。AS 是一种通过非常密切的和持续的患者随访来确定积极治疗时间的特定模式。虽然相当多的 AS 患者可能永远不需要积极治疗，但其目的是在明显需要时提供干预，并在疾病风险仍然较低时避免这种治疗。AS 必须与"观察等待"区分开来，后者旨在避免治愈性治疗并最终通过姑息治疗来治疗有症状的疾病。接受主动监测的患者是治愈性治疗的候选者，并持续监测以确定何时和是否需要治愈性治疗。

应向患者强调，低风险前列腺癌是一种进行性的疾病，尽管进展缓慢。AS 的目的是在保留选择权的同时避免过度治疗。严格遵守随访是绝对必要的，不应向依从性不好的患者提供 AS。

在多伦多随访的 993 名低风险前列腺腺癌患者的队列数据表明，2.8% 的患者发生转移性疾病，其中 1.5% 死于前列腺癌。在 5 年、10 年和 15 年时，分别有 75.7%、63.5% 和 55% 的患者在监测中仍未接受治疗[44]。其他中心也报告了类似的结果，美国国家癌症数据库反映了 AS 在低风险前列腺癌初始治疗中的使用快速增加[45]。

主动监测通常包括每 6 个月进行一次 PSA 检测。建议在 1 年内进行确认性活检，此后不超过每年一次。建议每 12 个月进行一次直肠指检。

使用多次前列腺活检、多参数 MRI 和基因组分析用于疾病监测。应定期与患者进行讨论以判断患者意愿。积极治疗的诱因包括 Gleason 评分升级、肿瘤体积的增加或触诊疾病进展。

PSA 升高是一个较温和的指征，但肯定会导致对转移性疾病的 MRI、活检和成像（如果显著）的重新评估[46]。

主动监测存在争议。胚系突变患者、非裔美国男性、具有 Gleason 4 级疾病的患者、活检中相对较大的肿瘤体积或多参数 MRI 上的高风险特征[47] 都特别令人担忧。在这些情况下，更密切的监视和共同决策非常重要。

临床要点

- 最敏感的测试并不总是最好的。PSA 的发展允许及早发现威胁生命的癌症并降低前列腺癌死亡率，但代价是对低风险的前列腺癌患者过度诊断、过度治疗。

- 前列腺腺癌和前列腺癌不一样。有些患者甚至会死于这种疾病。前列腺腺癌的侵袭性是异质性的，有惰性也有致死性。在许多情况下，尽早活检可以挽救生命。

- 使用工具。前列腺癌的诊断通常仍然依靠临床方法。完善的病史和身体状况会提醒医生注意高危疾病的风险因素，如种族和家族史。结合既往 PSA，并花时间回顾之前的 PSA 结果，这可能表明，虽然 PSA 在正常范围内，但对于个别患者已经是异常的。

- 使用技术。充分利用较新的成像技术并了解最新可用的血清和组织的生物标志物。

- 良好的判断力是无可替代的。做出活检的决定和治疗的决定都应慎重。利用新技术和分子标记。对于疑难案件应与同事共同查房讨论。

- 共享决策。尝试教育您的患者，使其了解许多前列腺相关问题的复杂性和不确定性。当患者了解我们在知识有限的情况下为他们尽力而为时，他们的依从性会增加。

参 考 文 献

[1] Siegel RL, Miller KD, Jemal A. Cancer statistics, 2016. CA Cancer J Clin. 2016;66(1):7–30. https://doi.org/10.3322/caac.21332.

[2] Siegel RL, Miller KD, Jemal A. Cancer statistics, 2020. CA Cancer J Clin. 2020;70(1):7–30. https://doi.org/10.3322/caac.21590.

[3] Delongchamps NB, Singh A, Haas GP. Epidemiology of prostate cancer in Africa: another step in the understanding of the disease? Curr Probl Cancer. 2007;31:226.

[4] Miller BA, Kolonel LN. Racial/ethnic patterns of cancer in the United States, 1988–1992. 1996. books.google.com.

[5] Stolzenbach LF, Rosiello G, Deuker M, et al. The impact of race and age on distribution of metastases in patients with prostate cancer. J Urol. 2020; https://doi.org/10.1097/JU.0000000000001131.

[6] Bostwick DG, Burke HB, Djakiew D, et al. Human prostate cancer risk factors. Cancer. 2004;101(10 Suppl):2371–490. https://doi.org/10.1002/cncr.20408.

[7] Thompson IM. Overdiagnosis and overtreatment of prostate cancer. Am Soc Clin Oncol Educ Book. 2012:e35–9. https://doi.org/10.14694/EdBook_AM.2012.32.98.

[8] Chan JM, Jou RM, Carroll PR. The relative impact and future burden of prostate cancer in the United States. J Urol. 2004;172(5 Pt 2):S13–6; discussion S17. https://doi.org/10.1097/01. ju.0000142068.66876.53.

[9] Stanford JL, Ostrander EA. Familial prostate cancer. Epidemiol Rev. 2001;23(1):19–23. https://doi.org/10.1093/oxfordjournals.epirev.a000789.

[10] Grönberg H, Damber L. Familial prostate cancer in Sweden: a nationwide register cohort study. Cancer. 1996;77:138.

[11] Gayther SA, de Foy KAF, Harrington P, Pharoah P. The frequency of germ-line mutations in the breast cancer predisposition genes BRCA1 and BRCA2 in familial prostate cancer. Cancer Res. 2000;60:4513.

[12] Crumbaker M, Chan EKF, Gong T, et al. The impact of whole genome data on therapeutic decision-making in metastatic prostate cancer: a retrospective

analysis. Cancers (Basel). 2020;12(5):1178. https://doi.org/10.3390/cancers12051178.

[13] Giovannucci E, Liu Y, Platz EA, Stampfer MJ, Willett WC. Risk factors for prostate cancer incidence and progression in the health professionals follow-up study. Int J Cancer. 2007;121(7):1571–8. https://doi.org/10.1002/ijc.22788.

[14] Wu K, Hu FB, Willett WC, Giovannucci E. Dietary patterns and risk of prostate cancer in U.S. men. Cancer Epidemiol Biomark Prev. 2006;15(1):167–71. https://doi.org/10.1158/1055–9965.EPI-05–0100.

[15] Giovannucci E, Tosteson TD, Speizer FE, Ascherio A, Vessey MP, Colditz GA. A retrospective cohort study of vasectomy and prostate cancer in US men. JAMA. 1993;269(7):878–82.

[16] Stanford JL, Wicklund KG, McKnight B, Daling JR, Brawer MK. Vasectomy and risk of prostate cancer. Cancer Epidemiol Biomark Prev. 1999;8(10):881–6.

[17] Lee F, Littrup PJ, Torp-Pedersen ST, Mettlin C. Prostate cancer: comparison of transrectal US and digital rectal examination for screening. Radiology. 1988;168:389.

[18] Schroder FH, Kruger AB, Rietbergen J, et al. Evaluation of the digital rectal examination as a screening test for prostate cancer. J Natl Cancer Inst. 1998;90(23):1817–23. https://doi.org/10.1093/jnci/90.23.1817.

[19] Smith DS, Catalona WJ. Interexaminer variability of digital rectal examination in detecting prostate cancer. Urology. 1995;45(1):70–4.

[20] Hoogendam A, Buntinx F, de Vet HC. The diagnostic value of digital rectal examination in primary care screening for prostate cancer: a meta-analysis. Fam Pract. 1999;16(6):621–6.

[21] Okotie OT, Roehl KA, Han M, Loeb S, Gashti SN, Catalona WJ. Characteristics of prostate cancer detected by digital rectal examination only. Urology. 2007;70(6):1117–20. https://doi.org/10.1016/j.urology.2007.07.019.

[22] Flanigan RC, Catalona WJ, Richie JP, et al. Accuracy of digital rectal examination and transrectal ultrasonography in localizing prostate cancer. J Urol. 1994;152(5 Pt 1):1506–9.

[23] Sensabaugh GF. Isolation and characterization of a semen-specific protein from human seminal plasma: a potential new marker for semen identification. J Forensic Sci. 1978;23:10659J.

[24] Wang MC, Papsidero LD, Kuriyama M, Valenzuela LA, Murphy GP, Chu TM. Prostate antigen: a new potential marker for prostatic cancer. Prostate. 1981;2(1):89–96. https://doi.org/10.1002/pros.2990020109.

[25] Loeb S, Carter HB, Schaeffer EM, Kettermann A. Distribution of PSA velocity by total PSA levels: data from the Baltimore Longitudinal Study of Aging.

Urology. 2011;77:143.

[26] Wright EJ, Fang J, Metter EJ, et al. Prostate specific antigen predicts the long-term risk of prostate enlargement: results from the Baltimore Longitudinal Study of Aging. J Urol. 2002;167(6):2484–7; discussion 2487.

[27] Gann PH, Hennekens CH, Stampfer MJ. A prospective evaluation of plasma prostate-specific antigen for detection of prostatic cancer. JAMA. 1995;273(4):289–94.

[28] Wu Z-Y, Yang C, Luo J, Deng S-L, Wu B, Chen M. Establishment of reference intervals for serum [−2] proPSA (p2PSA), %p2PSA and prostate health index in healthy men. Onco Targets Ther. 2019;12:6453–60. https://doi.org/10.2147/OTT.S212340.

[29] Djavan B, Zlotta A, Kratzik C, et al. PSA, PSA density, PSA density of transition zone, free/total PSA ratio, and PSA velocity for early detection of prostate cancer in men with serum PSA 2.5 to 4.0 ng/mL. Urology. 1999;54(3):517–22. https://doi.org/10.1016/S0090–4295(99)00153–3.

[30] Seaman E, Whang M, Olsson CA, Katz A, Cooner WH, Benson MC. PSA density (PSAD). Role in patient evaluation and management. Urol Clin North Am. 1993;20(4):653–63.

[31] Catalona WJ, Southwick PC, Slawin KM, et al. Comparison of percent free PSA, PSA density, and age-specific PSA cutoffs for prostate cancer detection and staging. Urology. 2000;56(2):255–60. https://doi.org/10.1016/S0090–4295(00)00637–3.

[32] Thompson IM, Chi C, Ankerst DP, et al. Effect of finasteride on the sensitivity of PSA for detecting prostate cancer. J Natl Cancer Inst. 2006;98(16):1128–33. https://doi.org/10.1093/jnci/djj307.

[33] Lee F, Torp-Pedersen ST, McLeary RD. Diagnosis of prostate cancer by transrectal ultrasound. Urol Clin North Am. 1989;16(4):663–73.

[34] Loeb S, Vellekoop A, Ahmed HU, et al. Systematic review of complications of prostate biopsy. Eur Urol. 2013;64(6):876–92. https://doi.org/10.1016/j.eururo.2013.05.049.

[35] Loeb S, Carter HB, Berndt SI, Ricker W, Schaeffer EM. Complications after prostate biopsy: data from SEER-Medicare. J Urol. 2011;186(5):1830–4. https://doi.org/10.1016/j.juro.2011.06.057.

[36] Nam RK, Saskin R, Lee Y, et al. Increasing hospital admission rates for urological complications after transrectal ultrasound guided prostate biopsy. J Urol. 2010;183(3):963–8. https://doi.org/10.1016/j.juro.2009.11.043.

[37] Hoeks CMA, Barentsz JO, Hambrock T, et al. Prostate cancer: multiparametric MR imaging for detection,

localization, and staging. Radiology. 2011;261(1):46–66. https://doi. org/10.1148/radiol.11091822.

[38] Epstein JI, Zelefsky MJ, Sjoberg DD, et al. A contemporary prostate cancer grading system: a validated alternative to the Gleason score. Eur Urol. 2016;69(3):428–35. https://doi. org/10.1016/j.eururo.2015.06.046.

[39] Egevad L, Granfors T, Karlberg L, Bergh A, Stattin P. Prognostic value of the Gleason score in prostate cancer. BJU Int. 2002;89(6):538–42. https://doi.org/10.1046/j.1464–410x.2002. 02669.x.

[40] Chan TY, Partin AW, Walsh PC, Epstein JI. Prognostic significance of Gleason score 3+4 versus Gleason score 4+3 tumor at radical prostatectomy. Urology. 2000;56(5):823–7.

[41] Partin AW. Commentary RE: contemporary update of prostate cancer staging nomograms (Partin Tables) for the new millennium & Updated Nomogram to Predict Pathologic. Urology. 2020.

[42] Zelic R, Garmo H, Zugna D, et al. Predicting prostate cancer death with different pretreatment risk stratification tools: a head-to-head comparison in a nationwide cohort study. Eur Urol. 2019;77:180. https://doi.org/10.1016/j.eururo.2019.09.027.

[43] Sargos P, Leduc N, Giraud N, Gandaglia G. Predicting biochemical recurrence after prostatectomy: can machine learning beat CAPRA score? Results of a multicentric retrospective analysis on 4,700 patients. J Clin Oncol. 2020;38:343.

[44] Klotz L, Vesprini D, Sethukavalan P, et al. Long-term follow-up of a large active surveillance cohort of patients with prostate cancer. J Clin Oncol. 2015;33(3):272–7. https://doi. org/10.1200/JCO.2014.55.1192.

[45] Chipollini J, Pollock GR. National trends in the management of low-risk prostate cancer: analyzing the impact of Medicaid expansion in the United States. Int Urol Nephrol. 2020; https:// doi.org/10.1007/s11255–020–02463–5.

[46] Albers P, Wiegel T, Schmidberger H, et al. Termination rates and histological reclassification of active surveillance patients with low- and early intermediate-risk prostate cancer: results of the PREFERE trial. World J Urol. 2020; https://doi.org/10.1007/s00345–020–03154–7.

[47] Marks L, Young S, Natarajan S. MRI-ultrasound fusion for guidance of targeted prostate biopsy. Curr Opin Urol. 2013;23(1):43–50. https://doi.org/10.1097/MOU.0b013e32835ad3ee.

第3章　初始前列腺癌治疗后患者的随访和后续治疗

Monitoring and Managing Men Following Initial Treatment of Prostate Cancer

Terran W. Sims　Mikel Gray　著

范　宇　译

一、背景

2018 年，约 174 650 名男性被诊断出患有前列腺癌，31 620 人死于前列腺癌[1]。研究表明，患有前列腺癌的男性在接受初始治疗后寿命更长。比较接受手术和放疗的男性的无癌生存期具有挑战性，因为根据治疗方式对复发的定义不同。对于接受根治性前列腺切除术作为根治性治疗的男性，28%～35% 的男性会在 10 年内经历前列腺特异性抗原（PSA）升高 / 生化复发[2, 3]。同样，在接受放疗作为初始治疗的男性中，28%～39% 的人会在 5 年内出现 PSA 升高 / 生化复发[4]。无论初始治疗或 PSA/ 生化复发如何，接受根治性前列腺切除术治疗的男性的 10 年癌症特异性生存率为 92%，接受雄激素剥夺疗法（androgen deprivation therapy，ADT）联合放疗的为 92%，而接受单独放疗的为 88%[5]。

根据患者在诊断、分期和初步治疗时的病理，监测患有前列腺癌的男性可能采取多种形式。高级治疗师（advanced practice provider，APP）在初级干预后前列腺癌男性的监测、管理和治疗中发挥着越来越重要的作用。此外，高级治疗师也为前列腺癌复发的男性提供护理，并基于循证指南对这些患者进行监测。本章将阐述已完成前列腺癌（包括复发性前列腺癌）初始分期和最终治疗的男性基于指南证据的监测和管理方法。我们不会讨论初次治疗前的主动监测或初次诊断时因 N_1 或广泛转移性疾病而不适合初次局部治疗的患者。

二、监测种类

在对前列腺癌进行初步治疗后，患者可分为三类：无复发、仅生化复发和有可测量的复发灶。被归类为无复发的患者因器官局限性疾病接受过手术或放射治疗，手术后血清 PSA 无法被检测到，或在规定时间内放疗后 PSA 处于可接受范围。根治性前列腺切除术后癌症持续存在或复发的男性在两次或多次测量中可检测到 PSA 升高[6]。相比之下，放疗后癌症持续存在或复发的男性的 PSA 比放疗后达到的最低点高 2ng/ml。凤凰城共识（the Phoenix Consensus）进一步指出，PSA 升高至最低点以上的患者，即使升高幅度未达到 2ng/ml，也应被定性为复发性或持续性前列腺癌[4]。患有可测量疾病的患者指有影像或活检证实的复发证据。

笔者检索了文献，确定了以上三类男性患者监测和管理的两个循证国家指南。美国国家综合癌症网络（NCCN）指南为初始治疗（最终治疗）后的监测和复发患者提供了指导[6]。此外，美国泌尿外科协会（AUA）、美国放射治疗及肿瘤学会（ASTRO）和美国泌尿肿瘤学会（SUO）的 2017 年指南提供了类似于 NCCN 的联合指南，用于监测临床局限性前列腺癌的疾病复发[7]。

三、生化复发的监测

无论最终治疗如何，监测前列腺癌的持续性或复发性始于血清 PSA 的测量。前列腺切除术后第一次 PSA 的检测时间是基于其半衰期为 2.5～3 天[8,9]。治疗前 PSA 越高，PSA 下降到无法检出的时间越长。NCCN 指南没有规定初始治疗后测量基线 PSA 的时间范围[6]。尽管如此，大多数临床医生会在手术后 4～6 周检测血清 PSA，但有些医生会将时间延长至 12 周[8,9]。

放疗后诊断前列腺癌的持续性或复发性更具挑战性。与接受手术治疗的患者不同，PSA 会在长达 2～3 年的时间内缓慢降至最低点，但很少降至无法检测的水平，因此治疗后的最终治疗成功被定义为稳定的 PSA ≤ 1.0ng/ml[10]。如果 PSA 值无法被检测，直肠指检（DRE）也可用于监测持续存在的肿瘤或复发。此外，10%～30% 的男性患者的 PSA 可能暂时升高，但没有疾病复发[11,12]。PSA 的这种反弹可能需要长达 18 个月的时间才能正常或达到新的最低点。由于这种可变性，NCCN 指南建议每 3～6 个月进行一次 PSA 测量。然而，根据专家意见和患者的风险因素，临床实际工作中差异很大。

根治性前列腺切除术后治愈的患者，将在 5 年内每 6～12 个月进行一次 PSA 测量，然后每年进行一次[6]。对于接受放疗且 PSA 检测不到的男性，可省略 DRE。如果患者具有手术病理或其他治疗前风险因素，例如治疗前 PSA > 10ng/ml、Gleason 评分 > 8 分、切缘阳性、神经周围浸润或手术病理发现淋巴结阳性，一些医生选择在确定性治疗后的每 3 个月监测一次 PSA，持续 1 年。

如前所述，根据初始治疗不同，持续性与复发性定义也不同。对于接受根治性前列腺切除术的男性，生化复发被定义为，PSA 从手术后无法被检测到变为可被检测到，并随后在两次或多次测量后升高[8,9]。相反，持续性被定义为根治性前列腺切除术后 PSA 未能达到无法被检测到的水平。对于接受过放疗的男性，当 PSA 在放疗后升至最低点以上与未达到可接受的最低点时，持续性和复发性通常可互换使用[3]。

初次手术或放疗后 PSA 水平升高的男性是第二大前列腺癌男性群体[13]。前列腺特异性抗原倍增时间（prostate-specific antigen doubling time，PSADT）被定义为血清 PSA 增加 1 倍所需的月数[13]。它被用作复发的一线监测，因为 PSA 水平的变化（而不是绝对基线值），可能是表明生化复发的唯一表现。在用于预测局部与全身进展的因素中，PSADT 是必不可少的，因为它使临床医生能够区分可能仍可治愈的局部疾病和可能无法治愈的全身性疾病。有多种列线图和技术可用于测量 PSADT。然而，所有这些都需要测量两个以上的 PSA 值，最好是在 12 个月或更长的时间段内测量。复发的诊断不仅基于 PSADT，还包括胸部影像学（胸部 X 线摄影或 CT）、腹盆腔 CT 或磁共振成像（MRI）、骨成像（全身骨扫描）的结果和（或）经直肠超声（TRUS）[6]。如果影像学检查提示复发，可考虑进行前列腺床活检。该原则基于以下证据：倍增时间＜ 12 个月考虑转移性疾病，并进行进一步诊断检测的关键指标[13-15]。

四、危险分层和进一步检查

约 15% 的前列腺癌患者被认为是疾病进展和转移的高风险人群[16]。临床上已使用多项标准来进一步识别这部分患者。许多临床医生使用 D'Amico 等的分类法，这种分类法是美国泌尿外科协会（AUA）建议采用的分类方法[17, 18]。这些标准是临床 T 分期≥ cT_{2c}，Gleason 评分 8～10 分，或诊断时 PSA ＞ 20ng/ml。NCCN 将高风险定义为 T_{3a}，Gleason 评分≥ 8 分或 PSA ＞ 20ng/ml，将极高风险定义为 T_{3b} 或 T_4 疾病[19]。前列腺癌风险评估（CAPRA）评分与其类似，但它纳入了阳性穿刺针数百分比。这些分类法的缺点是它们的 T 分期可能不准确[16]。

生化进展和 PSADT 相关的患者需要进一步评估转移。该评估包括成像和（或）组织活检。成像的目标是检测和标记转移性疾病，以便选择治疗方案或改变随访计划。影像学技术被用于评估解剖或功能参数。基于风险水平、PSADT、年龄和一般健康状况选择检测手段。虽然前列腺癌可以转移到身体的任何部位，但最常见的部位是淋巴结、骨骼、肺和肝脏。以下测试可用于在 PSA 持续存在 / 复发时识别和定位远处转移：胸部 X 线摄影或 CT、骨成像（全身骨扫描）、腹盆腔 CT 或 MRI、TRUS、^{11}C 胆碱或 ^{18}F Fluciclovine PET-CT 或 PET-MRI、分子检测或前列腺床活检[6]。了解患者的风险水平很有用，因为它有助于临床医生在评估疾病进展或转移性疾病时决定进行哪种检测，以及以何种顺序进行检测。

最简单的胸部影像是胸部 X 线片；它具有成本效益优势，并在考虑 CT 之前提供了合理的筛查策略。只有当胸部 X 线结果完全正常时才无须进一步检查。任何异常（骨病变或骨折、考虑结节、积液和肺部混浊）都应该进一步进行胸部 CT 检查。如果胸部 X 线片上存在异常，则应该进一步完善 CT，因为 CT 能够提供识别转移病灶所需的明确的横截面成像。这些发现对于确定是否需要进行进一步病灶活检从而在组织学上确认转移性疾病至关重要。尽管如此，高危患者可能会以胸部 CT 作为初始检查。

除胸部影像学检查外，还应进行腹盆腔 CT 或 MRI，因为它们可为检测包膜外病变、淋巴结病变或内脏转移提供详尽信息。通常，临床医生会选择 CT，但也可以选择 MRI，因为它能够提供更高的软组织分辨率和多参数图像采集。

用于检测骨转移的初始检查是全身骨扫描[6]。注射放射性核素示踪剂（^{99}Tc-MDP）以确定骨骼吸收增加的区域，这意味着成骨增加和可能的转移性疾病。如果骨扫描阴性但临床怀疑骨转移仍然存在，则考虑 ^{18}F 氟化钠 PET-CT。同样，当胸部影像和腹盆腔 CT-MRI 未发现淋巴结、骨骼或内脏中有可疑的复发性疾病时，可以进行 PET-CT 或带有 ^{11}C 胆碱和 ^{18}F Fluciclovine 放射性核素的 PET-MRI。

分子检测（如 Decipher Prostate RP®）也可用于在根治性前列腺切除术后检测到 PSA 水平的男性的治疗决策[20]。NCCN 指南中关于术后患者的治疗决策，分子检测属于 2B 级推荐[6]。对根治性前列腺切除术中获得的组织进行活性基因检测发现，这些基因表达 22 种 RNA 生物标志物的水平，与 5 年后转移性前列腺癌的风险增加有关[20]。Decipher® 在区分转移风险增加方面有效，但在指导术后治疗计划时，它的使用并没有改善结果。尽管如此，基因组检测的使用使临床医生能够参与辅助放疗与挽救放疗的共同决策。考虑到额外治疗对性功能、尿失禁和整体健康相关生活质量的潜在不良反应，医患间的共同决策非常重要。

在影像学引导下，对淋巴结、软组织或骨进行穿刺，获得组织学确认。淋巴结穿刺通常由介入影像科医生在超声或 CT 引导下进行。软组织活检可由介入放射科医生或病理学家，或病理活检团队根据当地资源和机构进行。骨活检通常由具有该领域专业知识的肌肉骨骼放射学团队进行。

当怀疑前列腺床局部复发时，偶尔会使用经直肠超声或前列腺 MRI。经直肠超声是 MRI 的低成本替代方案；然而，其诊断准确性取决于超声医生和泌尿科医生的经验。通常在局部麻醉下进行 TRUS 引导穿刺。

五、复发的证据

当接受根治性前列腺切除术作为根治性治疗的患者存在持续（可测量）疾病的证据时，应基于局部复发还是远处转移来制订治疗决策。局部复发被定义为前列腺床或周围组织疾病的复发。基于共享决策过程，后续治疗包括观察和挽救外照射放疗，伴或不伴雄激素剥夺疗法（ADT）[6]。对接受持续性或复发性 PSA 评估且研究结果显示远处转移的术后患者，选择包括观察或 ADT，有或没有对转移部位［有症状和（或）负重骨］进行外照射放疗。

与手术治疗的患者不同，接受放疗的患者的 PSA 水平不会检测不到[6]。在这种情况下，生化复发被定义为 PSA 持续 / 复发，伴或不伴阳性 DRE 结果。复发定义为 PSA 较最低点增加 2ng/ml 以上。当 PSA 升高时，即使与最低点比较其升高 < 2ng/ml，也应考虑对复发进行评估，尤其是对于可以考虑进行挽救性局部治疗的患者（特别是年轻和健康的患者）。初始评估与接受手术且有持续 PSA 或复发的患者相同。治疗的共同决策基于局部治疗可能性（原始临床分期 T_1/T_2，$N \times N_0$，预期寿命 > 10 年，

PSA < 10ng/ml 等指标）与持续观察的比较。

可能进行局部治疗的患者，根据 TRUS 穿刺活检的阳性结果或远处转移的影像学检查结果进一步分类[6]。这部分患者的共同决策选择是观察、根治性前列腺切除术和盆腔淋巴结清扫术、冷冻手术、高强度聚焦超声或近距离放疗。根据采取某种干预措施，再随访他们的后续情况。或者，TRUS 活检阴性或影像学检查无远处转移的患者将进入不同的路径。对这部分没有转移证据的患者，选择是观察、ADT或参与临床试验。观察包括基于 PSADT 的个体化 PSA 监测。CT 或骨成像的检查频率是由 PSADT 和症状决定的。

对于不符合局部治疗条件的患者，基于 CT或 MRI、骨成像及 PSADT 的结果决定他们的治疗选择。该组的治疗选择是观察、ADT 或参加临床试验[6]。选择何种治疗由多种因素决定，包括患者的选择和医疗条件，例如当地的泌尿外科医生是否能提供全身治疗。如果泌尿外科条件有限，则可以求助肿瘤科医生治疗（详见第 10 章）。

六、总结

复发性前列腺癌患者的寿命可以很长。由于进展常发生在 10 年以上，因此长期监测至关重要。对生化复发或复发病灶的监测是基于 PSA 和 PSADT 的间隔测量。当 PSADT 出现异常，会考虑进一步的诊断评估。如果有可测量的病灶，单独进行 PSA 监测是不够的，需要进行额外的影像学检查。在医患相互信任的前提下，制订检查计划，并对后续治疗达成共识。进行额外影像学、分子生物学的检查需要医患间充分沟通，这些检查结果决定了后续评估和治疗的时间安排，最终确保达到共同制订的治疗目标。

对高级治疗师的建议

- 复发性前列腺癌的患者寿命很长，需要长期监测。
- 患者可分为三个监测类别：无复发、仅生化复发和有可测量的复发灶。
- 无论初始治疗如何，监测均基于连续监测的血清前列腺特异性抗原（PSA）。
- 前列腺根治术后，血清 PSA 应无法被检测到（据报道通常 ≤ 0.01ng/ml）。
- 放射治疗后，血清 PSA 的最低点应达到 ≤ 1.0ng/ml。
- 根据 PSADT 判断生化复发或可测量的复发灶。
- 转移性疾病的诊断方法包括 CT、MRI、骨扫描和 PET-CT 或 PET-MRI。
- 共同决策和建立相互信任的医患关系可增强患者在此过程中的体验。

参考文献

[1] American Facts and Figures 2019. https://www.cancer. org/content/dam/cancer-org/research/ cancer-facts-and-statistics/annual-cancerfacts-and-figures/2019/cancer-facts-and-figures- 2019.pdf accessed July 13,2020.

[2] Freedland SJ, Humphreys EB, Mangold LA, Eisenberger M, Dorey FJ, Walsk PC, et al. Risk of prostate cancer-specific mortality following biochemical recurrence after radical prostatectomy. JAMA. 2005;294:433–9.

[3] Zaorsky NG, Raj GV, Trabulsi EJ, Lin J, Den RB. The dilemma of a rising prostate-specific antigen level after local therapy: what are our options? Semin Oncol. 2013;40(3):322–36.

[4] Roach M 3rd, Hanks G, Thames H Jr, et al. Defining biochemical failure following radiotherapy with or without hormonal therapy in men with clinically localized prostate cancer of the RTOG-ASTRO Phoenix Consensus Conference. Int J Radiat Oncol Biol Phys. 2006;65(4):965–74.

[5] Boorjian SA, Karnes RJ, Viterbo R, et al. Long–term survival after radical prostatectomy versus external-beam radiotherapy for patients with high-risk prostate cancer. Cancer. 2011;117(13):2883–91.

[6] National Comprehensive Cancer Network Clinical Practice Guidelines in Oncology (NCCN Guidelines) Prostate Cancer, Version 4.2018–August 15, 2018. Accessed 11 Nov 2018. PROS C. PROS F, PROS 10Y, 12s, 11 hh.

[7] Sanda MG, Chen RC, Crispoino T, Freedland S, Greene K, Klotz LH et al. Clinically Localized Prostate cancer: AUA/ASTRO/SUO Guideline. Journel of Urology. 2018;199(3):683–90. https://www.auajournals.org/doi/10.1016/j.juro.2017.11.095.

[8] Partin AW, Oesterling JE. The clinical usefulness of prostate specific antigen: update 1994. J Urol. 1994;152(5 Pt 1):1358–68.

[9] Lange PH, Ercole CJ, Lightner DJ, et al. The value of serum prostate specific antigen determinations before and after radical prostatectomy. J Urol. 1989;141(940):873–9.

[10] Sandler HM, Dunn RL, Mclaughlin PW, et al. Overall survival after prostate-specific-antigen-detected recurrence following conformal radiation therapy. Int J Radiat Oncol Biol Phys. 2000;48(3):629–33.

[11] Critz FA, Williams WH, Benton JB, et al. Prostate specific antigen bounce after radioactive seed implantation followed by external beam radiation for prostate cancer. J Urol. 2000;163(4):1085–9.

[12] Cavanagh W, Blasko JC, Grimm PD, Sylvester JE. Transient elevation of serum prostate-specific antigen following (125)I/(103) Pd brachytherapy for localized prostate cancer. Semin Urol Oncol. 2000;18(920):160–5.

[13] Vickers AJ, NIH Public Access, et al. PSA velocity and doubling time in diagnosis and prognosis of prostate cancer. Br J Med Surg Urol. 2012;5(4):162–8. https://doi.org/10.1016/j. bjmsu.2011.08.006.

[14] Slovin SF, Wilton AS, Heller G, Scher HI. Time to detectable metastatic disease in patients with rising prostate-specific antigen values following surgery or radiation therapy. Clin Cancer Res. 2005;11(24): 8669–71.

[15] Klayton TL, Ruth K, Buyyounouski MK, Uzzo RG, Wong YN, Chen DY, et al. PSA doubling time predicts for the development of distant metastases for patient who fail 3DCRT or IMRT using the phoenix definition. Pract Radiat Oncol. 2011;1(4):235–42.

[16] Chang AJ, Autio KA, Roach M III, Scher IS. "High-risk"

prostate cancer: classification and therapy. Nat Rev Clin Oncol. 2014;11(8):308–23.

[17] D'Amico AV, et al. Biochemical outcome after radical prostatectomy, external beam radiation therapy or interstitial radiation therapy for clinically localized prostate cancer. JAMA. 1988;280:969/74.

[18] Thompson I, Thrasher JB, Aus G, Burnett AL, Canby-Hagino ED, Cookson MS, et al. Guideline for the management of clinically localized prostate cancer: 2007 update. J Urol. 2007;177(6):2106–31. https://doi.org/10.1016/j.juro.2007.03.003.

[19] Cooperberg MR, Pasta DJ, Elkin EP, The University of California, San Francisco, et al. Cancer of the prostate risk assessment score: a straightforward and reliable preoperative predictor of disease recurrence after radical prostatectomy. J Urol. 2005;173:1938–4.

[20] Marrone M, Potosky AL, Penson D, Freedman AN. A 22 gene –expression assay, Decipher ® (GenomeDX Biosciences) to predict five-year risk of metastatic prostate cancer in men treated with radical prostatectomy. PLoS Curr. 2015;7. https://doi.org/10.1371/currents.eogt.761b81608129ed61b0b42c04f92ae.

第 4 章　前列腺癌根治术及术后生存率

Radical Prostatectomy and Survivorship After Radical Prostatectomy

Courtney C. Anderson　Kurt A. McCammon　著

杨昆霖　译

一、前列腺癌根治术

前列腺癌治疗的最佳方法在医学领域一直是争论的焦点，而且仍将继续，这源于治疗中有太多的变量因素参与。肿瘤的分级和分期，患者的年龄和预期寿命，治疗成功率和相关并发症，以及患者和临床医生的偏好等都会影响治疗决策。临床局限性前列腺癌可采用根治性前列腺切除术（radical prostatectomy，RP）、放疗［外部放疗和（或）近距离放疗］、冷冻疗法或主动监测等治疗方法。根据患者的病情特点和治疗意愿倾向、肿瘤的分类及外科医生的经验，对不同的患者采用不同的治疗方法。有时，也会建议采用组合方式进行治疗。

为了进一步讨论 RP，首先要了解主动监测和观察（或观察等待）之间的区别。这是一个重要的区别，因为许多研究 RP 疗效的临床试验将其与观察等待相比较，而不是另一种积极的治疗方法或主动监测。简单地说，主动监测被认为是提供给低风险前列腺癌患者的治疗策略，其中患者最初没有接受明确的治疗，而是监测疾病进展，如果发现进展，再提供明确的治疗。所进行的任何治疗通常都是为了治愈癌症。这种延迟治疗方法的好处是最小化治疗相关并发症的发生率。观察／观察等待是一种监测前列腺癌的方法，和任何潜在治疗的目的一致，都是去控制癌症，而不是治愈它。这种方法通常适用于有其他并发症的男性，这些人可能无法承受外科手术治疗或预期寿命减少。当 RP 与观察等待相比较时，发现患者的总生存期得到改善（所有原因所致死亡率更低，包括前列腺癌相关死亡发生率）和（或）减少局部、区域或全身性疾病进展。在确诊年龄小于 65 岁的患者及中度风险患者中，这种益处更为明显。因此，RP 几十年来一直是局限性前列腺癌治疗的标准方案。

1904 年，Hugh Hampton Young 在马里兰州巴尔的摩市的约翰斯·霍普金斯医院实施了第一例经会阴根治性前列腺切除术。1945 年，Terence Millin 描述了第一例经耻骨后途径的术式。然而，尽管外科医生已经成功地找到了一种切除前列腺的手术路径，但由于手术并发症的发生率，开放术式仍是一个不受欢迎的治疗选择。直到 20 世纪 90 年代初，前列腺手术的新时代才出现。在过去的 30 年里，我们看到了前列腺切除术的重大进步。第一例腹腔镜前列腺切除术于 1991 年实施，随后在 2000 年，机器人辅助的前列腺切除术也相继开展。目前，RP 的手术入路多种多样，即开放和微创技术。开放 RP 术式可经耻骨后或经会阴。微创手术包括腹腔镜手术，目前还包括机器人辅助腹腔镜技术。在过去的 30 年里，我们对前列腺解剖的理解也有了显著的提高，这反过来又导致了外科解剖技术的额外变化，从而改善了术后的功能结果。尤其在 RP 术后的结果中，前列腺血供的保存和神经血管束的解剖已被强调，大量的神经保留技术被描述。目前，几种解剖平面被认可，有助于不同程度的神经保留（增量神经保留入路）[1]。

目前在美国，机器人辅助腹腔镜和开放耻骨后入路是最常用的 RP 手术。据估计，目前美国 75% 的前列腺切除术都是采用机器人术式完成[2]。美国泌尿外科协会（AUA）、美国放射治疗及肿瘤学会（ASTRO）和美国泌尿肿瘤学会（SUO）在 2017 年联合制订了一项实践指南，该指南认为开放手术和机器人辅助根治性前列腺切除术（RARP）在癌症控制、尿控恢复和性功能结果方面类似。除了这些功能性的结果，手术相关的并发症也被研究。RP 术中并发症包括出血、直肠 / 肠道损伤、输尿管 / 膀胱损伤和闭孔神经损伤。与 RP 相关的围术期风险包括深静脉血栓形成、肺栓塞、尿道膀胱吻合口漏、淋巴囊肿形成和伤口感染。晚期并发症包括尿失禁和勃起功能障碍，这两者将在下面讨论。最初的研究表明，与开放入路相比，微创技术并不具有更低的并发症风险。但最近的研究发现，在腹腔镜 RP 和 RARP 患者中，心脏和呼吸事件显著降低。这可能表明，外科医生在微创技术方面的经验增加是一个促成因素[3]。虽然 RARP 也与减少出血量和术后住院时长有关，但阳性手术切缘率和短期生化无进展率与开放技术相似。就费用而言，RARP 仍然是治疗前列腺癌最昂贵的手术方法。

RP 术后的总无病生存率与肿瘤本身的范围和级别相关。局限性前列腺癌的患者，RP 术后 10 年无疾病生存率为 70%～85%。那些局灶性包膜受侵的患者术后 5 年无疾病生存率为 85%，10 年无疾病生存率为 75%。正如预期的那样，包膜广泛受侵的患者预后更差（5 年无病生存率为 70%，10 年无病生存率为 40%）。肿瘤级别越高（Gleason 评分＞ 7 分），进展风险越高（表 4–1）[4]。

表 4–1 基于 Gleason 评分的 RP 术后无疾病生存率

Gleason 评分	10 年无疾病生存率
2～6	＞ 70%
7	50%
＞ 8	15%

判断是否需在 RP 时同期进行盆腔淋巴结清扫由区域淋巴结受累风险决定，该风险由 T 分期、血清 PSA 和 Gleason 评分来衡量。列线图可用于确定淋巴结受累的可能性，并可指导患者讨论。不同外科医生和机构在盆腔淋巴结清扫实践上存在显著差异。虽然淋巴结清扫对围术期并发症和术后功能预后的总体影响仍有争议，但患者应意识到淋巴结清扫对尿失禁、勃起功能、血管损伤和术后淋巴囊肿风险的增加有潜在影响。

接受 RP 治疗的患者将根据术后病理结果进行重新分期。这个病理分期结果为患者的预后指导及未来的治疗提供了有用的信息。RP 术后的 PSA 水平应处于不被检测到的水平。PSA 水平上升的生化复发需要综合治疗。

二、RP 术后的存活率

由于先进的筛查手段，经常有越来越年轻的患者被确诊为前列腺癌；因此，尿失禁和勃起功能在术后患者群体中越来越重要。对于肿瘤团队的成员来说，术前对患者及其家属进行适当的教育，使其了解手术对活动度、尿控和性功能的短期和长期影响，保护患者生活质量，都是至关重要的。

（一）尿控恢复

评估前列腺切除术后尿失禁（postprostatectomy incontinence，PPI）的发生率相当困难，因为"尿失禁"缺乏标准化的定义及不同的报告来源（外科医生报告与患者自我报告）。对一些人来说，尿失禁这个词反映的是任何程度的尿漏，不管尿失禁的量可能不一致或者尿失禁的量很小。也有人将其定义为每天至少需要使用一个或多个尿垫的渗漏，从而把那些有零星或少量的尿漏而不需要使用尿垫的患者排除在外。因此，文献报道 RP 术后失禁率为 1%～87%，这其中可能包括压力性尿失禁（stress urinary incontinence，SUI）及膀胱过度活动（overactive bladder, OAB）/急迫性尿失禁。最常使用的评估方法是日常尿垫使用情况和生活质量受影响程度。在术前对患者进行 RP 潜在后遗症的教育时，基于外科医生和医疗机构的尿失禁率是有用的。在术前几周和患者讨论 RP 术后尿失禁的自然病程及尿失禁恢复的不良因素是重要的，因为这些话题为患者提供了关于他们术后状态的现实期望。

接受前列腺切除术的患者必须意识到，绝大多数 RP 患者在拔除导管后会即刻出现轻重不等的尿漏。尿漏程度的差异取决于患者、外科医生和手术过程中的危险因素（表 4-2）。年龄越大，前列腺体积越大，膜性尿道长度越短，患者术后尿失禁的风险越高。目前的文献表明，开放式前列腺切除术的 SUI 发生率为 7%～40%，腹腔镜和 RARP 尿失禁率相似，为 4%～34%[5]。放疗后接受挽救性前列腺切除术的患者，50% 出现尿漏。

表 4-2　影响 RP 术后尿失禁率的危险因素

术前危险因素	术中危险因素	术后危险因素
年龄	手术技术	吻合口狭窄
术前尿控状态	外科医生的经验	术后放疗
	膜部尿道长度	
	前列腺大小	

虽然尿失禁可以持续几个月，但在 RP 术后 18 周尿漏会迅速减少[6]。此后，患者尿失禁将持续改善长达 1 年，90% 以上的患者在那时只有少量尿漏。1% 的患者在前列腺切除术后 12～24 个月期间，尿失禁状况还将持续改善[7]。在 RP 术后 12 个月，5%～10% 的患者继续存在尿失禁，这对其生活质量有较大影响。

来自 CaPSURE（Cancer of the Prostate Strategic Urologic Research Endeavor）的分析报告显示，与接受机器人辅助前列腺切除术的患者相比，接受开放前列腺切除术的患者在术后第一年自我感觉有更好的尿控功能。然而，两种技术在术后 2 年和 3 年的尿失禁率没有显著差异[8]。

在 RP 术后尿失禁的初步评估中，详细的病史可以揭示导致患者尿漏的各种原因。描述上述危险因素及尿失禁的严重程度和类型是至关重要的。许多专家通常使用"每日尿垫数"（PPD）的术语来定义患者的尿漏程度。Nitti 等证实，每天使用尿垫数与尿失禁的严重程度密切相关，通常宽泛地分为三种程度：轻度（1～2 PPD）、中度（3～5 PPD）或重度（> 5 PPD 或需外用导尿管）[9]。了解患者的尿漏与活动相关（压力性）还是尿急迫相关（OAB），对确定有效的治疗方案至关重要。此外，各种测量工具可以用来评估尿漏的影响程度，还可为尿失禁治疗前后提供一个更客观的比较。这些评估量表有国际尿失禁咨询问卷 - 尿失禁（ICIQ-UI）量表、UCLA-Rand 健康调查量表、泌尿生殖痛苦量表（UDI）。

除了详细的病史外，还应评估患者的残余尿量（post void residual，PVR）。如果 PVR 持续升高，需通过膀胱尿道镜和尿动力学检查（UDS）进一步评估，排除尿道狭窄疾病和（或）逼尿肌力弱造成的尿道梗阻。针对 RP 术后尿失禁患者的检查中，UDS 的适应证还包括那些具有逼尿肌顺应性较差风险的患者，如放射性膀胱炎或神经源性下尿路功能障碍的患者。

如果出现困扰的 OAB 症状（尿急、尿频和急迫性尿失禁），根据 AUA 的 OAB 指南，应在 RP 术后的任何时间进行诊断和治疗[10]。前列腺切除术后 SUI 的治疗选择包括保守治疗（包括生活方式干预和物理治疗）和外科干预（表 4-3）。一般来说，有创性越高的治疗，成功率越高，但不良事件也越多。保守的治疗选择包括吸收性尿垫、阴茎夹闭装置（夹）和大小适中的外用导尿管。这些治疗可与盆底肌训练（pelvic floor muscle training，PFMT）结合使用。在美国，治疗 SUI 的药物没有被获批用来治疗 PPI；然而，OAB 症状可采用抗毒蕈碱药物或 β_3 肾上腺素受体激动药治疗。多年来，人工尿道括约肌（artificial urinary sphincter，AUS）一直是治疗 RP 术后 SUI 的金标准。

表 4-3　前列腺切除术后尿失禁的治疗选择

干预方法	范　例
辅助装置	阴茎夹、外用导尿管、衬垫 / 吸收性内裤
物理疗法	Kegel 肌训练、PFMT、生物反馈疗法
药物治疗	获批用于 SUI 的药物：无
	针对 OAB：抗毒蕈碱药物、β_3 肾上腺素受体激动药、A 型肉毒杆菌毒素
可注射膨胀剂	Coaptite®、Macroplastique®、Durasphere®
手术	AUS、男用吊带

PEMT. 盆底肌训练；AUS. 人工尿道括约肌；OAB. 膀胱过度活动

通常，若初始治疗失败，在 RP 术后 12 个月进行手术治疗[11]。在 RP 术后 12 个月的时间内，大多数医生同意患者尝试 PFMT。各种研究试图确定 RP 术后早期 PFMT 的疗效，遗憾的是，这些研究的异质性和尿失禁的不同定义使得比较结果非常困难。目前，还没有令人信服的证据表明可用于教授和强化 PFMT 的时间表或具体方式。一项针对 RP 患者的随机对照试验显示，RP 术前 3 周开始 PFMT 的治疗组与术后开始 PFMT 的对照组在恢复尿控方面没有统计学差异[12]。尽管这样，许多患者和物理治疗师都认为术前对 PFMT 进行教育并不困难，因为它在没有尿漏的情况下训练，增强了相应的感觉。然而，有一点是明确的，即在术后早期（即拔除导尿管后）进行 PFMT 的患者能更快地恢复尿控。1 年后，使用 PFMT 的患者和未使用 PFMT 的患者的尿控率没有统计学意义[13, 14]。最终，不管治疗如何，症状都有所改善。

是否进行 RP 术后 SUI 的手术治疗，应由患者和实施治疗的泌尿外科医生共同决定，医生应清楚地告知患者总体成功率、干性率和潜在并发症率，从而促进共同决策（表 4-4）。

由于成功率低，注射膨化剂不应作为 PPI 的一线治疗，它的使用仅限于那些不能耐受或拒绝手术治疗的患者。然而，对于放置吊带后出现持续性轻度尿失禁的患者，可在相应区域注射膨化剂，效果相对较好[15]。

男性悬吊可有效治疗轻度至中度尿失禁（量化为每天 1～4 个尿垫）。AdVance 吊带（Boston Scientific）是目前世界上最常用于治疗 PPI 的经闭孔尿道悬吊吊带，它最大的好处在于其安全性及没有机械部件。其作用机制是将后尿道和括约肌区域重新定位到原来（RP 术前）的位置，从而增加静脉封闭效果，增加功能性尿道长度。患者在放置吊带后可感觉到明显的效果，随后便可摘除尿管。最近随访 3 年的研究显示，

表 4-4　**RP 术后 SUI 手术治疗的相关结果**

	注射膨胀剂	男性吊带	AUS
成功率	15%～23%	75%	90%～94%
干性率	＜10%（单次注射后）	45%～50%	60%
感染率		1%	2%～4%
侵蚀率		＜1%	8.5%
机械故障	n/a	n/a	3%～6%

RP. 根治性前列腺切除术；SUI. 压力性尿失禁；AUS. 人工尿道括约肌

男性尿道悬吊吊带有 60% 的治愈率，另外有 13% 的患者至少有 50% 的改善[16]。在 40 个月内，治愈率为 9%～63%[17]。新一代的吊带已经在美国以外的市场上销售，但目前还不能在美国使用（Advance XP）。国外也引入了可调节的男性吊带，但尚无证据表明可调节的男性吊带在生活质量或总治愈率方面为患者带来任何切实的好处[11]。

在中度至重度 PPI 患者中，为了完全封闭尿道腔，防止非预期的尿液外漏，必须对尿道进行周向封闭。在美国，经会阴 AUS 是治疗中重度 PPI 的既定标准。AUS 于 1972 年首次引入，经过多次改进后成为现有的使用模式。AMS 800（Boston Scientific/American Medical Systems）是目前最常用的设备，占市场的 70%～80%。这种可植入装置由三个部分组成：一个充气袖带、一个压力调节气球和一个控制泵。一旦装置在外科手术中被放置，患者必须挤压泵几次，以便将液体从尿道袖套转移到储液器，从而释放对尿道的压力，使尿液流动。有一个填充延迟电阻器可以保持袖带打开，允许有足够的时间排空。在最初循环后的 60～90s，袖带将重新充气并挤压尿道。有一个关闭按钮在需要的时候允许袖口被锁定在开放的位置。已发表的文献表明，AMS 800 的疗效接近 90%，患者满意率高[18]。

根据 2015 年 AUS 共识小组的建议，"在前列腺切除术后 6 个月以上，如果患者有足够的灵活性和认知功能来操作设备，应考虑使用 AUS"[19]。放置 AUS 通常采用经会阴入路。患者需要在术后 4～6 周限制体力活动。该装置在植入后 4～6 周被激活。手术并发症包括感染（1%～8%）、尿道侵蚀（8.5%）、尿道萎缩（7.9%）和机械故障（6.2%）[20]。尿道侵蚀最常见的原因是留置导尿管，通常还有其他原因，如矫形手术。如果必须在已植入 AUS 的患者中放置导尿管，应尽可能使用小的导尿管，并尽可能缩短留置尿管的时间（理想情况下＜48h），同时保持人工括约肌处于非激活或开放状态。可让放置 AUS 的患者保持长时间膀胱引流以减少尿道侵蚀的风险[19]。

就 AUS 的使用寿命而言，Linder 等报道，AUS 设备的 1 年完好率为 90%，5 年完好率为 74%，10 年完好率为 57%，15 年完好率为 41%[21]。接受放疗的患者应意识到，他们属于高危人群，不良结局和相关并发症会增加，如侵蚀风险会增加。放疗后患者在 AUS 放置后的改善率接近 66%。

在需使用男性吊带和 AUS 的情况下，如合并 OAB 者，AUA 指南建议应在术前进行 OAB 治疗，但对于男性吊带和 AUS，OAB 并不是手术禁忌证。

（二）性功能恢复

和 RP 术后尿失禁一样，术后出现一定程度的勃起功能障碍（erectile dysfunction，ED）是预期内的，但对于术前没有 ED 的年轻患者，采取保留神经的手术方法，那么性功能的丧失是暂时的。尽管我们在前列腺外科解剖和微创外科技术方面取得了进展，但患者报告的 RP 术后 ED 发生率在 65%～85%，只有 30% 的 RP 患者基础勃起功能自动恢复[22, 23]。影响术后 ED 严重程度和持续时间的因素包括手术类型、患者手术时的年龄和术前性功能 / 满意度（包括术前是否有抑郁）。此外，无论神经保留状态和基线勃起功能如何，高血压、高胆固醇血症、糖尿病、冠状动脉疾病和吸烟等整体血管危险因素被视为 RP 术后 3 年勃起功能下降的独立预测因素[24]。

CaPSURE 数据显示，开放手术和机器人手术在任何时间点上的性功能没有显著差异。然而其他研究表明，与开放 RP 患者相比，RARP 患者的性功能恢复更快。保留神经的方式对术后性功能恢复有影响。采用双侧神经保留术，恢复效能率可达 70%～80%，而单侧神经保留技术的恢复效能率接近 50%～60%[25]。无论采用何种神经保留方法，RP 均会发生神经失能障碍和组织损伤，因此在所有刺激下，术后即刻阴茎反应消失一段时间是可预料的。当海绵状神经保留后，患者的勃起功能会在术后 12～36 个月逐渐恢复[26]。勃起恢复时间并非在所有病例中都是一致的。研究表明，在 RP 术后 3 个月内能够实现自发或磷酸二酯酶 5 抑制药（PDE5-i）辅助的功能性勃起的患者，其恢复效力的预后良好[27]。尽管如此，患者在接受 RP 术时年龄越大，其性功能恢复到基线状态的可能性就越小，特别是 60 岁以上的患者。术后 36 个月，接受 RP 手术时小于 60 岁的男性患者

有 70% 显示勃起功能恢复，而 60—65 岁的患者中，这一数字下降到 45%，而 65 岁以上的患者中只有 30% 恢复[28]。当实施针对局部晚期前列腺癌的广泛切除或神经保护措施不充分时，不可挽回的勃起功能丧失是应该被预知的。

为了便于评估 ED 的影响程度，可使用一些经过验证的问卷，如勃起硬度评分（EHS）、男性性健康量表（SHIM）或更详细的国际勃起功能指数（IIEF）[29-31]。这些措施还可以帮助评估治疗效果。因此，让 RP 患者在术前完成这些心理测量工具中的一项量表，以建立基线勃起功能是非常有用的。

RP 术后 ED 的治疗选择包括社会心理学支持（这已被证明在术后早期非常有益），口服 PDE5-i，真空助勃装置，海绵体内注射或阴茎假体。在本书出版时，低强度体外冲击波治疗和海绵体内干细胞治疗也被认为是 ED 治疗的研究对象。

阴茎康复策略用于术后促进阴茎血液循环。典型的阴茎康复方案包括术后使用口服 PDE5-i。然而，有趣的是，RCT 研究未能证明在 RP 术后的 45d 内使用 PDE5-i 可改善患者勃起功能。事实上，在术后早期，服用 PDE5-i 组和服用安慰剂组在勃起功能方面没有差异；此外，PDE5-i 的使用并没有增加未来服用勃起药物的效用[32]。由于这些原因，目前还没有明确的 RP 术后阴茎康复方案。

正如在普通 ED 人群中，RP 术后患者使用西地那非、他达拉非和伐地那非之间的疗效相似。由于阿伐那非最近才进入市场，在 RP 术后人群中使用的数据有限。尽管各种 PDE5-i 之间具有相似性，但 RP 术后口服药物治疗的总体成功率远远低于一般人群（分别为 30% 和 60%）[33]。有趣的是，与普通 ED 人群相比，RP 术后患者被报道了更高的不良反应发生率。在头痛和潮红方面，西地那非尤其明显。目前还

不清楚 RP 术后患者是否真的有更多的这些药物的不良反应，或者他们只是更有可能报告不良事件。根据 AUA 指南，PDE5-i 治疗比什么都不做要好，但没有确凿的证据表明特定的药物或每日治疗比按需治疗更有利[32]。

一些患者可能会询问 PDE5-i 使用后前列腺癌复发的风险。最初的研究假设 PDE5-i 的使用是局部前列腺癌患者接受 RP 术治疗后复发的独立危险因素，但随后的研究显示，在接受 RP 术后使用 PDE5-i 的患者中，复发的风险没有增加[32]。

对于那些不愿意接受口服药物治疗、对口服药物治疗无反应或不能耐受口服药物治疗的患者，可以考虑真空助勃装置（VED）、经尿道药物治疗的勃起系统（MUSE）或海绵体内注射（ICI）。VED 自 20 世纪 60 年代进入市场以来，为 ED 的治疗提供了一种无创、非药物的选择。关于 VED 用于 RP 术后勃起的研究表明，患者和性伴侣的满意率很高，超 80% 的患者达到了性交所需的足够勃起硬度[34]。PDE5-i 和 VED 的联合使用进一步提高了可完成性交的勃起能力[35]。然而，长期使用 VED 的患者较少，只有 40% 的患者在 1 年后继续使用这种方式作为 ED 的主要治疗方式。与 VED 相关的潜在、一过性不良反应包括阴茎挫伤、不适、敏感性丧失、射精抑制或使用该设备困难。尽管 ICI 治疗具有更大的有创性，但其在观察性研究中反映出更高的结果指标，包括令人满意的勃起。可使用的多种注射药物包括前列地尔、罂粟碱、酚妥拉明和阿托品的组合。一旦在诊室进行过适量的注射，患者就可在需

要时在阴茎的海绵体中自行注射一定量的药物，从而产生预期的勃起。尽管不同的药物导致了相似的性交成功率，但它们的不良反应不同。具体来说，使用罂粟碱（注射疼痛）和前列地尔（勃起疼痛）的男性疼痛最大[32]。所有 ICI 药物的其他潜在不良反应包括阴茎异常勃起、注射部位血肿、阴茎纤维化 / 斑块或阴茎畸形。

一旦给 RP 术后的 ED 患者提供过除假体以外的其他治疗后，阴茎假体植入治疗可能需讨论应用于这些患者。目前，有几种设备可供选择，包括可塑假体（非膨胀型）及两件或三件膨胀型假体。任何外科手术都有风险。除了一般的外科手术不良事件，放置阴茎假体还存在感染（通常在术后的前 3 个月内）、侵蚀和机械故障的额外风险。一旦阴茎假体被植入，对上述任何一种 ED 治疗方案的反应可能性都非常低，即使假体随后被移除。因此，这种治疗方案应被视为最后的手段之一。然而，膨胀型假体的患者满意率接近 95%，可塑（非膨胀型）假体的患者满意率接近 75%，伴侣满意度相似[32, 36]。此外，98% 使用膨胀型阴茎假体的患者在 5 年后仍然认为它适合性交。尽管有效率很高，但接受 RP 或放疗的患者中只有 0.78% 最终接受了阴茎假体植入[37]。

对于患有 PPI 和 RP 术后 ED 的患者，如果他们希望对这两种情况进行手术干预，可以提供包括放置 AUS 和阴茎假体的联合手术方案。这些手术的并发症发生率不会因联合手术而增加，而且联合手术的成本明显低于两个单独的手术[38]。

对高级治疗师的建议

- 开放手术和机器人辅助 RP 在癌症控制、尿控恢复和性功能方面相似。
- RP 术后的总无病生存率与肿瘤本身的程度和分级相关。
- 绝大多数 RP 患者在术后拔除导尿管后会出现轻微至严重的尿漏。
- 大多数患者注意到在术后的前 4 个月尿失禁迅速减少；此后，患者症状持续改善直至术后 1 年。
- 尿垫的日常使用与尿失禁的严重程度密切相关，通常可分为三大类：轻度（1～2 PPD）、中度（3～5 PPD）或重度（> 5 PPD 或需要使用外置导尿管）。
- 如果最初的保守治疗策略失败，建议在 RP 术后 12 个月行手术治疗压力性尿失禁。
- 影响术后勃起功能障碍严重程度和持续时间的因素包括手术类型、患者手术时的年龄和术前性功能 / 满意度（包括术前是否存在抑郁）。
- 在不损伤海绵体神经的情况下，患者的勃起功能会在 RP 术后 12～36 个月逐渐恢复。
- 前列腺切除术后勃起功能障碍的治疗选择包括心理社会支持、口服磷酸二酯酶 5 抑制药、真空助勃装置、海绵体内注射或阴茎假体。

参 考 文 献

[1] Capogrosso P, Salonia A, Briganti A, Montorsi F. Postprostatectomy erectile dysfunction: a review. World J Mens Health. 2016;34(2):73–88.

[2] Lowrance WT, Eastham JA, Savage C, et al. Contemporary open and robotic radical prostatectomy practice patterns among urologists in the United States. J Urol. 2012;187(6):2087–92.

[3] Trinh QD, Sammon J, Sun M, et al. Perioperative outcomes of robot-assisted radical prostatectomy compared with open radical prostatectomy: results from the nationwide inpatient sample. Eur Urol. 2012;61: 679–85.

[4] Cooperberg MR, Presti JC Jr, Shinohara K, Carroll PR. Chapter 23. Neoplasms of the prostate gland. In: JW MA, Lue TF, editors. Smith and Tanagho's general urology. New York: McGraw-Hill; 2013.

[5] Crivellaro S, Morlacco A, Bodo G, et al. Systematic review of surgical treatment of post radical prostatectomy stress urinary incontinence. Neurourol Urodynam. 2016;35:875–81.

[6] Smither AR, Guralnick ML, Davis NB, See WA. Quantifying the natural history of post-radical prostatectomy incontinence using objective pad test data.

BMC Urol. 2007;7:2.

[7] Choo MS, Choi WS, Cho SY, Ku JH, Kim HH, Kwak C. Impact of prostate volume on oncological and functional outcomes after radical prostatectomy: robot-assisted laparoscopic versus open retropubic. Korean J Urol. 2013;54(1):15–21.

[8] Herlemann A, Cowan JE, Carroll PR, Cooperberg MR. Community-based outcomes of open versus robot-assisted radical prostatectomy. Eur Urol. 2018;73(2):215–23.

[9] Nitti VW, Mourtzinos A, Brucker BM. Correlation of patient perception of pad use with objective degree of incontinence measured by pad test in men with post-prostatectomy incontinence: the SUFU pad test study. J Urol. 2014;192(3):836–42.

[10] Gormley EA, Lightner DJ, Faraday M, Vasavada SP, American Urological Association, Society Of Urodynamics FPM. Diagnosis and treatment of overactive bladder (non-neurogenic) in adults: AUA/SUFU guideline amendment. J Urol. 2015;193:1572–80.

[11] Lucas MG, Bosch RJ, Burkhard FC, et al. EAU guidelines on surgical treatment of urinary incontinence. Eur Urol. 2012;62:1118–29.

[12] Geraerts I, Van Poppel H, Devoogdt N, et al. Influence

of preoperative and postoperative pelvic floor muscle training (PFMT) compared with postoperative PFMT on urinary incontinence after radical prostatectomy: a randomized controlled trial. Eur Urol. 2013;64:766–72.

[13] Filocamo MT, Li Marzi V, Del Popolo G. Effectiveness of early pelvic floor rehabilitation treatment for post-prostatectomy incontinence. Eur Urol. 2005;48:734–8.

[14] Anderson CA, Omar MI, Campbell SE, et al. Conservative management for postprostatectomy urinary incontinence. Cochrane Database Syst Rev. 2015;1:CD001843.

[15] Chung ASJ, Suarez OA, McCammon KA. Advance male sling. Transl Androl Urol. 2017;6(4):674–81.

[16] Kowalik CG, DeLong JM, Mourtzinos AP. The advance transobturator male sling for post-prostatectomy incontinence: subjective and objective outcomes with 3 years follow up. Neurourol Urodynam. 2015;34:251–4.

[17] Kretschmer A, Hubner W, Sandhu JS, Bauer RM. Evaluation and management of postprostatectomy incontinence: a systematic review of current literature. Eur Urol Focus. 2016;2:245–59.

[18] Kim SP, Sarmast Z, Daignault S, Faerber GJ, McGuire EJ, Latini JM. Long-term durability and functional outcomes among patients with artificial urinary sphincters: a 10–year retrospective review from the University of Michigan. J Urol. 2008;179(5):1912–6.

[19] Biardeau X, Aharony S, AUS Consensus Group, Campeau L, Corcos J. Artificial urinary sphincter: executive summary of the 2015 consensus conference. Neurourol Urodyn. 2016;35(Suppl 2):S5–7.

[20] Van der Aa F, Drake MJ, Kasyan GR, et al. The artificial urinary sphincter after a quarter of a century: a critical systematic review of its use in male non-neurogenic incontinence. Eur Urol. 2013;63:681–9.

[21] Linder BJ, Rivera ME, Ziegelmann MJ, et al. Long-term outcomes following artificial urinary sphincter placement: an analysis of 1082 cases at Mayo Clinic. Urology. 2015;86:602–7.

[22] Kundu SD, Roehl KA, Eggener SE, Antenor JA, Han M, Catalona WJ. Potency, continence and complications in 3,477 consecutive radical retropubic prostatectomies. J Urol. 2004;172(6 Pt 1):2227–31.

[23] Salonia A, Burnett AL, Graefen M, et al. Prevention and management of postprostatectomy sexual dysfunctions part 1: choosing the right patient at the right time for the right surgery. Eur Urol. 2012;62:261–72.

[24] Teloken PE, Nelson CJ, Karellas M, et al. Defining the impact of vascular risk factors on erectile function recovery after radical prostatectomy. BJU Int. 2013;111:653–7.

[25] Dubbelman YD, Dohle GR, Schröder FH. Sexual function before and after radical retropubic prostatectomy: a systematic review of prognostic indicators for a successful outcome. Eur Urol. 2006;50(4):711–20.

[26] Rabbani F, Schiff J, Piecuch M. Time course of recovery of erectile function after radical retropubic prostatectomy: does anyone recover after 2 years? J Sex Med. 2010;7:3984–90.

[27] Mulhall JP. Defining and reporting erectile function outcomes after radical prostatectomy: challenges and misconceptions. J Urol. 2009;181:462–71.

[28] Tal R, Alphs HH, Krebs P, Nelson CJ, Mulhall JP. Erectile function recovery rate after radical prostatectomy: a meta-analysis. J Sex Med. 2009;9:2538–46.

[29] Mulhall JP, Goldstein I, Bushmakin AG. Validation of the erection hardness score. J Sex Med. 2007;4:1626–34.

[30] Rosen RC, Cappelleri JC, Smith MD, et al. Development and evaluation of an abridged, 5–item version of the International Index of Erectile Function (IIEF-5) as a diagnostic tool for erectile dysfunction. Int J Impot Res. 1999;11:319–26.

[31] Cappelleri JC, Rosen RC, Smith MD. Diagnostic evaluation of the erectile function domain of the International Index of Erectile Function. Urology. 1999;54:346–51.

[32] Burnett AL, Nehra A, Breau RH, et al. Erectile dysfunction: AUA guideline. J Urol. 2018;200:633–41.

[33] McMahon CG, Samali R, Johnson H. Efficacy, safety and patient acceptance of sildenafil citrate as treatment for erectile dysfunction. J Urol. 2000;164:1192–6.

[34] Nason GJ, McNamara F, Twyford M, et al. Efficacy of vacuum erectile devices (VEDs) after radical prostatectomy: the initial Irish experience of a dedicated VED clinic. Int J Impot Res. 2016;28:205–8.

[35] Engel JD. Effect on sexual function of a vacuum erection device post-prostatectomy. Can J Urol. 2011;18:5721–5.

[36] Levine LA, Becher E, Bella A, Brant W, Kohler T, Martinez-Salamanca JI, et al. Penile prosthesis surgery: current recommendations from the International Consultation on Sexual Medicine. J Sex Med. 2016;13(4):489–518.

[37] Tal R, Jacks LM, Elkin E, Mulhall JP. Penile implant utilization following treatment for prostate cancer: analysis of the SEER-Medicare database. J Sex Med. 2011;8(6):1797–804.

[38] Sellers CL, Morey AF, Jones LA. Cost and time benefits of dual implantation of inflatable penile and artificial urinary sphincter prosthetics by single incision. Urology. 2005;65(5):852–3.

第 5 章　前列腺癌的多模式治疗方案
Multimodal Treatment Plans in Prostate Cancer

Rachel Lin Flanagan　Jeffrey John Tomaszewski　著

杨昆霖　译

一、治疗选择

在西方国家，大多数前列腺癌患者诊断为局限性疾病（$T_{1\sim4}N_0M_0$）；在美国，> 80% 的患者为局限性疾病[1]。局限性前列腺癌可表现为低、中或高生化复发风险，约 15% 的患者在初诊时被归类为高风险[2, 3]。前列腺癌是高度可治愈的肿瘤，治疗方案包括手术、放疗和（或）雄激素剥夺疗法（androgen deprivation therapy，ADT），治疗方案的选择取决于风险组。因为患有高风险疾病的患者仍有较高的前列腺癌死亡风险[4]，建立一种适当的多模式治疗策略对患有局部高危疾病的男性患者尤为重要[5]。对于高风险局部疾病的最佳治疗策略尚未达成共识；EBRT+ADT 和在多模式治疗下进行手术都是很好的治疗选择。在已有精确的病理分期的情况下，同时考虑到要避免与 ADT 治疗相关的并发症，以及能够使用术后前列腺特异性抗原（PSA）来指导辅助或挽救策略的选择，手术切除正成为高危和局部晚期前列腺癌的首选治疗方式[5-9]。

根治性前列腺切除术（RP）为器官局限性前列腺癌患者提供了良好的局部控制；然而，术后 10 年生化复发的总体风险（以 PSA > 0.2ng/ml 为标准）约为 30%[10]。在高危局限性前列腺癌患者中，包括 PSA > 20ng/ml、Gleason 评分 > 7 分、分期 $\geqslant pT_3$ 或伴有手术切缘阳性的患者[6]，术后 5 年的复发风险为 20%～70%[11]。为了避免过度治疗和不必要的发病率，在考虑和开始术后放疗（radiotherapy，RT）之前，测量和精细的客观风险分层是必要的[12]。除了上述的风险类别和传统变量外，RP 术后基因组生物标志物的使用可以在保守治疗与辅助放疗和 ADT 的决策过程中帮助患者和医生[13]。

二、术后放疗

在 RP 术后可以使用几种类型的 RT。外部放射疗法（EBRT）是指使用高能辐射直接照射身体的局部区域，试图杀死或减缓癌细胞的生长并缩小肿瘤。在前列腺癌 RP 术后的多模式治疗中，EBRT 是针对盆腔的。RT 损伤细胞核内 DNA，从而抑制适当的 DNA 转录和蛋白质翻译，抑制细胞复制，最终诱导细胞凋亡。PR 术后，生化复发风险较高的患者可考虑接受 RT 治疗，这类患者通常存在手术边缘阳性、$\geqslant pT_3$ 期或可检测到 PSA。其他常用的放疗方式包括三维适形放疗（3D CRT），它结合了多种成像技术（如 MRI、CT 扫描或 PET），并尽量使辐射束照射到匹配的目标治疗区域，这有助于减少对邻近健康组织的损伤。调强放疗（IMRT）是 3D CRT 的一种高级形式，可以更精确地将集中的辐射剂量传递到特定位置，从而保护周围健康组织[14]。

在 RP 术后进行 RT 的适当时机已被广泛地研究和讨论。对于 pT$_3$ 淋巴结阴性和 RP 术后检测不出 PSA 的患者，存在两种 RT 治疗选择：①对前列腺窝直接进行辅助性 RT 治疗；②通过监测 PSA 水平观察处理，当 PSA 水平上升到 0.2ng/ml 但最好不超过 0.5ng/ml 时进行挽救性 RT 治疗[15]。辅助性 RT 治疗与早期挽救性 RT 治疗的显著差异需要仔细考虑和进一步探讨。

（一）辅助性放疗

辅助性放疗（adjuvant radiation therapy，ART）是用于生化复发高风险患者的治疗，包括具有不良病理特征的患者，如精囊侵犯、包膜外受侵或手术边缘阳性。在辅助性放射治疗中，PSA 通常很低，甚至无法被检测到（＜ 0.1ng/ml）。ART 通常在 RP 术后 4～6 个月开始，平均剂量为 60～64Gy[14]。

疗效：三个大型、高质量的随机对照试验检验了 RP 术后 ART 的疗效。美国西南肿瘤协作组（SWOG 8794）[16]、欧洲癌症研究与治疗组织（EORTC 22911）[17, 18] 及应用放射肿瘤学（ARO 96–02）[11] 的临床试验评估了 RP 术后 ART 对无转移生存期、临床无进展生存期和生化无进展生存期的影响。总的来说，这些研究表明，与 RP 术后观察相比，接受 ART 治疗的 ≥ pT$_3$ 疾病患者的生化无复发生存期有显著改善[19, 20]。此外据 ARO 试验报道，无论是否有阳性切缘，ART 后 5 年的 pT$_3$ 疾病患者的无生化进展生存期有 18% 的获益[11]。SWOG 和 EORTC 试验也表明，接受 ART 治疗的患者局部复发率降低，临床无进展生存率提高。然而，在＞ 12 年的随访中，SWOG 试验是唯一一发现

ART 组总生存率（ART 组 74% vs. RP 组 66%）和无转移复发生存率（ART 组 71% vs. RP 组 61%）显著改善的试验[20]。

（二）挽救性放疗

挽救性放疗（salvage radiation therapy，SRT）建议在 RP 术后仅 PSA 复发（PSA ＞ 0.2ng/ml）且无远处转移性疾病证据的患者使用 SRT。在 SRT 启动前应获得第二次 PSA 确认，以确保 PSA 水平为＞ 0.2ng/ml。如果 PSA 不超过 0.5ng/ml，SRT 的平均剂量从 66Gy 左右开始[14]。

疗效：SRT 后的结果差异很大，很大程度上取决于放疗时的 PSA 水平。观察性研究表明，与单纯手术相比，局部复发率有所改善，但这种益处可能只针对某些病理危险组[20]。在至少有两种高风险病理特征的患者中观察到最高的有效率，包括 Gleason 8 分或以上，pT$_{3b}$/pT$_4$ 分期，或切缘阴性但在 PSA 首次检测上升时使用 SRT 者。表现出更多不良特征的患者其 5 年生化复发率增加，PSA 每升高 0.1ng/ml，复发率增加 10%，而这与只有一项或无不良特征的患者的 5 年生化复发风险（PSA 每升高 0.1ng/ml，复发率增加 0.5%）形成鲜明对比[10]。

目前，RP 术后 RT 方式的优越性尚不明确。SRT 的研究集中在已经复发的患者，他们不能直接与接受 ART 治疗的患者进行比较，因此不可能从现有的证据得出哪种方法更为优越[20]。

（三）RT 的风险和不良反应

ART 和 SRT 都有可能对排尿、勃起和胃肠道症状等相关的功能结果产生负面影响[10]。RT 的毒性取决于 RT 的使用方式。需要指出的是，对生化复发风险较高的患者采用 ART 治疗，最终将导致一些患者过度治疗，因为有一定比例的患者永远不会出现复发，因此会将他们暴露在不必要的辐射之下[20]。

世界卫生组织（WHO）使用0~4级的功能量表来量化患者报告的症状严重程度（即0级＝无变化，1级＝轻微干扰，2级＝较大干扰但对日常生活无干扰，3级＝有症状需治疗，4级＝症状严重需更高程度治疗或住院）。RT的急性毒性通常发生在治疗90天内。最常见的急性泌尿生殖系统症状（WHO 1~4级的总体百分比）是尿频（65%）、排尿困难（49%）和血尿（4%）。最常见的急性胃肠道症状包括腹泻（61%）、恶心和呕吐（4%）。晚期毒性定义为持续或发展超过90天的症状，并可在RT后持续多年。在接受SRT治疗的患者中，发生2~3级泌尿生殖系统毒性的可能性从24个月时的12%上升到60个月时的22%。EBRT或3D CRT后5年，最常见的2级或以上晚期泌尿生殖系统不良反应包括尿频（14%）、血尿（8%）和尿失禁。接受EBRT治疗组（7.5%）尿失禁比接受3D CRT治疗组（4%）更为突出。治疗后8年，需要扩张的尿道狭窄在ART组（5%）和SRT组（3%）之间基本类似。RT后5年的晚期胃肠道不良反应并不常见，大多是直肠出血（12%）。与EBRT相比，使用3D CRT治疗的患者更容易发生直肠出血（分别为17%和8%）[20]。

(1) 对勃起功能的影响：RP术后RT对勃起功能的影响很难确定，因为现有的比较研究很有限，而且缺乏前列腺切除术后的重要数据。为了恰当地分析和解释RT后的功能结果，必须考虑一些变量，包括在选定的研究中对所有患者持续使用RT、RP后RT前勃起功能恢复的记录，以及RP时神经保留的程度和使用情况。在一项全面记录RP和RT前后勃起功能的研究中，RP后RT前的勃起功能障碍发生率为62%；RT治疗后2年勃起功能障碍发生率增至66%。随着时间的推移，报告勃起力量、性行为或性高潮障碍的男性数量没有变化[20]。考虑

到治疗序列的差异、不完全报道的结果及无法区分每个治疗成分对功能的贡献，术后放疗对勃起功能的真正影响可能很难确定。

(2) 继发性恶性肿瘤：由于缺乏可用的数据，RT对继发性恶性肿瘤发展的影响尚不清楚。目前还没有针对试验证明ART或SRT的有显著的继发性恶性肿瘤的信息。必须考虑其他共存变量，如烟草滥用、家族史和环境暴露。很难将继发性恶性肿瘤的唯一病因归结为RT[20]。在初始治疗中，由于多种因素（如滞后时间长，机构数据库检测差异的能力不足，缺乏比较对象群体，大型数据库研究中缺乏关于放疗方式的细节），确定前列腺癌RT治疗后继发盆腔恶性肿瘤的风险已被证明是困难的；这显然需要高质量的研究[21]。

Huang等[22]发现，与前列腺切除术相比，RT继发恶性肿瘤风险未见显著增加。de Gonzalez等[23]发现，膀胱癌的相对危险度为1.16（95%CI 0.95~1.40），直肠癌的相对危险度为0.59（95% CI 0.4~0.88）。将近距离照射（brachytherapy，BT）与EBRT进行比较时，他们发现使用BT的所有照射野内的癌症（膀胱癌和直肠癌）风险都较低；然而，当BT与EBRT联合使用时，与单独使用EBRT相比，膀胱癌的相对风险为1.25（95% CI 1.00~1.56）[24]。Zelefsky等[25]报道了接受调强放疗（使用的中位处方剂量为81Gy）、单独使用BT或联合治疗的患者[24]。他们发现，在平均84~90个月的随访中，15%的EBRT患者和10%的BT患者发生了照射野内和照射野外的继发性恶性肿瘤。然而，与来自SEER肿瘤登记库的人群匹配队列相比，他们发现照射野内恶性肿瘤没有额外的发生风险[24, 25]。

三、基因组学

广泛的基因组研究和全基因组图谱技术

极大地提高了我们对前列腺癌发生的认识。与其他人类癌症相比，前列腺癌具有高度的病理和遗传异质性[26]。最近，一些研究调查了原发性前列腺癌的分子基础，并发现了周期性的基因组改变，包括突变、DNA拷贝数改变、基因重排和基因融合[26-28]。异质性基因组畸变可能导致前列腺癌的发病、疾病进展和转移潜能[26]。这种异质性也可能导致了在受影响患者中观察到的不同的药物反应[26]。前列腺癌中最常见的基因融合是跨膜蛋白酶丝氨酸2（TMPRSS2）和转录因子ERG的融合。ERG是成红细胞转化特异性（ETS）基因家族的一部分。TMPRSS2-ERG融合基因存在于50%的前列腺肿瘤中。这一发现与其他基因研究一起证明了基因表达的组合，这可能有助于确定前列腺癌的侵袭性[29]。TMPRSS2-ERG基因融合状态为患者和医疗者提供了额外的风险分层信息，并有助于制订辅助治疗的决策[30]。前列腺癌是一种涉及基因组动态变化的疾病，利用分子特征进一步进行风险分层可能有助于区分惰性前列腺癌和侵袭性前列腺癌[26]。

（一）遗传性前列腺癌

目前还没有克隆的遗传性前列腺癌基因；因此，遗传性前列腺癌的诊断是基于一个核心家庭有3例前列腺癌患者，父系或母系血统三代人中有前列腺癌患者，以及家庭中至少有2例<55岁的前列腺癌患者。此外，与确诊的前列腺癌患者的儿子相比，患者的兄弟患前列腺癌的风险更大。在疾病早发方面，家族史似乎起着重要作用，遗传性前列腺癌比散发前列腺癌平均早6～7年诊断[31]。由于出现较早，与非遗传性前列腺癌患者相比，遗传性前列腺癌患者死于该病的人数较多[31]。研究表明，具有高外显率的显性遗传易感基因导致了

5%～10%的前列腺癌患者及高达30%～40%的早发型前列腺癌[29]。到目前为止，没有研究表明散发性和遗传性前列腺癌在肿瘤分级或病理分期诊断上存在差异，而且两种类型的治疗策略是相同的[31]。

前列腺癌高危风险的男性在45岁及以前进行前列腺癌筛查。在已知有遗传性前列腺癌的家庭中，最好在家族最小确诊年龄前5年或首次转移年龄前10年开始进行筛查[31]。PSA和直肠指诊是公认的前列腺癌初筛方法。如果发现检查结果不正常，通常会进行前列腺活检。活检提供了关于原发性/继发性Gleason模式、阳性活检针数和每个核心中涉及的疾病百分比的有益信息，所有这些都可能影响风险分层和治疗。在美国也有一些基因组生物标志物测试，通过活检或前列腺切除术获得的组织，可以进一步对患者进行风险分层。三种主要的基因组生物标志物测试包括Decipher®前列腺癌检测（GenomeDx Biosciences，San Diego，CA），由Genomic Health提供的Oncotype检测，以及Myriad Genetics提供的Prolaris检测[13]。

（二）基因检测

(1) Decipher：Decipher前列腺癌检测是一项基因组检测，可作为接受RP治疗的患者癌症控制结果的预后标志物[32]。基于RP术后标本中的22个RNA标志物的表达模式，它可以通过患者术后风险分层来预测转移的可能性和癌症特异性死亡率，根据离散评分来确定辅助治疗和挽救治疗的需要，并且在已经有生化复发（BCR）的患者中指导早期/多模式挽救治疗或单独挽救治疗的决策[32, 33]。该试验可以在新诊断的前列腺活检组织或病理特征不佳的男性RP患者的显微解剖组织中进行。该检测使用的基因组分类（GC）评分范围是0～1，得分越高表明临床转移的可能性越大。分类评分每增加

0.1 分，转移风险就增加 10%。根据累积转移发生率，GC 评分分为 3 个风险组（GC < 0.45、GC 0.45～0.6 和 GC > 0.6）[32]。像 Decipher 检测这样的新型生物标志物可以用于改善患者术后对于 RT 的选择，其结果可能会影响 ART 和 SRT 的启用决定。RP 术后，Decipher 评分 > 0.6（高危）的患者如果接受 ART 治疗，其转移进展率可降低 80%[30]。此外，有两种或两种以上危险因素（包括 pT_{3b}～pT_4 分期、淋巴结浸润、Gleason 8 分或以上，或 Decipher 评分 > 0.6）的男性如果接受 ART 治疗，10 年后转移率会降低 4 倍[11]。在被归类为低基因组风险的患者中，接受 ART 治疗并没有相应风险的显著降低[31]。

188 例有 pT_3 疾病和（或）手术切缘阳性的前列腺癌患者接受 RP 和术后 RT 治疗，Decipher 低评分、平均评分和高评分者在放疗后 5 年的转移累积发生率分别为 0%、9% 和 29%（P=0.002）[34]。在低 Decipher 评分范围内（< 0.4），与 SRT 相比，接受 ART 的患者转移累积发生率没有降低（P=0.79）[34]。相反，对于 Decipher 评分较高的患者（≥ 0.4），接受 ART 治疗的患者 5 年转移累积发生率为 6%，而接受 SRT 治疗的患者 5 年转移累积发生率为 23%（P=0.01）[34]。Cox 回归模型显示，与 SRT 相比，接受 ART 的 Decipher 高危患者转移风险降低了 80%[34]。与单纯的临床病理特征相比，使用 Decipher 测试可以显著提高预测生化失败（提高 8%）和远处转移（提高 10%）的准确性[30, 35]。

(2) Prolaris：Myriad Genetics 开发的 Prolaris 分析方法评估了 31 个细胞周期相关基因和 15 个管家基因的表达。结果以细胞周期进展（CCP）评分（3～7 级）表示，这是一种增殖指数，可用于评估不良结局的风险[36]。该试验试图预测 10 年前列腺癌生化复发或死亡的风险，并已在 RP 和前列腺穿刺活检获得的组织中得到验证[36, 37]。Prolaris 评分每增加 1 个单位，患者前列腺癌特异性死亡率的风险就增加 1 倍。CCP 评分已被证明比 PSA 和 Gleason 分级更能预测 10 年前列腺癌特异性死亡率（CCP 的一个单位变化的 HR 为 1.65）[38]。两项研究评估了 Prolaris 在确定治疗后预测转移和复发的作用。RP 后（在诊断性穿刺活检中 CCP 每单位增加的 HR 为 1.55）[39] 和 EBRT 后（CCP 每单位增加的 HR 为 2.11[40]），CP 评分能够预测治疗后 10 年随访的 BCR。然而不同医生对这项测试的接受和影响上存在相当大的异质性[41]，该试验可能提供一种有用的客观方法对需考虑辅助治疗的前列腺癌患者进行分层[36]。

(3) Oncotype Dx：Oncotype Dx 分析（Genomic Health）是一种基于组织的检测，评估 17 个基因的表达，并将结果报告为基因组前列腺评分（GPS），范围为 0～100[42]。该检测目前被纳入 NCCN 指南，并与临床风险组指南相结合，可以帮助预测活检证实的低至中危前列腺癌患者接受 RP 术后发现高级别病理的风险。被评估的基因涉及组织反应、生长、雄激素信号和细胞组织。许多研究证实了 GPS 预测 RP 的不良病理的能力。在一项近 400 名男性的队列研究中，GPS 升高 20 分可预测不良病理（OR=1.9，95%CI 1.3～2.9）、高级别肿瘤（OR=2.3，95%CI 1.5～3.7）和非器官局限肿瘤（OR=1.9，95%CI 1.3～3.0）。在第二次验证研究中也观察到类似的结果[43]，GPS 与不良病理（OR=3.23，95%CI 2.14～4.97，每 20 个单位）、高级别肿瘤（OR=2.60，95%CI 1.65～4.15）和非器官局限肿瘤（OR=3.55，95%CI 2.33～5.54）相关。该检测还被证实可预测 BCR（HR=2.93，95%CI 2.03～4.15）和转移（HR=3.83，95%CI 1.13～12.6，每增加 20 个单位）[44]。

（三）基因组筛查的缺点

任何检测或治疗方式都有缺点。成本通常是考虑的首要因素，并且在很大程度上与这些措施的未被充分利用有关。每次检查的费用为 3400～4250 美元，许多保险公司不提供或只提供部分保险，增加了患者的自付费用。据估计，公共资助 Prolaris 可在前 5 年产生总额为 4130 万美元的净预算，这些预算费用不会被使用主动监测所带来的 730 万美元预期节余所抵消[36]。至少有一项研究估计，使用 Oncotype Dx 检测可为每位患者节省 2286 美元的成本，这可能源于干预措施的减少[16]。迄今为止，还没有研究评估过 Decipher 的成本效益。

使用基因组生物标志物检测之前的第二个考虑是，该检测是否最终会导致临床决策的改变。因为总有这样的可能，即基因组生物标志物检测产生的结果是非信息性的，因此被认为是不必要的。为了确定这些措施在临床决策中是否有明显的影响力，对多位临床医生在使用前述三种测试方法进行了调查，结果显示其增强了临床决策的信心，减少了决策冲突和患者焦虑，并改变了使用 Prolaris 或 Decipher 检测的患者（多达 1/3）的最终治疗决策[30, 36]。

对高级治疗师的建议

- 与对其他实体肿瘤（如乳腺癌、肺癌、膀胱癌、结直肠癌等）采用手术、放疗、化疗和激素治疗相结合的多模式治疗方法类似，前列腺癌高危患者可能受益于联合治疗。
- 术后患者的不良病理特征（包膜外受侵、手术边缘阳性、精囊受侵或淋巴结受累）意味着较高的复发风险，其可受益于辅助治疗。
- 在基于风险特征的早期辅助治疗和 PSA 持续或升高的早期挽救治疗之间，术后治疗的时机仍存在争议。
- 基因组评估可以明确哪些患者应该接受辅助治疗，哪些患者可以安全地通过 PSA 监测进行观察。

参考文献

[1] Winter A, et al. Comparison of prostate cancer survival in Germany and the USA: can differences be attributed to differences in stage distributions? BJU Int. 2017;119(4):550–9.

[2] Cooperberg MR, Broering JM, Carroll PR. Time trends and local variation in primary treatment of localized prostate cancer. J Clin Oncol. 2010;28(7):1117–23.

[3] D'Amico AV, et al. Biochemical outcome after radical prostatectomy, external beam radiation therapy, or interstitial radiation therapy for clinically localized prostate cancer. JAMA. 1998;280(11):969–74.

[4] Patrikidou A, et al. Who dies from prostate cancer? Prostate Cancer Prostatic Dis. 2014;17(4):348–52.

[5] Pignot G, et al. Systemic treatments for high-risk localized prostate cancer. Nat Rev Urol. 2018;15(8):498–510.

[6] Mottet N, et al. EAU-ESTRO-SIOG guidelines on prostate cancer. Part 1: screening, diagnosis, and local treatment with curative intent. Eur Urol. 2017;71(4):618–29.

[7] Budaus L, et al. Inverse stage migration in patients undergoing radical prostatectomy: results of 8916 European patients treated within the last decade. BJU Int. 2011;108(8):1256–61.

[8] Silberstein JL, et al. Reverse stage shift at a tertiary care center: escalating risk in men undergoing radical

prostatectomy. Cancer. 2011;117(21):4855–60.

[9] Tsai HK, et al. Androgen deprivation therapy for localized prostate cancer and the risk of cardiovascular mortality. J Natl Cancer Inst. 2007;99(20):1516–24.

[10] Fossati N, et al. Assessing the optimal timing for early salvage radiation therapy in patients with prostate-specific antigen rise after radical prostatectomy. Eur Urol. 2016;69(4):728–33.

[11] Wiegel T, et al. Phase III postoperative adjuvant radiotherapy after radical prostatectomy compared with radical prostatectomy alone in pT3 prostate cancer with postoperative undetectable prostate-specific antigen: ARO 96–02/AUO AP 09/95. J Clin Oncol. 2009;27(18):2924–30.

[12] Herrera FG, Berthold DR. Radiation therapy after radical prostatectomy: implications for clinicians. Front Oncol. 2016;6:117.

[13] Davis JW. Novel commercially available genomic tests for prostate cancer: a roadmap to understanding their clinical impact. BJU Int. 2014;114(3):320–2.

[14] Heidenreich A, et al. EAU guidelines on prostate cancer. Part 1: screening, diagnosis, and treatment of clinically localised disease. Eur Urol. 2011;59(1):61–71.

[15] Fossati N, et al. Long-term impact of adjuvant versus early salvage radiation therapy in pT3N0 prostate cancer patients treated with radical prostatectomy: results from a multi-institutional series. Eur Urol. 2017;71(6):886–93.

[16] Swanson GP, et al. Predominant treatment failure in postprostatectomy patients is local: analysis of patterns of treatment failure in SWOG 8794. J Clin Oncol. 2007;25(16):2225–9.

[17] Bolla M, et al. Postoperative radiotherapy after radical prostatectomy for high-risk prostate cancer: long-term results of a randomised controlled trial (EORTC trial 22911). Lancet. 2012;380(9858):2018–27.

[18] Bolla M, et al. Postoperative radiotherapy after radical prostatectomy: a randomised controlled trial (EORTC trial 22911). Lancet. 2005;366(9485):572–8.

[19] Valicenti RK, et al. Adjuvant and salvage radiation therapy after prostatectomy: American Society for Radiation Oncology/American Urological Association guidelines. Int J Radiat Oncol Biol Phys. 2013;86(5):822–8.

[20] Thompson IM, et al. Adjuvant and salvage radiotherapy after prostatectomy: AUA/ASTRO guideline. J Urol. 2013;190(2):441–9.

[21] Wallis CJ, et al. Second malignancies after radiotherapy for prostate cancer: systematic review and meta-analysis. BMJ. 2016;352:i851.

[22] Huang J, et al. Analysis of second malignancies after modern radiotherapy versus prostatectomy for localized prostate cancer. Radiother Oncol. 2011;98(1):81–6.

[23] Berrington de Gonzalez A, et al. Risk of second cancers according to radiation therapy technique and modality in prostate cancer survivors. Int J Radiat Oncol Biol Phys. 2015;91(2):295–302.

[24] Matta R, et al. Pelvic complications after prostate cancer radiation therapy and their management: an international collaborative narrative review. Eur Urol. 2019;75(3):464–76.

[25] Zelefsky MJ, et al. Secondary cancers after intensity-modulated radiotherapy, brachytherapy and radical prostatectomy for the treatment of prostate cancer: incidence and cause-specific survival outcomes according to the initial treatment intervention. BJU Int. 2012;110(11):1696–701.

[26] Grizzi F, et al. Prostate cancer: from genomics to the whole body and beyond. Biomed Res Int. 2017;2017:8707690.

[27] Lecarpentier J, et al. Prediction of breast and prostate cancer risks in male BRCA1 and BRCA2 mutation carriers using polygenic risk scores. J Clin Oncol. 2017;35(20):2240–50.

[28] Grasso CS, et al. The mutational landscape of lethal castration-resistant prostate cancer. Nature. 2012;487(7406):239–43.

[29] Witte JS. Prostate cancer genomics: towards a new understanding. Nat Rev Genet. 2009;10(2):77–82.

[30] Loeb S, Ross AE. Genomic testing for localized prostate cancer: where do we go from here? Curr Opin Urol. 2017;27(5):495–9.

[31] Bratt O, et al. Hereditary prostate cancer: clinical characteristics and survival. J Urol. 2002;167(6):2423–6.

[32] Dalela D, et al. Contemporary role of the decipher(R) test in prostate cancer management: current practice and future perspectives. Rev Urol. 2016;18(1):1–9.

[33] Freedland SJ, et al. Utilization of a genomic classifier for prediction of metastasis following salvage radiation therapy after radical prostatectomy. Eur Urol. 2016;70(4):588–96.

[34] Den RB, et al. Genomic classifier identifies men with adverse pathology after radical prostatectomy who benefit from adjuvant radiation therapy. J Clin Oncol. 2015;33(8):944–51.

[35] Den RB, et al. Genomic prostate cancer classifier predicts biochemical failure and metastases in patients after postoperative radiation therapy. Int J Radiat Oncol Biol Phys. 2014;89(5):1038–46.

[36] Fine ND, et al. Genomic classifiers for treatment selection in newly diagnosed prostate cancer. BJU Int. 2019;124(4):578–86.

[37] Cuzick J, et al. Prognostic value of an RNA expression signature derived from cell cycle proliferation genes in patients with prostate cancer: a retrospective study.

Lancet Oncol. 2011;12(3):245–55.

[38] Cuzick J, et al. Prognostic value of a cell cycle progression signature for prostate cancer death in a conservatively managed needle biopsy cohort. Br J Cancer. 2012;106(6):1095–9.

[39] Bishoff JT, et al. Prognostic utility of the cell cycle progression score generated from biopsy in men treated with prostatectomy. J Urol. 2014;192(2):409–14.

[40] Freedland SJ, et al. Prognostic utility of cell cycle progression score in men with prostate cancer after primary external beam radiation therapy. Int J Radiat Oncol Biol Phys. 2013;86(5):848–53.

[41] Shore N, et al. Clinical utility of a biopsy-based cell cycle gene expression assay in localized prostate cancer.

Curr Med Res Opin. 2014;30(4):547–53.

[42] Knezevic D, et al. Analytical validation of the Oncotype DX prostate cancer assay – a clinical RT-PCR assay optimized for prostate needle biopsies. BMC Genomics. 2013;14:690.

[43] Cullen J, et al. A biopsy-based 17–gene genomic prostate score predicts recurrence after radical prostatectomy and adverse surgical pathology in a racially diverse population of men with clinically low- and intermediate-risk prostate cancer. Eur Urol. 2015;68(1):123–31.

[44] Klein EA, et al. A 17–gene assay to predict prostate cancer aggressiveness in the context of Gleason grade heterogeneity, tumor multifocality, and biopsy undersampling. Eur Urol. 2014;66(3):550–60.

第 6 章　前列腺癌的放疗

Radiotherapy for Prostate Cancer

Ann E. Donnelly　Robert Den　**著**

亓　昕　**译**

一、放疗技术

（一）外放疗

外放疗（external beam radiation therapy，EBRT）是放射治疗的方法之一，其原理是通过一束携带能量的射线进入和离开身体的肿瘤部位，通过和人体组织中的原子相互作用传递能量，人体组织吸收能量后，发生一系列的物理、化学、生物学变化，DNA 损伤断裂，最终导致肿瘤组织的生物学损伤[①]。EBRT 是在规定的天数内，把一个总剂量分成数次去执行，并且每次 EBRT 后，患者身体不携带任何放射性物质，不必担心对家人、孕妇或孩子产生有害影响。EBRT 可分为以下几种技术。

三维适形放疗（3D conformal radiation therapy，3D CRT）强调了体积的概念，即患者接受 CT 定位，获取三维影像，它的优势是可以精确显示人体解剖结构。之后医生在 CT 图像上逐层勾画肿瘤区域（即靶区）和重要器官，然后利用计算机技术完成治疗计划的设计、评估和验证，实现了照射野的形状与靶区在三维方向上一致[①]。3D CRT 可以在一段时间内给予多个剂量，也可以给予单个更高剂量，通常用于姑息治疗[①]。

调强放疗（intensity-modulated radiation therapy，IMRT），利用计算机技术和设备工程的进步，开发的一种逆向治疗计划，它利用计算机对每一束射线进行调整，使之符合肿瘤的形状和位置。在 IMRT 中，辐射束由多个更小的束组成，每个束的强度均可以改变，以便生成更精准的剂量分布，大大提高肿瘤部位的剂量，降低对周围组织的辐射剂量。

立体定向放疗（stereotactic body radiation therapy，SBRT），指每次提供大剂量，总次数一般 5 次或者更少，且必须有图像引导系统的一种放疗方法[3]。由于单次剂量高，SBRT 可能比 IMRT 产生更大的毒性[22]。SBRT 可以用于局限期前列腺癌，但是需要进一步研究 SBRT 对前列腺癌患者的长期疗效[3]。

质子束放疗（proton beam radiation therapy），是利用带正电荷的质子进行治疗，主要优势在于空间分布[23]，能给需要治疗的肿瘤区域提供高剂量照射，并且避免对周围正常组织的损伤[1]。质子束放疗可降低对周围组织（如骨骼、血管和肌肉）的辐射剂量，而这些组织通

---

① 译者结合新发展和临床应用增加了相关放疗技术知识，以供读者了解

常与前列腺癌的放射治疗无关。目前的证据表明，对膀胱和直肠的高剂量放疗对患者治疗后的不良反应和生活质量影响最大。因此，如果降低膀胱和直肠的剂量，从长远来看，对患者更有益处，而不是减少对周围其他结构的剂量[3]。有研究观察质子束放疗和光子束放疗在疗效和毒性方面的差异。质子束治疗费用高于光子束治疗费用。总的来说，关于质子束治疗是否优于光子束治疗，尚需进一步研究。美国放射治疗及肿瘤学会（ASTRO）对质子束放疗的观点是当患者被纳入 IRB 批准的临床试验时[23]，可以对非转移性前列腺癌进行质子束放疗。根据美国泌尿外科协会（AUA）指南，要告知患者质子束放疗并不比其他形式的治疗有明显优势[4]。

图像引导放疗（image-guided radiation therapy，IGRT），即在每次放疗前使用图像成像技术，以确保患者每天的治疗位置与定位时完全一致，确保治疗的精准度。开始放疗之前，在前列腺内放置黄金标记物，以跟踪患者的治疗位置，并确保放疗期间的准确性。其他 IGRT 方法包括锥形束 CT 图像引导、磁共振图像引导和超声图像引导。IGRT 可以与前面讨论过的任何技术相结合。

（二）近距离放疗

近距离放疗（brachytherapy）是放射源直接抵达治疗目标区域的一种放疗技术。前列腺体积太大或太小的患者进行近距离放疗时会非常困难。如果患者有膀胱出口梗阻或既往行经尿道前列腺切除术（TURP），可能会有更多的不良反应。有时可以使用雄激素剥夺疗法（ADT）来缩小前列腺体积，但可能不总是有效，而且 ADT 还有其他不良反应[3]。近距离放疗可作为早期局限期前列腺癌（极低危、低危、预后好的中危）患者的根治性治疗手段，

或作为对高危患者的局部加量方法[3]。近距离放疗已被证明可以提高局部控制率，但是会增加不良反应。当然，高危患者也需要同时接受 ADT，通常给予高危患者 2~3 年的 ADT。在外放疗和近距离放疗联合的基础上联合 ADT 治疗，疗效目前尚不清楚。近距离挽救放疗可用于外放疗后局部复发的患者，但对于既往曾接受过前列腺近距离放疗的患者，需谨慎选择[3]。

前列腺癌近距离放疗的优点是患者通常在 1~2 天内接受治疗，这减少了脱离工作和日常活动的时间。如果患者以前未曾做过经尿道前列腺切除术，尿失禁的风险很低。放疗后短期内会没有勃起功能障碍[24]。缺点包括需要全身麻醉和治疗后有急性尿潴留的风险。一些排尿症状在治疗后可持续 1 年[3]。

高剂量率（high-dose-rate，HDR）近距离放疗，是将放射源临时插入前列腺，治疗后移除。这是一种较新的前列腺近距离放疗方法。HDR 近距离放射源通常通过导管经直肠超声引导下进入前列腺组织。

低剂量率（low-dose-rate，LDR）近距离放疗，是将永久性放射粒子植入前列腺，提供持续的射线进行治疗。放射性粒子的射程短，对膀胱和直肠的不良反应降低。在使用 LDR 近距离放疗后，应进行剂量测量，以评估植入粒子的剂量分布[3]。对于既往行 TURP 或有明显下尿路症状且与肿瘤无关的患者，应避免 LDR 近距离放疗。在近期和长期随访中发现，调强外放疗比近距离粒子植入[25]的泌尿生殖系统不良反应更少。由于 LDR 近距离放疗后粒子仍存在于前列腺内，因此需要采取内部放射预防措施。

因为 HDR 近距离放疗只是暂时在前列腺放置放射源，所以患者在治疗后无放射性。接受 LDR 近距离放疗的患者因为植入了粒子，

粒子偶尔可以从前列腺转移出去。有一些证据表明，与 LDR 近距离放疗相比，HDR 近距离放疗可减少泌尿系统症状和直肠不适症状，也可以降低治疗后勃起功能障碍的风险[26]。用于治疗前列腺癌的放射性核素治疗将在后文中讨论。

二、基于前列腺癌分期的放疗

根据诊断时的分期、体格检查、Gleason 评分和前列腺特异性抗原（PSA）[40]，局限期前列腺癌可分为低危、预后良好中危、预后不良中危及高危病例。对于早期患者，外放疗在无进展生存期方面与根治术相当[3]。对于伴有基础疾病会使手术风险升高的患者或不愿手术的患者，放疗可能是一个更好的选择。既往有盆腔放疗史、活动性盆腔炎或永久性携带导尿管的患者，不应考虑放疗[3]。低膀胱容量、慢性腹泻、膀胱出口梗阻需要耻骨上造瘘及非活动性溃疡性结肠炎患者应谨慎使用放疗[3]。

通常建议极低危患者采用积极监测而不是治疗。如果患者无症状，不建议在诊断时进行影像学检查。对于极低危且预期寿命≤ 5 年的患者，鼓励进行积极监测[4]。

建议低危患者采用积极监测。如果放疗，建议使用调强放疗。不推荐盆腔淋巴结预防照射，不推荐 ADT 治疗[3]。低危患者可以接受 EBRT 或近距离放疗作为根治性治疗手段[4]。

对于预后良好的中危患者，建议行放疗或根治术。一般不推荐行盆腔淋巴结预防照射和 ADT 治疗，除非个别患者有风险增加的迹象，可以采用 ADT。可以选择 EBRT 或近距离放疗任意一种或者两者联合的方式[4]。

对于预后不良的中危患者，在诊断时应进行 CT 或 MRI 及骨扫描检查。可以考虑行盆腔淋巴结预防照射。除非有并发症导致不能使用

ADT 或其他提示疾病侵袭性较小的因素，建议大多数患者使用 ADT[3]。

高危患者在诊断时应进行 CT 或 MRI 及骨扫描。除存在禁忌，需要行盆腔淋巴结预防照射及 ADT 治疗。高危患者可单独使用 EBRT 或与近距离放疗联合使用，但应同时使用 ADT 治疗。如果不行盆腔淋巴结预防照射，可行低分割放疗[4]。

极高危患者在诊断时应进行 CT 或 MRI 及骨扫描以评估转移性疾病[5]。应考虑淋巴结放疗并使用 ADT，除非有临床禁忌证[3]。

对于正在接受放疗的有转移性淋巴结受累证据的局部晚期疾病男性患者，应使用淋巴结放疗，受累淋巴结应在正常组织能够耐受的情况下接受尽可能高的根治性剂量[3]。除非有药物使用禁忌，否则应使用 ADT 治疗，可考虑新型内分泌治疗药物阿比特龙与泼尼松联用[3]。

三、剂量分割模式

前列腺癌外放疗有几种不同的剂量分割模式，疗效确切，不良反应可耐受。中危或高危患者通过提高放疗剂量，可以进一步提高疗效。对于低危患者，建议 75.6～79.2Gy，中危、高危患者需 81Gy[3]。前列腺癌常见的常规分割剂量是 78Gy/39 次或 2Gy/ 次。

（一）中等分割模式

大分割放疗（hypofractionation）是指提高单次照射剂量，降低总照射次数的一种分割模式，并且为了确保治疗的安全性和准确性，建议采用图像引导放疗（IGRT）[5]。推荐 IMRT 放疗技术。一般来说，基于现有临床研究的数据，中等分割的剂量分割模式推荐采用 60Gy/20 次或 70Gy/28 次。然而，最佳剂量和分割目前尚无定论[5]，而且这些方案还没有在临床试验中

直接进行比较。中等分割可用于低危、中危以及不需要盆腔预防照射的高危患者，因为中等分割放疗的不良反应和常规分割放疗相似，但是放疗次数减少，周期缩短，患者更方便。需提前告知患者中等分割放疗时急性胃肠道不良反应的风险略高，且长期预后的数据较少。泌尿生殖系统和慢性胃肠道的不良反应似乎与常规分割放疗相似[5]。

（二）超大分割模式

超大分割方案（ultrahypofractionated regimen）可用于前列腺癌的治疗，通常为单次剂量 5Gy 以上，常用方案有 36.25Gy/5 次[3]。然而，与中等分割相比，这些方案的数据非常有限。因此，应与患者就风险和收益进行详细讨论。低危患者可以选择这种方案，中危患者在使用超大分割方案治疗时应纳入临床试验。一般来说，对于高危患者不建议采用超大分割方案[5]。

（三）准确度

如上所述，图像引导放射治疗（IGRT）是一种确保前列腺癌分次放疗准确性的方法。定位前，可以在直肠超声引导下将基准标记物（通常是小的金标）植入前列腺内，以更好地识别前列腺和计划放疗区域。在患者放疗期间，每天都应该使用一些确保准确性的方法，如 IGRT 和 CT、超声引导、植入金标或电磁靶向。直肠内气囊可用于固定前列腺[3]。

四、减症放疗

骨转移在有转移性前列腺癌患者中非常常见。放疗是控制骨转移相关症状的有效手段。通常，单次 8Gy 对缓解疼痛有效[3]。另外，对前列腺进行减症放疗可用于缓解转移性癌患者的下尿路症状。关于减症放疗的剂量，可以采用标准的放疗剂量，或者采用常用于骨转移的剂量，如 30Gy/10 次或 37.5Gy/15 次[3]。

五、放疗联合 ADT 治疗

预后不良中危组和高危 / 极危组，应考虑采用放疗联合 ADT 治疗。ADT 通常包括药物去势治疗、使用促黄体生成素释放激素（LHRH）激动药（如亮丙瑞林和戈舍瑞林）和雄激素受体拮抗药（如比卡鲁胺或氟他胺）等。

（一）预后不良中危组

对于接受放疗的预后不良中危患者，通常采用 4～6 个月的短程 ADT 治疗。如果采用较短的放疗疗程，如近距离放疗或 SBRT，ADT 持续时间可缩短至 4 个月[3]。ADT 通常在放疗开始前 2～3 个月给予，并在放疗期间持续进行。

多项临床研究结果显示，中危患者接受放疗联合短程 ADT 治疗，疾病特异性生存期和总生存期均有改善[28]。EORTC 22991 研究随机入组 819 例局限性患者，其中 75% 为中危组，25% 为高危组，接受单独放疗或放疗 +6 个月 ADT 治疗[27]。与单纯放疗的患者相比，6 个月的 ADT 联合放疗组显著提高了无生化复发生存率（HR=0.52，95%CI 0.41～0.66；$P < 0.001$）和无临床进展生存率（HR=0.63，95%CI 0.48～0.84；P=0.001），中位随访 7.2 年。在另一项研究中，818 例 T_{2b}、T_{2c}、T_3 和 $T_4N_0M_0$ 前列腺癌患者被随机分为单纯放疗组、3 个月 ADT 联合放疗组和 6 个月 ADT 联合放疗组[29]。3 个月组在放疗前 2 个月开始 ADT，6 个月组在放疗前 5 个月开始。中位随访时间为 10.6 年，3 个月或 6 个月的 ADT+ 放疗组与单纯放疗组相比，PSA 进展和局部进展均有所下降。此外，6 个月的 ADT 显著降低了远处进展（HR=0.49，

95%CI 0.31～0.76；P=0.001）和疾病特异死亡率（HR=0.49，95%CI 0.32～0.74；P=0.0008）。RTOG 9910 是一项Ⅲ期随机对照研究，纳入1579 例中危患者。一组患者在放疗前 8 周和放疗期间共进行 16 周 ADT 治疗，另一组患者在放疗前 28 周和放疗期间共进行 36 周 ADT 治疗[30]。10 年随访数据显示两组在疾病特异性生存率、总生存率、局部进展率、远处转移率或PSA 复发率方面均无显著差异，因此表明 ADT治疗超过 4 个月几乎没有益处。

（二）高危和极高危组

对于高危患者，一般给予 2～3 年 ADT 治疗联合放疗。研究表明，对高危患者进行放疗和 ADT 治疗可改善总生存率和无病进展生存率[3]。ADT 通常在放疗前 2～3 个月开始，然后持续 2～3 年。

临床试验表明，与单独放疗相比，ADT 联合放疗可改善高危前列腺癌患者总生存率[3]。EORTC 22863 是一项Ⅲ期随机对照临床研究，415 例局限性高危患者（$T_{1～2}$ 并且 WHO 病理分级 3 级，或 $T_{3～4}$ 任意病理分级）随机分为单纯放疗组或放疗联合 3 年 ADT 组[31]。与单纯放疗组相比，放疗联合 ADT 组患者的无病生存期和总生存期有显著改善。中位随访 9.1年后，单纯放疗组无病生存率为 22.7%，放疗联合 ADT 组无病生存率为 47.7%（HR=0.42，95%CI 0.33～0.55；P < 0.0001）。单纯放疗组总生存率为 39.8%，放疗联合 ADT 组为 58.1%（HR=0.60，95%CI 0.45～0.80；P=0.0004）。RTOG 8531 是一项Ⅲ期随机对照临床研究，977 例高危患者（cT_3 或区域淋巴结转移）随机分为放疗联合 ADT 治疗或放疗组[32]。在放疗联合 ADT 组中，ADT 在放疗结束时开始，并持续到有证据表明疾病进展。既往行前列腺切除术的患者如果在病理上有包膜外或精囊受累

的证据，也包括在内。在 10 年的随访中，放疗联合 ADT 组的绝对生存率、局部复发和远处复发均有优势。绝对生存率，放疗联合 ADT 组为49% 患者存活，单纯放疗组为 39% 患者存活（P=0.002）。局部复发率，放疗联合 ADT 组为23%，单纯放疗组为 38%（P < 0.0001）。远处转移率，放疗联合 ADT 组为 24%，单纯放疗组为 39%（P < 0.0001）。RTOG 9202 是一项随机对照研究，纳入了 1521 例 PSA < 150ng/ml、骨盆外无淋巴结转移、$T_{2c～4}$ 前列腺癌患者[33]。所有患者在放疗开始前 2 个月接受 ADT（氟他胺 + 戈舍瑞林），直到放疗完成。然后患者被随机分为两组，一组放疗后不再 ADT 治疗，一组继续接受 2 年 ADT 治疗（戈舍瑞林）[33]。经过10 年的随访，接受长程 ADT 的患者在无病生存率方面有显著改善，短程 ADT 组为 13.2%，长程 ADT 组为 22.5%（P < 0.0001）。局部进展率（22.2% vs. 12.3%，P < 0.0001）和远处转移率（22.8% vs. 14.8%，P < 0.0001）也有改善。然而，两组的总生存率无明显差异，短程 ADT 组为 51.6%，长程 ADT 组为 53.9%（P=0.36），亚组分析显示 Gleason 评分为 8～10的患者在长程 ADT 组中总生存率增加（31.9% vs. 45.1%，P=0.0061）。

（三）可能的不良反应

前列腺癌治疗方案中加入 ADT 确实会带来额外的不良反应。ADT 的不良反应包括但不限于性功能障碍、潮热、疲劳、肌肉力量下降、乳房增大、体重增加、心脏病风险、记忆改变、情绪倾向和骨流失[34]。接受 ADT 治疗的男性往往有更多的性功能相关不良反应和治疗相关的疲劳。伴有心脏疾病的患者应密切评估，因为有证据表明 ADT 增加了心脏相关事件的发生[35]。

六、不良反应：识别、治疗和管理

（一）疲劳

疲劳是放疗期间常见的反应，特别是在放疗的后期和之后的最初几周。与放疗相关的疲劳和全身不良反应是由于组织释放细胞因子[1]。大多数患者在治疗后 1 个月内感到疲劳有所改善，但也有一些患者在治疗结束后 2～3 个月出现轻度疲劳。一项研究评估了 681 名接受放疗的前列腺癌患者，发现年龄小于 60 岁、抑郁症状和同时进行 ADT 治疗可能是在放疗期间增加疲劳的因素[9]。

有证据表明，在放疗期间，有规律的运动有助于缓解疲劳[10, 11]。患者应该保证充足的睡眠和活动以维持能量。有规律、适度的运动通常可以帮助提高体能，改善夜间睡眠。应该鼓励患者坚持健康规律的饮食并保证摄入充足的水分。

（二）泌尿系统不良反应

多达 50% 的患者在放疗期间和放疗后不久会出现急性膀胱或肠道不良反应[3]。在放疗期间或放疗后立即出现的急性泌尿系统症状通常包括尿频、尿急、排尿困难、血尿、遗尿和夜尿[36]。这些症状可能与急性放射性膀胱炎或放疗后的膀胱炎症有关。对于接受常规分割或中等分割放疗的患者，在放疗过程中，尿路症状通常开始较晚。对于接受超大分割放疗的患者，在治疗结束前可能不会出现尿路症状。在放疗过程中，如果出现尿频、尿急或排尿困难，应排除尿路感染。如果排除了感染，可以使用药物，如非那吡啶或布洛芬，治疗因放疗引起的排尿困难。应该鼓励患者多喝水。正在服用抗凝药物的患者应密切监测放疗期间或之后的血尿

情况。急性尿路症状通常在放疗结束后 4～6 周消失，但有些患者可持续 2～3 个月。

放疗后可能出现慢性尿路症状[4]。然而也有人认为，一些患者在放疗后尿路梗阻性症状有所减轻，这可能与治疗后前列腺缩小有关[7]。一项研究回顾了前列腺癌治疗后尿道狭窄的数据库，发现根治性前列腺切除术的狭窄发生率最高（8.4%），其次是前列腺近距离放疗 +EBRT（5.2%）[21]。大多数患者接受尿道扩张术[21]。一项术后放疗的临床研究发现，接受放疗的患者尿道狭窄、尿失禁和直肠炎比未放疗的患者更常见[6]。放疗也可加重术后尿失禁的发生率[4]。单纯放疗后尿失禁的发生率接近 1%[7]。

慢性放射性膀胱炎可能是放疗的长期不良反应。慢性放射性膀胱炎的发生率很低，可能在 5% 左右，特别是如果对膀胱的辐射剂量限制在 75Gy 以下[38]。在一项研究中，309 名接受 IMRT 治疗（78Gy/39 次）的前列腺癌患者，中位随访时间为 104 个月，最常见的 2 级或更高级别的泌尿系统不良反应是血尿（11.2%），并且大多数患者在内镜下观察到放射性膀胱炎[37]。此外，血尿和尿失禁的发生率在 60 个月后增加，而其他的症状在最初的 60 个月随访中降低。由于本研究中发现的不良反应发作较晚，研究人员建议对接受放疗的患者进行超过 5 年的随访，以监测晚期泌尿系统不良反应。

前列腺癌放疗后出现晚期尿路症状的患者首先应该评估出现症状的其他原因。对于新发下尿路症状或血尿的患者，需进行鉴别诊断，包括尿路感染、尿石症、膀胱癌或其他侵犯尿路的恶性肿瘤。男性排尿困难应进行尿常规分析和尿培养以排除感染。此外，血尿患者应由泌尿科医生进行血尿检查，包括尿细胞学检查、膀胱镜检查和上尿路影像学检查[36]。

如果发现患者患有与辐射相关的出血性膀胱炎，则根据其严重程度和级别进行治疗[36]。

对于 1 级出血性膀胱炎，治疗通常包括对症支持治疗和水化治疗，并密切监测。抗胆碱能药物可以帮助膀胱炎患者缓解膀胱痉挛。2 级或 3 级出血性膀胱炎患者可能需要持续的膀胱冲洗或膀胱镜检查，给予止血药（如硝酸银）治疗出血区域。如果出现 3 级或 4 级不良反应，患者可能需要输血和其他干预措施，如使用福尔马林膀胱灌注或电灼。有一些证据表明激光可能有助于控制出血。在最严重的病例中，可以考虑尿路改道或切除膀胱。高压氧疗法对某些患者可能是有效的治疗方法。

国际前列腺症状评分（I-PSS）最初是作为一种评估与良性前列腺增生相关的泌尿系统症状的工具而开发的，但对于在放疗期间及之后监测泌尿系统症状可能是一种有效的工具。该工具要求患者对过去 1 个月的泌尿系统症状的严重程度进行排序，包括频率、紧迫性、尿线变细、尿中断、尿等待、排尿困难和夜尿，从 0（完全没有）到 5（几乎总是）[22]。然后询问患者的总体生活质量，从高兴到苦恼。如果能定期完成调查，该工具可以帮助评估放疗对泌尿系统的影响和变化。

（三）胃肠系统不良反应

放疗期间和放疗后早期出现的急性放射性直肠炎是由辐射暴露和直肠黏膜损伤引起的。放疗后的胃肠不良反应可表现为腹痛、痉挛、便稀、便频、肠蠕动增加或直肠出血。目前还没有大型研究来评估放射性直肠炎的最佳治疗方法。通常可以通过止泻药和低渣饮食来控制症状。也有一些证据表明短链脂肪酸对治疗急性放射性直肠炎有帮助。一项小型双盲安慰剂对照交叉研究对 20 例接受盆腔放疗引起急性放射性直肠炎的患者进行了研究[17]，发现与安慰剂组相比，使用短链脂肪酸灌肠剂丁酸钠治疗的患者症状有改善。对于大多数人来说，急性

胃肠不良反应在 1 个月内就会消失，但有些人可能需要 2～3 个月才能完全消失。

放疗后的晚期胃肠道症状通常包括放射性直肠炎。晚期放射性直肠炎定义为直肠不适或肠道运动的紧迫性，伴随着黏液或血液在肠道内运动，也可能包括稀便或频繁大便[28]。放射性直肠炎的发生率为 5%～30%，根据放疗的剂量而定[7]。晚期放射性直肠炎通常发生在放疗结束后 9～14 个月，但也可发生在治疗后 30 年[8]。放射性直肠炎通常是由直肠黏膜纤维化和慢性改变引起的，这些改变最终导致之前放疗的区域局部缺血[8]。

肠蠕动改变或直肠出血的患者需要评估是否为放射性直肠炎，以及是否存在其他原因。患者有稀便或水样便时建议通过大便样本寻找感染原因。有出血的患者应进行血常规分析。建议行结肠镜检查或乙状结肠镜检查，以评估其他原因的症状，如新发恶性肿瘤或炎症性肠病。症状严重的患者应行影像学检查以排除瘘管或小穿孔[19]。

目前还没有大型的安慰剂对照研究来评估慢性放射性直肠炎的最佳治疗方法。慢性放射性直肠炎的治疗选择通常最初包括硫糖铝灌肠剂、糖皮质激素灌肠剂或栓剂。如果患者在几周内没有好转，则需要内镜干预，如结肠镜或乙状结肠镜。氩等离子凝血（APC）是治疗慢性放射性直肠炎最常用的方法。APC 已被证明对减少慢性放射性直肠炎的出血有效，但只治疗了少数患者[20]。由于缺乏随机对照研究，难以评估 APC 的整体疗效，尚需要进一步的研究。直肠内应用福尔马林用于减少与放射性直肠炎相关的复发性出血，并已在小型研究中进行了评估[18]，但是福尔马林使用时会引起直肠组织凝固。由于缺乏高水平的证据，常规使用福尔马林治疗慢性放射性直肠炎出血的证据不足。激光消融、冷冻消融、射频消融和电凝也

偶有应用，但缺乏总体疗效的数据[18]。高压氧治疗慢性放射性直肠炎可能是一种有效的治疗选择，但与其他治疗选择相比，其成本和时间要求使其更难完成。其他在小型研究中的治疗方法包括维生素 A、5- 氨基水杨酸（5-ASA）灌肠、美沙拉嗪 + 倍他米松灌肠和口服甲硝唑[18]。慢性放射性直肠炎的手术治疗只能用于有严重症状或并发症的患者，如无法控制的出血、直肠狭窄或瘘管。放疗后的组织变化使手术难度增加。

（四）性功能障碍

性功能障碍是放疗后常见的不良反应。不同放疗技术会影响治疗后的性功能，调强放疗和精确放疗技术能够减少性功能障碍。一般来说，放疗后性功能障碍似乎下降[7]。同时接受 ADT 和放疗的患者治疗后出现性功能障碍概率更大[24]。

国际勃起功能指数，简称 IIEF，是一项用于评估患者的性功能的问卷调查。通常情况下，在前列腺癌治疗之前完成 IIEF 问卷，然后持续跟踪评分。该工具包括性功能和性欲方面的问题，可以帮助识别随着时间的推移性功能下降的患者，也可以作为与患者讨论性功能和生活质量的一种方式[39]。

研究人员开发了一种模型预测哪些患者治疗后有发生性功能障碍的风险，以及哪些患者发生性功能障碍的可能性较小。某些因素包括较低的 PSA、较低的风险类别、较高的治疗前性功能评分、较低的 AUA 症状评估、较年轻及未使用 ADT，与 EBRT 后 2 年的性功能较高相关[13]。

在一组问卷调查中，患者在接受放疗后的2 年时间内收到了关于不良反应和生活质量的问卷，与泌尿系统或肠道不良反应相比，性功能障碍是更多患者关注的问题。此外，性功能障碍影响生活质量的程度随着基线至 2 年之间报告性功能障碍问题的增加而增加[14]。

治疗方面通常以磷酸二酯酶 5 抑制药（如西地那非或他达拉非）治疗。已有多项研究表明，磷酸二酯酶 5 抑制药可有效治疗放疗后男性勃起功能障碍[15, 16]。治疗前应评估患者可能的禁忌证和药物相互作用，并告知患者如何使用药物和可能的不良反应。禁止硝酸盐与磷酸二酯酶 5 抑制药一起使用。有前列腺癌病史的患者不应使用睾酮替代疗法。其他治疗勃起功能障碍的方法包括真空装置、尿道前列地尔、阴茎注射前列地尔和罂粟碱。如果患者使用非外科手术治疗效果不佳，有时也会使用阴茎假体植入。通常，前列腺癌治疗后出现轻微性功能障碍的男性可能只需要口服药物。对于那些对口服药物没有反应或对某些勃起功能障碍有禁忌证的患者，转诊至泌尿科专家治疗勃起功能障碍。另外，社会工作和心理治疗对前列腺癌治疗后出现性功能障碍的男性也有帮助。性健康咨询师或关系咨询师也可以为男性及其伴侣提供帮助。

（五）疲劳性骨折

疲劳性骨折或不全性骨折是盆腔放疗后的一种不常见但偶有发生的并发症。回顾 134 例前列腺癌患者全盆腔放疗后不全性骨折的发生率和时间，中位随访 68 个月后，发现 8 例患者在治疗后出现不全性骨折，5 年不全性骨折发生率为 6.8%，从治疗完成到发生骨折的中位时间为 20 个月[12]。大多数患者表现为背部疼痛，因此，区分不全性骨折和骨转移非常重要[12]。在这篇文章中，没有发现明确的与放疗后不全性骨折相关的危险因素。大多数患者采用保守治疗。

（六）减少不良反应的方法

直肠周围阻隔器（spacer）通常由水凝胶材

料制成，置入直肠和前列腺之间的间隙，增大直肠前壁和前列腺外周带的距离，减少由于解剖空间不足给患者造成的直肠不良反应。在临床研究中，spacer 组显示 3 年的 ≥ 1 级直肠下降 75%，没有 2 级或以上不良反应的报道[29]。有直肠侵犯或 T₃ 向直肠侧侵犯的患者不可使用 spacer。此外，许多临床医生会让患者在膀胱充盈的情况下接受治疗，以便将膀胱抬高到远离放射野的地方，以减少对膀胱的照射。

七、放疗后生存情况

（一）泌尿系统恢复

放疗后的急性尿路症状通常在治疗后 4～6 周改善。放疗后应密切跟踪患者，以了解症状改善情况。放疗后新出现排尿困难的患者应重新评估以排除潜在的尿路感染。应监测患者是否存在慢性放射性膀胱炎，如发现，转诊至泌尿科医生做进一步评估，特别是有血尿的患者。

（二）性功能恢复

对于性功能障碍患者，只要没有禁忌证，通常首先使用口服药物治疗。接受 ADT 治疗的患者可能比单独放疗的患者有更长时间的性功能障碍。如果患者对口服药物没有明显的反应，应采用其他药物和手术干预。性功能障碍患者应与他们的伴侣一起接受咨询，作为治疗的一部分。性功能状态应在每次随访时进行讨论，如果有必要，应对患者进行治疗。

（三）肠道不良反应

密切监测患者放疗后对胃肠道系统的远期影响。鼓励患者定期进行结肠癌筛查。如果胃肠道出现症状，推荐转移至有治疗慢性放射性直肠炎经验的胃肠专业医生。放疗后的饮食管理在胃肠道管理中有非常重要的作用，可适当进行饮食教育或转诊到营养师门诊。

（四）继发恶性肿瘤

前列腺癌放疗后继发恶性肿瘤并不常见。在放疗后的第二个 10 年中，每年约有 1% 的风险发生恶性肿瘤[1]。膀胱癌和直肠癌的患病风险在放疗 10 年后增加 1 倍，但总体发病率仍然很低。因此，在考虑未来继发肿瘤发生风险时，患者接受放疗时的年龄是很重要的。应该鼓励患者定期进行肿瘤筛查。

（五）其他生存考量

对于接受 ADT 的患者，应根据用药持续时间监测骨密度变化情况。在 ADT 治疗过程中应鼓励补充钙和维生素 D。应该鼓励根据身体能力控制体重和定期锻炼。对于仅行前列腺放疗的患者，腹股沟或下肢淋巴水肿很少发生，但如果放疗盆腔淋巴结引流区，或接受手术 + 放疗的患者[38]，其发生概率较高。接受前列腺癌治疗的患者应定期评估与诊断和治疗相关的抑郁和焦虑。

（六）复发的评估

在放疗后定期监测 PSA 是评估治疗效果的关键。医生应告知患者定期检查 PSA 的重要性以及计划的复查频率。一般来说，在治疗后的前 3 年，每 3～6 个月检查一次 PSA，之后每年检查一次[40]。放疗后 PSA 可持续下降数月至数年。放疗后 PSA 最低点是指放疗后记录到的 PSA 最低水平。放疗后 PSA 复发的标准是 2005 年 Phoenix 会议上制订的专家共识[41]，EBRT ± ADT 后生化失败的定义为 PSA 在放疗后最低值基础上增加 2ng/ml 或更高。任何符合 PSA 生化复发标准的患者都应评估是否存在转移或局部复发。明确有无局部复发的方法包括考虑重复前列腺活检，尽管活检的病理结果有时在放疗后很难解释。

八、总结

放疗一直是前列腺癌的一种标准治疗方法。近年来，放疗技术在不断发展，以减少不良反应，改善整体预后。目前正在进行多项临床研究，如评估最佳剂量分割方案，减少不良反应和治疗时间，同时确保充分控制疾病。还有一些药物与放疗联合的研究正在进行中。

在治疗前，患者应该充分了解多种前列腺癌治疗方案的优缺点、疗效以及对未来生活质量的影响。关于放疗出现的一些不良反应（如放射性直肠炎），如何给予最佳治疗方法和管理患者，尚需进一步研究和探索。

高级治疗师（APP）在前列腺癌放疗患者中发挥重要作用，在患者放疗期间和之后的管理和教育中发挥重要作用，以及在管理放疗后的不良反应和监测疾病复发中发挥重要作用。

临床要点

- 精准放疗技术可应用于治疗局限期前列腺癌，以尽量减少对邻近组织和器官的影响，包括膀胱、直肠、骨盆和股骨头。
- 大分割放疗推荐用于有临床经验和培训经验的中心。
- 近距离放疗可作为局限期中低危患者的治疗手段或高危患者剂量提高的一部分，但需要严格、专业的培训。
- 光子束和质子束治疗疗效相似。
- 对于可能有并发症而无法进行手术的患者，放疗是根治性前列腺切除术的有效替代方案。
- 治疗前应告知患者放疗可能的急性和晚期不良反应。
- 大多数患者中与放疗相关的不良反应可以充分被控制，但需要更多的研究来确定治疗某些不良反应的最佳方案。
- 既往有盆腔放疗史、活动性盆腔炎或永久性导尿的患者不应考虑放疗。对于膀胱容量低、慢性腹泻、膀胱出口梗阻需要耻骨弓上管和非活动性溃疡性结肠炎的患者应谨慎使用放疗。

参 考 文 献

[1] Jameson JL, Fauci AS, Kasper DL, Hauser SL, Longo DL, Loscalzo J. Principles of cancer treatment. In: Harrison's principles of internal medicine. 20th ed. New York: McGraw-Hill; 2018. Available from http://accessmedicine. mhmedical.com/content.aspx?bookid=2129&sect ionid=192014984.

[2] Bhojani N, Capitanio U, Saurdi N, Jeldres C, Isbam H, Shariat SF, et al. The rate of secondary malignancies after radical prostatectomy versus external beam radiation therapy for localized prostate cancer: a population-based

study on 17,845 patients [internet]. Int J Radiat Oncol Biol Phys. 2010;76(2):342–8; [cited 27 Oct 2018]. Available from: https://www.ncbi.nlm.nih.gov/ pubmed/20117287. https://doi.org/10.1016/j.ijrobp.2009.02.011.

[3] National Comprehensive Cancer Network (NCCN). NCCN guidelines version 4.2018 prostate cancer. 2018. Available from https://www.nccn.org/professionals/physician_gls/pdf/prostate. pdf. Accessed 8 Nov 2018.

[4] American Urological Association (AUA). Clinically localized prostate cancer: AUA/ ASTRO/SUO guideline [internet]. 2017. Available from https://www.auanet.org/guidelines/ prostate-cancer-clinically-localized-guideline.

[5] Morgan SC, Hoffman K, Loblaw DA, Buyyounouski MK, Patton C, Barocas D, et al. Hypofractionated radiation therapy for localized prostate cancer: an ASTRO, ASCO, and AUA evidence-based guideline. J Urol. [internet] 2018 (cited 13 Jan 2019). Available from https://www.jurology.com/doi/abs/10.1016/j.juro.2018.10.001. https://doi.org/10.1016/j. juro.2018.10.001.

[6] Swanson GP, Thompson IM, Tangen C, Paradelo J, Canby-Hagino E, Crawford ED, et al. Update of SWOG 8794: adjuvant radiotherapy for pT3 prostate cancer improves metastasis free survival [internet]. Int J Radiat Oncol Biol Phys. 2008;72(1 suppl):S31; [cited 13 Jan 2019]. Available from https://www.redjournal.org/article/S0360–3016(08)01051–1/fulltext. https://doi.org/10.1016/j.ijrobp.2008.06.835.

[7] DiBiase SJ, Roach M. External beam radiation therapy for localized prostate cancer. 2019 January 8 [cited 3 Feb 2019]. In UptoDate [internet]. UptoDate, Inc. Available from https://www.uptodate.com/contents/external-beam-radiation-therapy-for-localized-prostate-cancer?source=history_widget#H20.

[8] Friedman LS. Clinical manifestations, diagnosis, and treatment of radiation proctitis. 2018 May 22 [cited 3 Feb 2019]. In UptoDate [internet]. UptoDate, Inc. Available from https://www. uptodate.com/contents/clinical-manifestations-diagnosis-and-treatment-of-radiation-proctitis ?topicRef=6946&source=see_link#H520853351.

[9] Chao HH, Doucette A, Raizen D, Vapiwala N. Factors associated with fatigue in prostate cancer (PC) patients undergoing external beam radiation therapy (EBRT) [internet]. Pract Radiat Oncol. 2018;8(3):e139–48; [cited 31 Jan 2019]. Available from https://www.sciencedirect. com/science/article/pii/S187985001730259X?via%3Dihub. https://doi.org/10.1016/j. prro.2017.09.002.

[10] Windsor PM, Nicol K, Potter J. A randomized, controlled trial of aerobic exercise for treatment-related fatigue in men receiving radical external beam radiotherapy for localized prostate carcinoma [internet]. Cancer. 2004;101(3):550–7; [cited 31 Jan 2019]. Available

from https:// onlinelibrary.wiley.com/doi/full/10.1002/cncr.20378. https://doi.org/10.1002/cncr.20378.

[11] Segal RJ, Reid RD, Courney KS, Sigal RJ, Kenny GP, Prud'Homme DG, et al. Randomized controlled trial of resistance or aerobic exercise in med receiving radiation therapy for prostate cancer [internet]. J Clin Oncol. 2009;27(3):344–51; [cited 31 Jan 2019]. Available from http://ascopubs.org/doi/full/10.1200/JCO.2007.15.4963?url_ver=Z39.88–2003&rfr_id=ori:rid:crossref.org&rfr_dat=cr_pub%3dpubmed63.

[12] Igdem S, Alco G, Ercan T, Barlan M, Ganiyusufoclu K, Unalan B, et al. Insufficiency fractures after pelvic radiotherapy in patients with prostate cancer [internet]. Int J Radiat Oncol Biol Phys. 2010;77(3):818–23; [cited 2 Feb 2019]. Available from https://www.sciencedi- rect.com/science/article/pii/S0360301609009067?via%3Dihub. https://doi.org/10.1016/j/ ijrobp.2009.05.059.

[13] Alemozaffar M, Regan MM, Cooperberg MR, Wei JT, Michalski JM, Sandler HM, et al. Prediction of erectile function following treatment for prostate cancer [internet]. JAMA. 2011;306(11):1205–14; [cited 2 Feb 2019]. Available from https://jamanetwork.com/ journals/jama/fullarticle/1104401. https://doi.org/10.1001/jama.2011.1333.

[14] Hamilton AS, Stanford JL, Filliland FD, Albertsen PC, Stephenson RA, Hoffman RM, et al. Health outcomes after external-beam radiation therapy for clinically localized prostate cancer: results from the prostate center outcomes study [internet]. J Clin Oncol. 2001;19(9):2517–26; [cited 2 Feb 2019]. Available from http://ascopubs.org/doi/pdf/10.1200/JCO.2001.19.9.2517. https://doi.org/10.1200/JCO.2001.19.9.2517.

[15] Incrocci L, Koper PCM, Hop WCJ, Slob AK. Sildenafil citrate (Viagra) and erectile dysfunction following external beam radiotherapy for prostate cancer: a randomized, double-blind, placebo-controlled, cross-over study [internet]. Int J Radiat Oncol Biol Phys. 2001;51(5):1190–5; [cited 3 Feb 2019]. Available from https://www.sciencedirect.com/science/article/pii/ S0360301601017679?via%3Dihub. https://doi.org/10.1016/S0360–3016(01)01767–9.

[16] Incrocci L, Slagter C, Slob AK, WCJ H. A randomized, double-blind, placebo-controlled, cross-over study to assess the efficacy of tadalafil (Cialis) in the treatment of erectile dysfunction following three-dimensional conformal external-beam radiotherapy for prostatic carcinoma [internet]. Int J Radiat Oncol Biol Phys. 2006;66(2):439–44; [cited 3 Feb 2019]. Available from https://www.sciencedirect.com/science/article/pii/S0360301606009448?via% 3Dihub. https://doi.

org/10.1016/j.ijrobp.2006.04.047.

[17] Vernia P, Fracasso PL, Casale V, Villotti G, Marcheggiano A, Stigliano V, et al. Topical butyrate for acute radiation proctitis: randomized crossover trial [internet]. Lancet. 2000;356(9237):1232–5; [cited 3 Feb 2019]. Available from https://www.sciencedirect. com/science/article/pii/S01406736000027872?via%3Dihub. https://doi.org/10.1016/ S0140–6736(00)02787–2.

[18] Hanson B, MacDonald R, Shaukat A. Endoscopic and medical therapy for chronic radiation proctopathy: a systematic review [internet]. Dis Colon Rectum. 2012;55(10):1081–95; [cited 3 Feb 2019]. Available from https://insights.ovid.com/pubmed?pmid=22965408. https://doi. org/10.1097/DCR.0b013e3182587aef.

[19] Kennedy GD, Heise CP. Radiation colitis and proctitis [internet]. Clin Colon Rectal Surg. 2007;20(1):64–72; [cited 3 Feb 2019]. Available from https://www.ncbi.nlm. nih.gov/pmc/ articles/PMC2780150/#r20064–54. https:// doi.org/10.1055/s-2007–970202.

[20] Do NL, Nagle D, Poylin VY. Radiation proctitis: current strategies in management [internet]. Gastroenterol Res Pract. 2011; [cited 3 Feb 2019]. Published online 17 Nov 2011. Available from https://www.ncbi.nlm. nih.gov/pmc/articles/PMC3226317/#B31; https://doi. org/10.1155/2011/917941.

[21] Elliott SP, Meng MV, Elkin EP, McAninch JW, Duchane J, Carroll PR. Incidence of urethral stricture after primary treatment for prostate cancer: data from CaPSURE [internet]. J Urol. 2007;178(2):529–34; [cited 3 Feb 2019]. Available from https://www.sciencedirect.com/ science/ article/pii/S0022534707007744#bib5. https:// doi.org/10.1016/j.juro.2007.03.126.

[22] Halpern JA, Sedrakyan A, Hsu WC, Mao J, Daskivich TJ, Nguyen PL, et al. Utilization, complications, and costs of stereotactic body radiation therapy (SBRT) for localized prostate cancer [internet]. Cancer. 2016;122(16):2496–504; [cited 3 Feb 2019]. Available from https:// www. ncbi.nlm.nih.gov/pmc/articles/PMC4974119/. https://doi. org/10.1002/cncr.30101.

[23] American Society for Radiation Oncology. ASTRO model policies: proton beam therapy (PRT) [internet]. Arlington. [2017 June; cited 3 Feb 2019]. Available from https://www.astro. org/uploadedFiles/_MAIN_ SITE/Daily_Practice/Reimbursement/Model_Policies/ Content_ Pieces/ASTROPBTModelPolicy.pdf.

[24] Sanda MG, Dunn RL, Michalski J, Sandler HM, Northouse L, Hembroff L, et al. Quality of life and satisfaction with outcome among prostate-cancer survivors [internet]. N Engl J Med. 2008;358:1250–61; [cited 3 Feb 2019]. Available from https://www.nejm. org/doi/10.1056/ NEJMoa074311?url_ver=Z39.88– 2003&rfr_id=ori%3Arid%3Acrossref.org&rfr_dat=cr_

pub%3Dwww.ncbi.nlm.nih.gov. https://doi.org/10.1056/ NEJMoa074311.

[25] Eade TN, Horwitz EM, Ruth K, Buyyounouski MK, D'Ambrosio DJ, Feigenberg SJ, et al. A comparison of acute and chronic toxicity for men with low-risk prostate cancer treated with intensity-modulated radiation therapy or ^{125}I permanent implant [internet]. Int J Radiat Oncol Biol Phys. 2008;71(2):338–45; [cited 3 Feb 2019].

[26] Grills IS, Martinez AA, Hollander M, Huang R, Goldman K, Chen PY, et al. High dose rate brachytherapy as prostate monotherapy reduces toxicity compared to low dose rate palladium seed [internet]. J Urol. 2004;171(3):1098–104; [cited 3 Feb 2019]. Available from https:// www.sciencedirect.com/science/article/ pii/S0022534705624226?via%3Dihub. https://doi. org/10.1097/01.ju.0000113299.34404.22.

[27] Bolla M, Maingon P, Carrie C, Villa S, Kistios P, Phillip MP, et al. Short acting androgen suppression and radiation dose escalation for intermediate and high risk localized prostate cancer: results of EORTC trial 2291 [internet]. J Clin Oncol. 2016;34(15):1748–56; [cited 3 Feb 2019]. Available from http://ascopubs.org/ doi/full/10.1200/JCO.2015.64.8055?url_ ver=Z39.88– 2003&rfr_id=ori%3Arid%3Acrossref.org&rfr_ dat=cr_pub%3Dpubmed&. https://doi.org/10.1200/ JCO.2015.64.8055.

[28] Radiation Therapy Oncology Group. RTOG/EORTC late radiation morbidity scoring schema. 2019. Available from https://www.rtog.org/researchassociates/ adverseeventreporting/rtogeortclateradiationmorbiditysc oringschema. aspx.

[29] Denham JW, Steigler A, Lamb DS, Joseph D, Turner S, Matthews J, et al. Short-term neoadjuvant androgen deprivation and radiotherapy for locally advanced prostate cancer: 10–year data from the TROG 96.01 randomised trial [internet]. Lancet. 2011;12(5):451–9; [cited 17 Feb 2019]. Available from https://www.sciencedirect.com/science/article/ pii/S1470204511700638 ?via%3Dihub. https://doi. org/10.1016/S1470–2045(11)70063–8.

[30] Pisansky TM, Hung D, Gomella L, Amin MB, Balogh AG, Chinn DM, et al. Duration of androgen suppression before radiotherapy for localized prostate cancer: Radiation Therapy Oncology Group randomized clinical trial 9910 [internet]. J Clin Oncol. 2015;33(4):332–9. Available from http://ascopubs.org/doi/pdf/10.1200/ JCO.2014.58.0662. https://doi. org/10.1200/ JCO.2014.58.0662.

[31] Bolla M, Van Tienhoven G, Warde P, Dubois JB, Mirimanoff RO, Storme G, et al. External irradiation with or without long-term androgen suppression for prostate cancer with high metastatic risk: 10–year results

of an EORTC randomised study [internet]. Lancet Oncol. 2010;11(11):1066–73; [cited 17 Feb 2019]. Available from https://www.sciencedirect. com/science/article/pii/S1470204510702230?via%3Dihub. https://doi.org/10.1016/ S1470–2045(10)70223–0.

[32] Pilepich MV, Winter K, Lawton CA, Krisch RE, Wolkov HB, Movs.as B, et al. Androgen suppression adjuvant to definitive radiotherapy in prostate carcinoma – long term results of phase III RTOG 85–31 [internet]. Int J Radiat Oncol Biol Phys. 2005;61(5):1285–90; [cited 17 Feb 2019]. Available from https://www.sciencedirect.com/science/article/pii/S036030160402468 X?via%3Dihub. https://doi.org/10.1016/j.irobp.2004.08.047.

[33] Horwitz EM, Bae K, Hanks GE, Porter A, Grignon DJ, Brereton HD, et al. Ten-year follow- up of radiation therapy oncology group protocol 92–02: a phase III trial of the duration of elective androgen deprivation in locally advanced prostate cancer [internet]. J Clin Oncol. 2008;26(15):2497–504; [cited 17 Feb 2019]. Available from: http://ascopubs.org/doi/ pdf/10.1200/ JCO.2007.14.9021. https://doi.org/10.1200/ JCO.2007.14.9021.

[34] Smith MR. Side effects of androgen deprivation therapy. 2018 February 13 [cited 2019 February 17]. In UptoDate [internet]. UptoDate, Inc. Available from https://www.uptodate. com/contents/side-effects-of-androgen-deprivation-therapy?search=adt%20 and%20 radiation%20therapy%20prostate%20 cancer&topicRef=6947&source=see_link#H22.

[35] Ward JF, Vogelzang N, Davis BJ. Initial management of regionally localized intermediate-, high-, and very high – risk prostate cancer and those with clinical lymph node involvement. 2019 February 11 [cited 17 Feb 2019]. In UptoDate [internet]. UptoDate, Inc. Available from https://www.uptodate.com/contents/initial-management-of-regionally-localized-intermediatehigh-and-very-high-risk-prostate-cancer-and-those-with-clinical-lymph-node-involvement?search= adt%20 and%20radiation%20therapy%20prostate%20 cancer&source=search_result&selectedTitle=1～150 &usage_type=default&display_rank=1#H2956464.

[36] Moy B, Linder BJ, Chao NJ, Gounder MM. Hemorrhagic cystitis in cancer patients. 2018 [cited 4 Mar 2019]. In UptoDate [internet]. UptoDate, Inc. Available from https://www.uptodate. com/contents/ hemorrhagic-cystitis-in-cancer-patients?source=history_widget#H1760164724.

[37] Inokuchi H, Mizowaki T, Norihisa Y, Takayama K, Ikeda I, Nakamura K, et al. Correlation between urinary dose and delayed radiation cystitis after 78 Gy intensity-modulated radiotherapy for high-risk prostate cancer: a 10–year follow-up study of genitourinary toxicity in clinical practice [internet]. Clin Transl Radiat Oncol. 2017 6:31–36; [cited 3 Mar 2019]. Available from https://www.ncbi.nlm.nih.gov/pmc/articles/PMC5862643/. https://doi.org/10.1016/j. ctro.2017.09.005.

[38] Chapter 29 – Prostate. In: Radiation oncology: management decisions. Philadelphia: Lippincott Williams & Wilkins; 2019. Available from http://ovidsp.tx.ovid. com/sp- 3.32.2a/ovidweb.cgi?QS2=434f4e1a73d37e8c4 c7d6b65ba1a76f10a5f0eeeb99837 e07ca68deaddb0a4b0 cd2925ebbbcf384b7dca20bf0c0be6a2c11e50864caec7a 3a6905 907355151f83559bac33189355c15f613aa0c5c4b c695b0712cb5be03f6e75da3efa37e15de05ef9ff00ff8edfd aad11b48e66bb81abe196e04da6dbc37a27d 3371db5421 f95f3a65aaff7455c7ce0a8aac7eef55c9455ae740464cbfd 95c597c4515565370da52469f485779d6a22988d6d5688 441aa384cdca6d673fba30369ecd1a6f62e2dc66094e535 b427a2569c021d2837af9161979d31ef93174b74895b892 efb6f.

[39] Rosen RC, Riley A, Wagner G, Osterloh IH, Kirkpatrick J, Mishra A. The international index of erectile function (IIEF): a multidimensional scale for assessment of erectile dysfunction [internet]. Urology. 1997;49(6):822–30; [cited 2019 March 12]. Available from https:// www.sciencedirect.com/science/article/pii/S0090429597002380?via%3Dihub. https://doi. org/10.1016/S0090–4295(97)00238–0.

[40] Moul JW, Lee WR. Rising serum PSA following local therapy for prostate cancer: definition, natural history, and risk stratification. 2019 [cited 12 Mar 2019]. In UptoDate [internet]. UptoDate, Inc. Available from https://www.uptodate.com/contents/rising-serum-psa-following- local-therapy-for-prostate-cancer-definition-natural-history-and-risk-stratification#H6.

[41] Roach M, Hanks G, Thames H Jr, Schellhammer P, Shipley WU, Sokol GH, et al. Defining biochemical failure following radiotherapy with or without hormonal therapy in men with clinically localized prostate cancer: recommendations of the RTOG-ASTRO Phoenix Consensus Conference [internet]. Int J Radiat Oncol Bio Phys. 2006;65(4):965–74; [cited 11 Mar 2019]. Available from https://www.sciencedirect.com/science/article/pii/S0360301606006638?via% 3Dihub. https://doi.org/10.1016/j.ijrobp.2006.04.029.

第7章　雄激素剥夺治疗
Androgen Deprivation Therapy

Charlene Reyes　Carla Groshel　Robert Given　**著**

米　悦　**译**

一、背景

雄激素剥夺治疗（androgen deprivation therapy，ADT）几十年来一直是治疗晚期前列腺癌的标准治疗。前列腺癌细胞的增殖部分归因于男性雄激素。ADT 可抑制睾酮的产生。去势水平定义为血清睾酮低于 50ng/dl。美国泌尿外科协会正在不断修改其标准。目前，协会正在考虑定义血清睾酮 25ng/dl 作为新的去势水平。一线去势治疗方法可抑制 90%～95% 的由睾丸产生的睾酮。多种形式可被用来调控激素以使睾酮达到去势水平，包括手术去势、促黄体激素释放激素（LHRH）激动药和促性腺激素释放激素拮抗药。早期使用的合成雌激素，如己烯雌酚（DES），由于其增加心源性死亡风险而被弃用[1]。

除睾丸外，肾上腺也会分泌少量睾酮，是一线治疗方法所不能抑制的。要实现完全雄激素阻断需要 ADT 与甾体或非甾体抗雄激素药物的联合治疗。

正如第 5 章中所述，对不良中危、高危或极高危患者提供放疗后辅助 ADT 作为首选标准治疗[40]。研究表明，接受放疗的高危前列腺癌患者使用新辅助疗法和辅助 ADT 可延长生存期[2, 3]。中危前列腺癌患者推荐采用短期 ADT（4～6 个月）。对于高危和极高危的前列腺癌患者，应提供长期 ADT（18～36 个月）[40]。一项研究比较了局部晚期前列腺癌患者（$cT_{2c\sim4}$ $N_{0\sim1}M_0$ 和 Gleason 评分 8～10 分）中短期 ADT（4 个月）和长期 ADT（24 个月）的治疗情况。其中短期 ADT 包括 2 个月新辅助疗法和 2 个月辅助 ADT。研究发现，接受长期 ADT 的男性可改善总生存率和疾病特异性生存率[2]。另一项研究比较了局限性高危前列腺癌患者［PSA ≥ 10ng/ml 和（或）Gleason 评分≥ 7 分，cT_3］接受单纯放疗或放疗联合 6 个月 ADT 的效果。结果显示，接受放疗联合 ADT 的男性的总体生存率和疾病特异性生存率更好[3]。

ADT 可作为高龄、合并严重疾病或拒绝根治治疗的前列腺癌患者的单独或初始治疗手段。一项大型研究针对局部前列腺癌患者，比较接受初始 ADT 与接受监测的癌症特异性生存期和总生存期。该研究得出结论，与监测观察相比，初始 ADT 对多数患者没有生存获益[4]。

ADT 具有明显的不良反应，如潮热、性欲降低、骨质疏松症、性功能下降及对代谢和心脏方面的影响。多数 ADT 的不良反应为轻度至中度，患者仍可获得良好的生活质量。

在本章中，我们会系统回顾 ADT 的使用、不良反应管理、患者咨询、健康生活方式和二线内分泌治疗的作用机制。

二、功能机制

雄激素产生的调控

为了解 ADT 的作用机制，需要回顾睾酮产生的过程。睾酮受体内两种机制调节，即下丘脑 – 垂体 – 性腺（HPG）轴（图 7-1）负责调节睾丸产生睾酮，下丘脑 – 垂体 – 肾上腺（HPA）轴（图 7-2）负责肾上腺释放的极少量的睾酮。促性腺激素释放激素（GnRH）和促肾上腺皮质激素释放因子（CRF）是下丘脑产生的神经激素。GnRH 以脉冲方式刺激垂体前叶分泌两种促性腺激素：促黄体激素（LH）和促卵泡激素（FSH）。CRF 也刺激垂体前叶释放促肾上腺皮质激素（ACTH）。LH 作用于睾丸间质细胞表面受体产生 95% 的循环睾酮。ACTH 作用于肾上腺产生雄烯二酮和脱氢表雄酮。这些中间代谢物在前列腺组织中变为更活跃的雄激素[5]。

通过负反馈调控机制，睾酮水平维持在一个狭窄的范围内。当睾酮降低时，GnRH 和 LH 分泌增加。当睾酮升高时，GnRH 和 LH 分泌减少。持续刺激垂体会导致 GnRH 分泌增加，从而导致 LH 分泌减少，继而睾酮产生减少。

同样，皮质醇的调节是通过刺激和抑制下丘脑和垂体中的 CRF 和 ACTH 维持的[6, 7]。

三、治疗药物

通常前列腺癌细胞具有雄激素依赖性，大多数晚期前列腺癌患者会对 ADT 产生一定反应[8]。阻断雄激素的方法有四种：①去除雄激素来源；②应用 LHRH 激动药 / GnRH 拮抗药；③使用抗雄激素药物；④抑制雄激素合成。

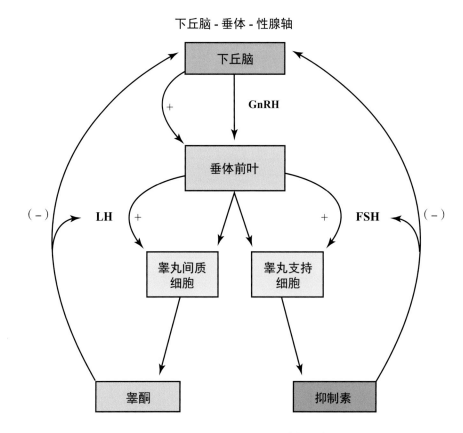

▲ 图 7-1　下丘脑 – 垂体 – 性腺轴示意图

GnRH. 促性腺激素释放激素；LH. 促黄体激素；FSH. 促卵泡激素

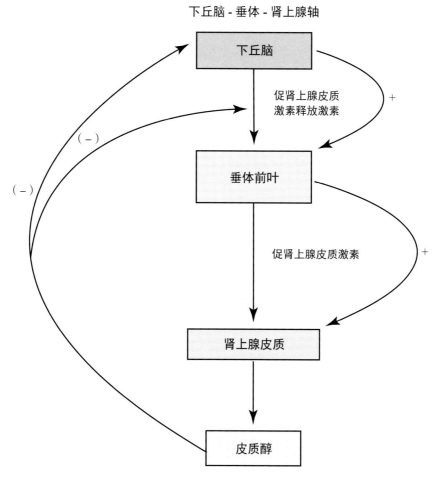

下丘脑 - 垂体 - 肾上腺轴

▲ 图 7-2　下丘脑 - 垂体 - 肾上腺轴示意图

（一）去除雄激素来源

　　双侧睾丸切除术在过去被认为是治疗晚期前列腺癌的金标准。切除睾丸可抑制睾酮和双氢睾酮（DHT），并增加 LH 和 FSH。这种方法可使睾酮水平降低 95%。一项研究表明，在去势后 24h 内，睾酮水平降低超过 90%[9]。尽管更具成本效益，但睾丸切除术的主要缺点是其不可逆性。睾丸切除术治疗仅适用于需要无限期 ADT 的晚期前列腺癌患者。

（二）应用 LHRH 激动药和 GnRH 拮抗药

　　睾丸切除术的替代选择是应用 LHRH 受体激动药和 GnRH 拮抗药抑制雄激素产生。LHRH 受体激动药会抑制睾丸产生的雄激素，而不抑制肾上腺分泌。在治疗的最初阶段，激动药会导致 LH、FSH、睾酮和 DHT 升高。这种激素水平的升高会产生所谓的"睾酮激增"效应，并可能导致骨转移患者临床症状加重。LH 在闪烁期间最多增加至 10 倍，并可能持续 10～20 天[10]。预先使用抗雄激素药物可阻止睾酮闪烁效应，稍后本章将对此进行讨论。

　　雄激素抑制的目标是在给药后 3 周内睾酮水平低于 50ng/dl。垂体的慢性刺激导致 LHRH 受体脱敏和抑制，最终导致激素水平下降（图 7-3）。与 LH 相比，在此过程中 FSH 仅被部分抑制。FSH 水平在几周后开始回升到基线浓度，这被称为"FSH 逃逸"。位于前列腺癌细胞和肿瘤内血管表面的 FSH 受体可能促进前列腺癌的进展[11]。

LHRH 激动药实例、给药途径、剂量和给药间隔列于表 7-1 中。最常用的激动药是醋酸亮丙瑞林，可以皮下或肌内注射给药。

GnRH 受体拮抗药是最近引入的一类激素治疗。GnRH 受体拮抗药可快速与垂体中的 GnRH 受体竞争性结合，阻断促性腺激素的释放，导致 LH、FSH 和睾酮降低（图 7-4）。使用 GnRH 受体拮抗药会迅速抑制睾酮，并且不会产生与受体激动药相关的睾酮闪烁效应；因此不需联合应用抗雄激素药物。GnRH 拮抗药是前列腺癌骨转移患者的首选初始治疗。最近的一项研究比较了 GnRH 拮抗药和激动药对抑制 FSH 的效果。结果表明，GnRH 拮抗药在抑制和维持较低 FSH 水平方面优于激动药，有利于控制前列腺癌[12]。

Firmagon®（地加瑞克）是唯一一种每月通过皮下注射给药的 GnRH 受体拮抗药。初始负荷剂量为 240mg，即同时注射 2 支 120mg 剂型。维持剂量为每月 80mg，即目前唯一的维持期剂型。

GnRH 受体拮抗药的主要优点是能够迅速降低睾酮。在一项临床研究中，比较了亮丙瑞林和地加瑞克对将睾酮降至去势水平的功效。在 28 天内，620 名患者被随机分配到地加瑞克或亮丙瑞林治疗组。地加瑞克组在用药 1 天后将 52% 患者的睾酮降至去势水平，用药 3 天后比例为 96%。亮丙瑞林组在用药 14 天后将 18% 患者的睾酮降至去势水平，用药 28 天后比例为 100%[13]。

（三）抗雄激素：非甾体和甾体抗雄激素药物

抗雄激素药物有两类，即甾体和非甾体抗雄激素药物。非甾体抗雄激素药物（也称为雄激素

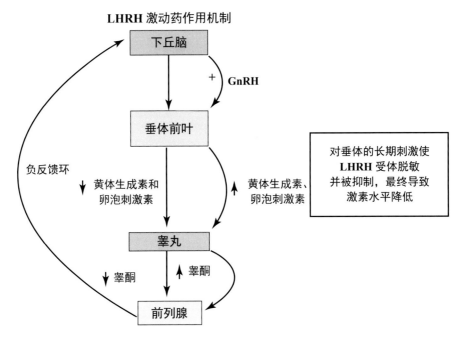

▲ 图 7-3　LHRH 激动药作用机制

GnRH. 促性腺激素释放激素；LHRH. 促黄体激素释放激素

表 7-1 促黄体激素释放激素（LHRH）激动药举例

通用名	商品名	给药途径	剂量（mg）	间隔时间
注射用醋酸亮丙瑞林	Eligard®	皮下注射	7.5 22.5 30 45	1 个月 3 个月 4 个月 6 个月
醋酸亮丙瑞林	Lupron®	肌内注射	7.5 22.5 30 45	1 个月 3 个月 4 个月 6 个月
注射用双羟萘酸曲普瑞林	Trelstar®	肌内注射	3.75 11.25 22.5	1 个月 3 个月 6 个月
醋酸戈舍瑞林植入剂	Zoladex®	皮下注射	3.6 10.8	1 个月 3 个月
醋酸组胺瑞林植入剂	Vantas®	皮下注射	50	1 年

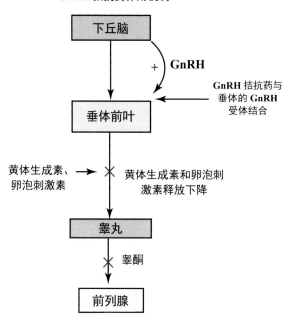

GnRH 拮抗药作用机制

▲ 图 7-4 促性腺激素释放激素（GnRH）拮抗药作用机制

受体拮抗药）结合并抑制雄激素受体，从而抑制受体的激活并限制雄激素的生物效应。非甾体抗雄激素药物不抑制下丘脑 - 垂体轴产生睾酮。使用非甾体抗雄激素药物不会降低睾酮水平。不推荐将其作为晚期前列腺癌的单一治疗。

第一代非甾体抗雄激素药物通常与 LHRH 激动药联用，充当辅助角色，以提供最大的雄激素阻断效果。通常在 LHRH 受体激动药之前 2~3 周开始应用非甾体抗雄激素药物，以预防睾酮闪烁效应对转移性前列腺癌患者的不良影响。非甾体抗雄激素药物包括比卡鲁胺、氟他胺和尼鲁米特。表 7-2 中列出了其剂量及用药信息[14]。恩扎卢胺和阿帕他胺是新一代强效抗雄激素药物，我们将在另一章中讨论。

氟他胺是第一种用于治疗前列腺癌的非甾体抗雄激素药物。由于氟他胺的半衰期很短，只有 6h，因此需要每天服用 3 次，每次 250mg。氟他胺通过肾脏排泄清除，故肾功能不全患者不推荐使用。自引入长效抗雄激素药物后，临床已很少使用氟他胺。

另一种非甾体抗雄激素药物尼鲁米特具有 56h 的半衰期。每天只需给药 1 次，可增加患者用药依从性。第一个月初始剂量为每天 300mg，然后维持剂量为每天 150mg。尼鲁米特需随餐服用，其通过肝脏代谢清除[15]。

比卡鲁胺是新近研发的非甾体抗雄激素药物。比卡鲁胺的处方剂量为 50mg，每天 1 次。

表 7-2　非甾体抗雄激素药物

通用名	商品名	给药途径	剂　量	间隔时间
氟他胺	Eulexin®	口服	250mg	每天 3 次
尼鲁米特	Nilandron®	口服	300mg（第一个月）	每天 1 次
			150mg	每天 1 次
比卡鲁胺	Casodex®	口服	50mg	每天 1 次

其半衰期为 6 天，可以空腹或随餐服用。比卡鲁胺在肝脏代谢清除，但轻度至中度肝功能损害的患者仍可服用[15]。长期接受比卡鲁胺治疗的中度肝功能不全的患者应注意定期复查肝功能。比卡鲁胺耐受性良好，不良反应极少。其对雄激素受体具有更强的结合亲和力，是一种比先前药物更有效的非甾体抗雄激素药物[16]。

甾体抗雄激素药物通过抑制双氢睾酮与前列腺癌细胞的结合发挥作用。与非甾体抗雄激素药物不同，甾体抗雄激素药物，如醋酸环丙孕酮（CPA），参与下丘脑 - 垂体轴的负反馈调节，导致 LH 降低，继而降低睾酮。CPA 在控制前列腺癌方面不如 LHRH 激动药和 GnRH 拮抗药有效，并且 CPA 不良反应更明显，包括高达 10% 的心血管并发症[17]。在美国 CPA 不可用。

四、抗雄激素撤退

当患者使用 LHRH 激动药联合抗雄激素药物阻断雄激素治疗时，从组合中去除抗雄激素药物可能会出现 PSA 降低，称为撤退效应。此时雄激素受体可能已经突变，即抗雄激素药物活性从拮抗作用转变为对前列腺癌细胞的激动作用[18]。氟他胺、尼鲁米特和比卡鲁胺等抗雄激素药物均可观察到这种撤退效应。氟他胺停药后 4 周内 PSA 下降，而尼鲁米特和比卡鲁胺停药后 6 周内 PSA 下降[19]。两项研究表明，

在 15%～30% 的患者中可观察到抗雄激素撤退效应，PSA 水平在平均 3.5～5 个月下降超过 50%[20, 21]。

五、不良反应管理

ADT 对多数患者都有不良反应。常见的不良反应在严重程度、发生频率和持续时间等方面各不相同，但在临床研究中报道的多数为轻度至中度[13, 24]。常见的不良反应按发生频率顺序包括潮热、注射部位疼痛、疲劳、体重增加、肌肉减少、虚弱、性欲减退、性功能障碍、抑郁、骨质疏松症、心脏病和血糖升高[25]。上述不良反应并非全部，还有如认知下降、男性乳房发育或贫血等少见不良反应。因为其发生率非常低并且通常不会影响治疗，故本章不做讨论。

最常见 ADT 的不良反应是潮热，是睾酮减少引起的血管舒缩而引发的症状。潮热表现为起源于头部的短暂突发热感，可伴或不伴出汗[26]。不同患者潮热程度、持续时间和频率各不相同，但绝大多数属于轻度至中度。药物临床试验和回顾性研究报道，潮热发生概率为 20%～88%[24, 26]。保守估计超过 30% 应用 ADT 的患者会出现潮热症状。

与亮丙瑞林相比，应用地加瑞克的患者在初始治疗前 3 个月内出现潮热症状的概率更高。这与地加瑞克强效的拮抗作用及比亮丙瑞林更

快降低睾酮水平有关。治疗 3 个月后，患者很少会再出现潮热症状。

发生潮热的主要风险因素是较高的体重指数（BMI）或较慢的心率。推测较高的 BMI 与较低的睾酮基线水平相关，并可能加速抑制睾酮下降。关于心率方面，有研究者认为甲状腺功能减退可能导致潮热症状[26]。

诸多办法可用于管理患者的潮热症状。针对症状的不同程度有不同的治疗方法，潮热症状越严重，治疗的有创性越大。

欧洲研究表明，醋酸环丙孕酮（一种抗雄激素 / 孕激素药物）缓解潮热症状的成功率为 95%。但是，无论其在减少潮热方面的功效如何，醋酸环丙孕酮都不作为一线用药推荐，因为会干扰 ADT[25, 27]。

醋酸甲羟孕酮缓解潮热的有效率为 83%，被认为是潮热症状的一线治疗[25, 27]。由于醋酸去甲羟孕酮（Depo-provera®）在美国很容易以 150mg 肌注剂型获得，因此治疗潮热症状通常以 300mg 肌注（每 6 个月）给药。需要注意，去甲羟孕酮可能产生少数严重的不良反应，如血栓栓塞、乳腺癌、抑郁症、癫痫发作、骨密度下降和肝功能损害[39]。

每日 75mg 文拉法辛缓释片在减少和（或）消除潮热方面的效果约为 47%[27]。但文拉法辛本身具有严重的不良反应，如产生自杀意念和抑郁症加重、5- 羟色胺综合征、癫痫发作和心律失常等。最初治疗阶段需要密切随访，并且该药不能突然停药，因此需要按时维持补充，要求患者具有较高的依从性[28]。

替代或补充治疗，如大豆、黑升麻或墨西哥薯芋据说有一些效果。然而，这可能是安慰剂效应。在一项对 33 名接受 ADT 的前列腺癌患者进行的小样本研究中，并未发现大豆蛋白能够改善血管舒缩症状。有研究者对针灸治疗进行了试验，发现有效改善率为 95%，但没有一项针灸研究是随机或设立安慰剂对照的[25]。

与亮丙瑞林（1%）相比，地加瑞克（35%）更常出现注射部位疼痛。具有经验的医务人员操作时，患者疼痛程度主要为轻度至中度，通常仅在第一次注射时出现。地加瑞克的第一次注射剂型是 2 支 120mg，维持剂型是 1 支 80mg。这种药物比传统疫苗更黏稠，在皮下会形成盘状或结节。最佳处理方式是对患者的教育和解释。泰诺可帮助缓解残余疼痛。非处方氢化可的松乳膏也可以治疗局部红肿。

疲劳是显著影响患者生活质量的不良反应。疲劳是一种性腺功能减退的症状，其辨识度很高，因此被用作男性健康保健的量化工具。文献报道，疲劳的发生率为 3%～11%[13, 24]。目前唯一循证依据支持的管理 ADT 诱发疲劳的方法是运动锻炼。对 1980—2013 年发表的所有关于运动和前列腺癌治疗相关不良反应的文献的系统回顾发现，没有一项结果报道运动锻炼会加重疲劳症状。所有研究结果均指出，锻炼可改善或可能改善疲劳症状。在显示有改善的研究中，锻炼强度从每周 3 天、每天 30min 增加到每周 3～5 天、每天 60min。阳性结果研究的共同点是均含有某种形式的阻力训练，以改善患者肌肉含量和线条[29, 31]。

在仅 9 个月 ADT 后，约 80% 患者的骨矿物质密度（BMD）会降低[32]。BMD 降低会导致骨质减少、骨质疏松症并增加骨折风险。随着 ADT 时间的延长，骨折风险也会增加。美国国家综合癌症网络（NCCN）指南建议患者进行血清 25- 羟基维生素 D 和 DEXA 骨扫描以获取基线信息[33]。国家骨质疏松症基金会建议 50 岁以上的男性每日摄入 1200mg 钙和 800～1000U 维生素 D[25]。故推荐前列腺癌患者服用钙和维生素 D 补充药，如 Caltrate® 或 Citracal®。维生素 D 水平正常的 50 岁或以上老年人的每天补充维生素 D_3 安全剂量上限为

4000U。如果患者维生素 D 水平低于正常水平（＜20ng/ml），则需补充[33]。对于高风险患者，如接受 ADT 的患者，当维生素 D 水平低于 30ng/ml 时，需要补充。商店出售的维生素 D_3 的剂型通常是 2000U 和 4000U。一般除了钙和维生素 D 补充药外，还推荐 2000U 维生素 D_3。如果严重缺乏（＜10ng/ml），则应开具处方每周 1 次 50 000U 维生素 D_2。建议在补充治疗后 3 个月复查 25-羟基水平，以确保其恢复正常。如果维生素 D 水平无法通过非处方 D_3 补充药增加，则应开具处方每周 1 次 50 000U 维生素 D_2。基线 25-羟基血清水平＜10ng/ml 的患者有患骨软化症的风险，建议转诊至专科进行进一步评估[33]。

AUA 或 NCCN 没有制订关于维生素 D 监测频率的循证指南。NCCN 建议每年至少进行一次筛查。保守临床管理选择每 6 个月进行复查监测。

根据骨折风险评估工具（FRAX）的算法，对于 10 年骨折风险 ≥ 3% 的男性，或者如果基线 DEXA 扫描显示骨质减少，NCCN 指南推荐使用地舒单抗（每 6 个月皮下注射 60mg）。FRAX 算法可以在 https://www.sheffield.ac.uk/FRAX/ 访问。使用 FRAX 算法时，在 ADT 所致"继发性骨质疏松症"一栏选择"是"[25, 34]。

脂肪增加、肌肉量减少和腰围增加会出现一系列不良反应。患者患代谢综合征的风险增加，是糖尿病和心脏病的重要危险因素[35]。研究表明，仅 12 周 ADT 就会导致胰岛素敏感性降低和血浆胰岛素增高。在多项研究中，超过 1 年 ADT 的患者中 28%～44% 空腹血糖处于糖尿病范围[25]。尚未制订明确的预防措施或指南以降低糖尿病风险。一些研究初步提示使用二甲双胍会产生积极效果[25, 30]。迄今为止，这还不是标准治疗，管理糖尿病或糖尿病前期超出了泌尿外科的专业范围。

每 6 个月定期监测血糖水平是一个合理的临床策略。此外，与患者的家庭医生合作将有助于确保患者在 ADT 期间的健康。

FDA 已要求亮丙瑞林的药品制造商在说明书中列出药物与增加心脏病风险相关。有关这方面的研究结果喜忧参半。有多项研究表明 ADT 与冠状动脉疾病（CAD）、心肌梗死（MI）和充血性心力衰竭（CHF）的发病率增加存在关联，但具体原因不明。睾酮缺乏可能不是唯一因素。接受睾丸切除术的男性患 CAD 的风险并未增加。这表明问题在于药品的药理机制或者由于体重增加、肌肉量减少、向心性肥胖和血脂异常的代谢综合征引起的继发疾病。上述内容都是已知的心血管疾病的危险因素。除非患者在 ADT 开始前有 CAD、CHF 或 MI 病史，否则应用 ADT 不会增加 CAD 的总体发病率[25, 30, 36]。仔细选择患者人群和积极监测是预防 CAD 并发症的关键。

ADT 会导致性欲下降和勃起功能障碍，显著影响男性生活质量。这会引起患者丧失男子气概并产生抑郁[37]。

睾酮减少会导致性欲减退。随着时间的推移，它会增加静脉通透性，降低动脉血流量，并损害一氧化氮，导致性功能障碍。睾酮减少也会引起阴茎和睾丸明显萎缩[25]。这会使患者失去男子气概的感觉，特别是年轻人及将男子气概与性功能划等号的男性。由于年龄、药物或并发症等原因在治疗前就有勃起功能障碍的患者不受影响。对于单身或没有长期恋爱关系的男性来说，性功能丧失会带来较大精神压力。当伴侣一方不能进行性行为时，双方会很难建立新的关系，并且可能会导致患者逃避社交场合或约会。处于恋爱关系中的男性患者也会担心，如果不能满足对方，伴侣就会离开他们[37]。

这种男子气概和自我认同的丧失会导致患者抑郁。患者应接受抑郁症和自杀意向的相关筛查。如果患者承认抑郁、悲伤或失去自我价值，建议转诊至其家庭医生并服用抗抑郁药。3 项研究表明，中等至高强度的运动（每周≥ 3000kcal 或每天≥ 450kcal）可以改善患者性功能 [30]。普通人每日需要快走 1h 才能达到这个目标。此运动量不容小觑，多数美国人无法自律或具有体能达到标准。

六、健康的生活方式

患者在接受 ADT 时采取健康的生活方式尤为重要。运动锻炼，包括有氧运动和力量训练，对于减轻疲劳、勃起功能障碍和潮热等不良反应非常重要。负重运动有利于保持健康的骨密度。众所周知，坚持有氧运动对心血管健康大有裨益。众多科学家正在研究如何改善饮食以缓解 ADT 所带来的不良反应。进行饮食研究时，患者依从性和反馈报告方面具有难度和挑战。迄今为止，没有已知食物可以逆转潮热或改善 ED 症状 [29]。已知腰围大于 40 英寸（1 英寸 = 2.54cm）的患者患代谢综合征和 CAD 的风险更高。有益心脏健康的低精制碳水化合物和低糖饮食有助于减少腰围。我们已讨论过，BMI 值＞ 30 且经常饮酒的患者更易出现潮热症状。采取合理运动和健康饮食的生活方式是降低 ADT 不良反应风险的关键，但没有证据证明可以将其完全消除 [25, 30]。归根结底，健康饮食和定期锻炼有助于改善患者的态度和心情，是保障良好生活质量的最佳方式。

七、患者咨询

许多大型泌尿外科中心都设有专门的晚期前列腺癌门诊（APCC），其中 MD 或 APC 会在患者初始使用 ADT 药物时用 30～40min 对其进行宣教指导。初始治疗时，管理患者的预期很重要，即患者应充分认识到 ADT 潜在的不良反应。

通过让患者了解 ADT 带来的风险，使其与医护保持充分沟通。

了解 ADT 对心脏和代谢方面的影响可以帮助患者管理现有的心脏或糖尿病等疾病。当患者预先知道是药物导致了精神抑郁和生活质量下降，他们会与医生无顾忌地交流。患者需提前获知有针对不良反应相应的解决方案，以防止其心情沮丧和治疗依从性下降。

讨论性功能和抑郁症是敏感的私密话题。告知患者相关的治疗有助于医患间建立开放沟通的关系。这会产生更多的医患"共同决策"（SDM）。SDM 会提高患者满意度评分，如果患者认为自身参与了治疗决策的过程，他们会反馈更高的生活质量。当患者觉得可以参与自身的医疗诊治时，他们将更能遵守治疗方案 [38]。

八、二线激素药物

酮康唑

在过去，二线激素药物用于去势抵抗性前列腺癌患者化疗前后。代表性药物是酮康唑，它是一种非选择性的类固醇 17α- 羟化酶 /17, 20 裂解酶（CYP17A1）抑制药，可阻断肾上腺睾酮的合成。每天服用 3 次，每次 200mg 或 400mg。由于抑制肾上腺功能，需联合泼尼松服用。酮康唑可迅速抑制睾酮至去势水平。一项研究指出，4h 内睾酮即下降至去势水平 [22]。目前 GnRH 受体拮抗药可及性有限的情况下，酮康唑被用于出现脊髓压迫症状的晚期前列腺癌患者的姑息治疗 [23]。最新的二线治疗（阿比特龙、恩扎卢胺和阿帕他胺）已经取代了具有上述病情的患者对酮康唑的需求，我们将在后文中讨论。

临床要点

- 如果是转移性前列腺癌患者，推荐初始应用 GnRH 拮抗药或非甾体抗雄激素药物进行 ADT，以避免"激增"或"闪烁"效应。
- 谨慎选择 ADT 对象。控制欠佳的糖尿病或心脏病的患者不推荐使用。
- 通过 DEXA 筛查和血清维生素 D 监测骨骼健康。
- 运动锻炼和有益心脏的健康饮食可改善 ADT 的不良反应。

参考文献

[1] Nelson JB. Hormone therapy for prostate cancer. In: Campbell-Walsh urology, vol. 3. 10th ed. Amsterdam: Elsevier Inc; 2012. p. 2935.

[2] Hanks GE, Pajak TF, Porter A, Grignon D, Brereton H, Venkatesan V, Horwitz EM, Lawton C, Rosenthal SA, Sandler HM, Shipley WU, Radiation Therapy Oncology Group. Phase III trial of long-term adjuvant androgen deprivation after neoadjuvant hormonal cytoreduction and radiotherapy in locally advanced carcinoma of the prostate: the Radiation Therapy Oncology Group Protocol 92–02. J Clin Oncol. 2003;21(21):3972–8.

[3] D'Amico AV, Manola J, Loffredo M, Renshaw AA, DellaCroce A, Kantoff PW. 6–month androgen suppression plus radiation therapy vs. radiation therapy alone for patients with clinically localized prostate cancer: a randomized controlled trial. JAMA. 2004;292(7):821–7.

[4] Lu-Yao GL, Albertsen PC, Moore DF, Shih W, Lin Y, DiPaola RS, Yao SL. Survival following primary androgen deprivation therapy among men with localized prostate cancer. JAMA. 2008;300(2):173–81. https://doi.org/10.1001/jama.300.2.173.

[5] Denmeade SR, Isaacs JT. Overview of regulation of systemic androgen levels. In: Holland-Frei cancer medicine. 6th ed. Hamilton: BC Decker Inc; 2003.

[6] Up To Date. Physiology of gonadotropin-releasing hormone. http://www.uptodate.com. Accessed 29 Dec 2018.

[7] Up To Date. Adrenal steroid biosynthesis. http://uptodate.com. Accessed 29 Dec 2018.

[8] Tanagho EA, McAninch JW. Smith's general urology. 17th ed. New York: McGraw-Hill Companies, Inc; 2008. p. 367.

[9] Maatman TJ, Gupta MK, Montie JE. Effectiveness of castration versus intravenous estrogen therapy in producing rapid endocrine control of metastatic cancer of the prostate. J Urol. 1985;133(4):620–1.

[10] Weckermann D, Harzmann R. Hormone therapy in prostate cancer: LHRH antagonists versus LHRH analogues. Eur Urol. 2004;46(3):279–83.

[11] Lepor H, Shore ND. LHRH agonists for the treatment of prostate cancer: 2012. Rev Urol. 2012;14(1–2):1–12.

[12] Crawford ED, Tombal B, Boccardo F, Miller K, Shore N, Moul JW, Damber JE, Collette L, Persson BE. FSH suppression and tumour control in patients with prostate cancer during androgen deprivation with a GnRH agonist or antagonist. Scand J Urol. 2019;9:1–9. https:// doi.org/10.1080/21681805.1522372.

[13] Klotz L, Boccon-Gibod L, Shore ND, Andreou C, Persson BE, Cantor P, Jensen JK, Olesen TK, Schroder FH. The efficacy and safety of degarelix: a 12–month, comparative, randomized, open-label, parallel-group phase III study in patients with prostate cancer. BJU Int. 2008;102(11):1531–8. https://doi.org/10.1111/j.1464–410X.2008.08183.x.

[14] Up To Date. ADT plus first-generation antiandrogens. Http://www.uptodate.com. Accessed 16 Jan 2019.

[15] Mahler C, Verhelst J, Denis L. Clinical pharmacokinetics of the antiandrogens and their efficacy in prostate cancer. Clin Pharmacokinet. 1998;34(5):405–17.

[16] Mukherjee A, Kirkovs.ky L, Yao XT, Yates RC, Miller DD, Dalton JT. Enantioselective binding of Casodex to the androgen receptor. Xenobiotica. 1996;26(2):117–22.

[17] de Voogt HJ, Smith PH, Pavone-Macaluso M, DePauw M, Suciu S. Cardiovascular side effects of diethylstilbestrol, cyproterone acetate, medroxyprogesterone acetate and estramustine phosphate used for the treatment of advanced prostate cancer: results from European Organization for Research on Treatment of Cancer trials 30761 and 30762. J Urol. 1986;135(2):303–7.

[18] Taplin ME, Bubley GJ, Shuster TD, Frantz ME, Spooner AE. Mutation of the androgen-receptor gene in metastatic

androgen-independent prostate cancer. N Engl J Med. 1995;332(21):1393–8.

[19] Nieh PT. Withdrawal phenomenon with the antiandrogen casodex. J Urol. 1995;153(3 Pt 2):1070–2.

[20] Kelly WK, Scher HI. Prostate specific antigen decline after antiandrogen withdrawal: the flutamide withdrawal syndrome. J Urol. 1993;149(3):607–9.

[21] Small EJ, Srinivas S. The antiandrogen withdrawal syndrome. Experience in a large cohort of unselected patients with advanced prostate cancer. Cancer. 1995;76(8):1428–34.

[22] Trachtenberg J, Halpern N, Pont A. Ketoconazole: a novel and rapid treatment for advanced prostate cancer. J Urol. 1983;130(1):152–3.

[23] Patel V, Liaw B, Oh W. The role of ketoconazole in current prostate cancer care. Natl Rev Urol. 2018;15(10):643–51. https://doi.org/10.1038/s41585–018–0077–y.

[24] Spitz A, Young JM, Larsen L, Mattia-Goldberg C, Donnelly J, Chwalisz K. Efficacy and safety of leuprolide acetate 6–month depot for suppression of testosterone in patients with prostate cancer. Prostate Cancer Prostatic Dis. 2012;15(1):93–9. https://doi.org/10.1038/pcan.2011.50. Epub 25 Oct 2011. PubMed PMID: 22025196; PubMed Central PMCID: PMC3278745.

[25] Nguyen PL, Alibhai SM, Basaria S, D'Amico AV, Kantoff PW, Keating NL, Penson DF, Rosario DJ, Tombal B, Smith MR. Adverse effects of androgen deprivation therapy and strategies to mitigate them. Eur Urol. 2015;67(5):825–36. Epub 2 Aug 2014. Review. PubMed PMID: 25097095. https://doi.org/10.1016/j.eururo.2014.07.010.

[26] Iversen P, Karup C, van der Meulen E, Tankó LB, Huhtaniemi I. Hot flushes in prostatic cancer patients during androgen-deprivation therapy with monthly dose of degarelix or leuprolide. Prostate Cancer Prostatic Dis. 2011;14(2):184–90. Epub 29 Mar 2011. PubMed PMID: 21445092. https://doi.org/10.1038/pcan.2011.11.

[27] Irani J, Salomon L, Oba R, Bouchard P, Mottet N. Efficacy of venlafaxine, medroxyprogesterone acetate, and cyproterone acetate for the treatment of vasomotor hot flushes in men taking gonadotropin-releasing hormone analogues for prostate cancer: a double-blind, randomised trial. Lancet Oncol. 2010;11(2):147–54. Epub 4 Dec 2009. PubMed PMID: 19963436. https://doi.org/10.1016/S1470–2045(09)70338–9.

[28] Up To Date. Venlafaxine drug information Lexicomp. 1978–2018. http://www.uptodate.com. Accessed 12 Dec 2018.

[29] Moyad MA, Newton RU, Tunn UW, Gruca D. Integrating diet and exercise into care of prostate cancer patients on androgen deprivation therapy. Res Rep Urol. 2016;8:133–43. eCol- lection 2016. Review. PubMed PMID: 27574584; PubMed Central PMCID: PMC4993404. https://doi.org/10.2147/RRU.S107852.

[30] Gardner JR, Livingston PM, Fraser SF. Effects of exercise on treatment-related adverse effects for patients with prostate cancer receiving androgen-deprivation therapy: a systematic review. J Clin Oncol. 2014;32(4):335–46. Epub 16 Dec 2013. Review. PubMed PMID: 24344218. https://doi.org/10.1200/JCO.2013.49.5523.

[31] Yu EY, Kuo KF, Gulati R, Chen S, Gambol TE, Hall SP, Jiang PY, Pitzel P, Higano CS. Long-term dynamics of bone mineral density during intermittent androgen deprivation for men with nonmetastatic, hormone-sensitive prostate cancer. J Clin Oncol. 2012;30(15):1864–70. Epub 9 Apr 2012. PubMed PMID: 22493411; PubMed Central PMCID: PMC3383183. https://doi. org/10.1200/JCO.2011.38.3745.

[32] Up To Date. Vitamin D deficiency. http://www.uptodate. com. Accessed 12 Dec 2018.

[33] Principals of androgen deprivation therapy. NCCN guidelines version 3.2016, Prostate cancer. 2016. Http://NCCN.org. Accessed 12 Dec 2018.

[34] Ziehr DR, Chen MH, Zhang D, Braccioforte MH, Moran BJ, Mahal BA, Hyatt AS, Basaria SS, Beard CJ, Beckman JA, Choueiri TK, D'Amico AV, Hoffman KE, Hu JC, Martin NE, Sweeney CJ, Trinh QD, Nguyen PL. Association of androgen-deprivation therapy with excess cardiac-specific mortality in men with prostate cancer. BJU Int. 2015;116(3):358–65. Epub 29 Oct 2014. PubMed PMID: 25124891. https://doi.org/10.1111/bju.12905.

[35] Nguyen PL, Jarolim P, Basaria S, Zuflacht JP, Milian J, Kadivar S, Graham PL, Hyatt A, Kantoff PW, Beckman JA. Androgen deprivation therapy reversibly increases endothelium-dependent vasodilation in men with prostate cancer. J Am Heart Assoc. 2015;4(4):e001914. PubMed PMID: 25896892; PubMed Central PMCID: PMC4579953. https://doi.org/10.1161/JAHA.115.001914.

[36] Jones JM, Kohli M, Loprinzi CL. Androgen deprivation therapy-associated vasomotor symptoms. Asian J Androl. 2012;14(2):193–7. Epub 30 Jan 2012. Review. PubMed PMID: 22286861; PubMed Central PMCID: PMC3338189. https://doi.org/10.1161/JAHA.115.001914.

[37] Chambers SK, Chung E, Wittert G, Hyde MK. Erectile dysfunction, masculinity, and psychosocial outcomes: a review of the experiences of men after prostate cancer treatment. Transl Androl Urol. 2017;6(1):60–8. Review. PubMed PMID: 28217451; PubMed Central PMCID: PMC5313306. https://doi.org/10.21037/tau.2016.08.12.

[38] Martinez LS, Schwartz JS, Freres D, Fraze T, Hornik

RC. Patient-clinician information engagement increases treatment decision satisfaction among cancer patients through feeling of being informed. Patient Educ Couns. 2009;77:384.

[39] Pfizer.com, Depo Provera injection. http://labeling.pfizer. com/ShowLabeling.aspx?id=522. Accessed 2 Nov 2019.

[40] NCCN Guidelines version 4.2018, prostate cancer, risk stratification and staging work up, p 11–17. https://www. nccn.org/professionals/physician_gls/pdf/prostate.pdf. Accessed 2 Dec 2019.

第8章　第二代雄激素靶向药物
Second-Generation Androgen-Targeted Agents

Laura P. Gurten　Jamison S. Jaffe　著
米　悦　译

一、第二代雄激素靶向药物

在美国，前列腺癌是男性中最常见的实体器官恶性肿瘤，也是男性癌症死亡的第二大原因[1]。美国国家癌症研究所（NCI）估计，2017年约有 161 360 名男性被诊断患有前列腺癌，其中估计有 26 730 人死于该疾病[2]。2018 年患有前列腺癌的人数上升到约 16.5 万人，近 3 万人死亡[1]。尽管筛查能尽量早期发现前列腺癌，外科和放疗技术等治疗手段也在不断进步，但疾病仍可能会复发。

研究表明，15%～40% 前列腺癌患者将在首次治疗后的 10 年内发生疾病复发、生化复发（BCR）和（或）进展为转移性疾病[3]。发生 BCR 的中位时间通常为 2～3 年，这与 PSA 倍增时间（PSADT）密切相关[3]。此外，研究证实，随着 PSADT 降低，转移的风险增加[3]。美国泌尿外科协会（AUA）将BCR 定义为根治性前列腺切除术后 6 周或以上，血清 PSA > 0.2ng/ml，并确认检查 PSA 持续 > 0.2ng/ml[3]。此外，1996 年美国放射治疗及肿瘤学会（ASTRO）建立了外放射治疗后生化失败的定义，即在 PSA 最低值后连续 3 次上升，失败日期为最低点和第一次上升或任何足以引发治疗开始的上升之间的中间点[4]。

1941 年 Huggins 和 Hodges 发现，前列腺癌是一种雄激素依赖性疾病[5]。进一步研究显示，虽然转移性前列腺癌患者经过药物或手术去势治疗后，患者肿瘤明显缩小并且症状减轻，但仅靠内分泌治疗往往不能长期控制，最终疾病仍进展为去势抵抗状态[5]。去势抵抗性前列腺癌（CRPC）的定义为经雄激素剥夺治疗（ADT）后疾病进展，可能表现为血清 PSA 水平持续升高、先前病灶进展和（或）出现新的转移[6]。尽管最初对 ADT 有反应，但最终疾病不可避免地进展到去势抵抗状态，此时即使血清睾酮维持去势水平，癌症仍在继续进展[5]。几十年来，CRPC 被认作激素难治性肿瘤，疾病在患者血清睾酮处于去势水平仍出现进展，因此，研究者认为额外针对激素的治疗措施也将无效[5]。

目前尚不清楚从去势敏感性前列腺癌发展至去势抵抗性前列腺癌的确切过程。我们知道尽管患者雄激素处于去势水平，雄激素受体仍然活跃，并继续促进前列腺癌进展[1]。几乎在所有疾病进展的患者中都可以观察到 PSA 升高，即雄激素受体靶基因表达升高，可推测肿瘤持续依赖雄激素受体信号通路[5]。多种机制有助于雄激素受体信号通路持续活化，包括雄激素受体的基因扩增和过度表达、雄激素转运的改变、腺外雄激素合成增加等[5]。开发能够完全阻断雄激素受体信号传导的新型药物已经成为研究者们的新挑战。

目前为止，CRPC 患者的治疗选择还很有限。2004 年之前，一旦患者初始雄激素剥夺治疗失败，治疗的唯一目的仅是缓解症状[1]。随着我们对肿瘤生物学逐步深入理解，CRPC 的治疗在过去 10 年发生了巨大的变化。对于新诊断的晚期前列腺癌患者，主要的治疗方法仍然是单独使用促性腺激素释放激素（GnRH）类似物或与抗雄激素药物联用以抑制雄激素[5]。

历史上，传统的第一代抗雄激素药物，如比卡鲁胺、氟他胺和尼鲁米特曾与 GnRH 激动药或拮抗药联合使用。近年来，由于第一代抗雄激素药物对受体潜在的激动效应和较弱的亲和力，迫切需要开发可直接靶向雄激素受体结合域并能阻碍受体核转位的新型、高效的第二代雄激素受体拮抗药[5]。

为了寻求更好、更有效的药物，进行了大量临床探索研究。例如 SPARTAN、PROSPER、PREVAIL、LATITUDE 和 STAMPEDE 等研究结果已促使食品药物管理局（FDA）批准了专门作用于雄激素轴的新型药物。自 2010 年以来，FDA 已经批准了 5 种用于治疗转移性去势抵抗性前列腺癌（mCRPC）的新药；相较而言，在非转移性去势抵抗性前列腺癌（nmCRPC）治疗领域进展相对缓慢[7]。随着用于治疗 CRPC 的药物逐渐增多，临床决策和用药排序已变得越来越复杂[1]。根据上述进展，AUA 于 2018 年 4 月对其 CRPC 指南发布了修订版。修订版指南界定了 6 种患者类型并对其进行了概述分析，旨在帮助医生做出临床决策。

二、阿比特龙、恩扎卢胺、阿帕他胺及达罗他胺的用法、适应证及不良反应

（一）阿比特龙（Zytiga™ 和 Yonsa™）

2011 年阿比特龙联合泼尼松疗法获得 FDA 批准用于治疗 mCRPC[8]。最近其因被批准用于转移性去势敏感性前列腺癌（mCSPC）的男性而备受关注。该药物的商品名包括 Zytiga™ 和 Yonsa™。

STAMPEDE 研究入组 1917 名局部晚期或转移性前列腺癌患者，是一项随机多臂研究，于 2011 年 11 月至 2014 年 1 月开展[9]。该研究得出结论，ADT 联合阿比特龙和泼尼松龙与更高的总生存率及无进展生存率相关[9]。此外，LATITUDE 研究入组 1199 名新诊断 mCSPC 患者，结果表明 ADT 联合阿比特龙和泼尼松能显著提高患者总生存率和影像学无进展生存率[10]。

阿比特龙的作用机制是其抑制 CYP17 酶功能[8]。CYP17 酶是雄激素生物合成所必需的，可在睾丸、肾上腺和前列腺组织中找到[8]。抑制 CYP17 酶还可导致肾上腺盐皮质激素分泌增加[8]。

开具阿比特龙处方时，医生需考虑可能出现不良反应。严重的不良反应包括高血压、低钾血症、心律失常、心力衰竭、肾上腺功能不全、肝毒性、急性重型肝炎和急性肝衰竭[8]。常见的不良反应包括恶心、高甘油三酯血症、高胆固醇血症、肝酶升高、高血糖、疲劳、上呼吸道感染、淋巴细胞减少、泌尿系统感染、关节痛、头痛、低钾血症、呼吸困难、水肿、瘀青、低磷血症、咳嗽、贫血、潮热、腹泻、呕吐、高钠血症、便秘、腹泻、血尿、失眠和消化不良[8, 9]。阿比特龙上市后有报告发生非感

染性肺炎、肌病（包括横纹肌溶解症）和导致死亡的急性肝衰竭[8]。

有心血管疾病病史的患者应慎用阿比特龙。对于 LVEF < 50% 或 NYHA Ⅲ 级或 NYHA Ⅳ 级心力衰竭的患者，药物安全性尚未确定[8]。由于 CYP17 酶抑制导致盐皮质激素产生增加，可能会导致高血压、低钾血症和体液潴留[8]。患者中断每日类固醇药物、合并感染或应激状态下可发生肾上腺皮质功能不全[8]。肝功能不全、Child-Pugh B 级的患者必须谨慎应用阿比特龙[8]。应建议有女性伴侣且具有生殖潜力的男性在治疗期间和最后一次给药后 3 周内采取避孕措施[8]。应告知男性患者使用阿比特龙可能会损害生育能力[8]。此外，怀孕或可能怀孕的女性应在手套保护下处理无包膜、压碎或破损的阿比特龙片剂[8]。

在开始阿比特龙治疗前，应对患者进行基线肝功能检查[8]。之后随访包括在 3 个月内每 2 周复查 1 次肝功能，然后每月复查 1 次[8]。如果患者为 Child-Pugh B 级，则在 4 周内每周复查 1 次肝功能，之后 8 周内每 2 周复查 1 次，然后每月复查 1 次[8]。应在基线时测量患者血压和血钾水平，然后每月监测 1 次[8]。应每月监测患者有无水肿的体征和症状，并在整个治疗期间监测患者肾上腺功能[8]。

用于 mCRPC 的 Zytiga™ 的推荐剂量为 1000mg（2 片 500mg 片剂或 4 片 250mg 片剂），每天口服 1 次，每 12 小时服用 5mg 泼尼松[8]。用于 mCRPC 的 Yonsa™ 的推荐剂量为 500mg（4 片 125mg 片剂），每天 1 次，与 4mg 甲泼尼龙一起口服，每天 2 次[8]。用于高危 mCRPC 的 Zytiga™ 推荐剂量为 1000mg（2 片 500mg 片剂或 4 片 250mg 片剂），每天口服 1 次，每 12h 服用 5mg 泼尼松[8]。接受阿比特龙治疗的患者还应同时接受 GnRH 类似物（如亮丙瑞林），或者双侧睾丸切除术[8]。

应用阿比特龙治疗时，应时刻考虑药物之间的相互作用。尤其应避免阿比特龙与强效 CYP3A4 诱导药物联用，因为这会降低阿比特龙的全身暴露剂量[8]。强 CYP3A4 诱导药包括卡马西平、苯妥英、地塞米松和金丝桃。如果必须联合用药，建议将阿比特龙的剂量增加至每天 2 次[8]。还应避免同时应用主要由 CYP2D6 和 CYP2C8 代谢的药物，因为阿比特龙可能会增加药物的药效[8]。胺碘酮是此类代表性药物。

（二）恩扎卢胺（Xtandi™）

恩扎卢胺，商品名 Xtandi™，适用于治疗转移性和非转移性 CRPC 及 mCSPC[11]。在这之前，尚无药物获得 FDA 批准可同时用于治疗这三类人群，这使其成为治疗前列腺癌方式的关键转变。恩扎卢胺于 2012 年首次被 FDA 批准用于治疗 mCRPC 患者[12]。2018 年 7 月 13 日，恩扎卢胺被批准用于治疗 nmCRPC[12]。该药物于 2019 年 12 月 16 日被批准用于治疗 mCSPC 患者[13]。在拿到最新批准后，恩扎卢胺成为第一个，也是唯一一个可用于治疗这三类不同前列腺癌人群的口服药物。

针对这三类患者人群，研究者进行了广泛的研究以明确药物疗效。PROSPER 研究是一项Ⅲ期双盲试验，入组 1401 名 nmCRPC 患者，主要研究终点为无转移生存[14]。PROSPER 研究得出结论，在 PSA 迅速升高的 nmCRPC 患者中，与单独使用安慰剂相比，应用恩扎卢胺治疗可显著降低 71% 的转移或死亡风险[14]。

此外，对 1717 名 mCRPC 患者进行了一项双盲Ⅲ期临床研究——PREVAIL 研究[15]。其共同主要终点是影像学无进展生存期和总生存期[15]。该研究的结论显示，恩扎卢胺确实显著降低了 mCRPC 患者的影像学进展、死亡和延迟开始化疗时间的风险[15]。

有关恩扎卢胺的最新研究来自 ARCHES 研究，这是一项双盲Ⅲ期试验，入组 1150 名转移性激素敏感性前列腺癌（mHSPC）患者，主要终点为影像学无进展生存期[16]。ARCHES 研究结果显示，在 mHSPC 患者中，使用恩扎卢胺联合 ADT 与安慰剂联合 ADT 相比，影像学进展或死亡显著降低[16]。其中包括低肿瘤负荷和（或）先前接受多西他赛化疗的患者。此外，恩扎卢胺联合 ADT 还显著降低了 PSA 进展、症状性骨骼事件发生时间、二线抗肿瘤治疗开始时间、疼痛进展和去势抵抗的风险[16]。

恩扎卢胺是雄激素受体拮抗药，通过竞争性与雄激素受体结合发挥抑制雄激素的作用[11]。恩扎卢胺还抑制雄激素受体核转位并与 DNA 相互作用，导致增殖减少并诱导细胞死亡[11]。这种机制非常重要，是第一代抗雄激素药物所缺乏的。

尽管恩扎卢胺药效确切，但仍会发生不良反应。在临床研究期间，出现了严重的不良反应，包括癫痫发作、可逆性后部脑病综合征（PRES）、中性粒细胞减少、严重感染、过敏反应、缺血性心脏病、骨折和跌倒[11, 14]。常见的不良反应包括虚弱、疲劳、背痛、便秘、关节痛、腹泻、潮热、食欲下降、肌肉骨骼疼痛、中性粒细胞减少、外周水肿、体重减轻、头痛、呼吸道感染、呼吸困难、头晕、眩晕、高血压、恶心、跌倒、骨折、肌肉无力、失眠、血尿、味觉障碍、感觉异常、焦虑、血小板减少、精神障碍、尿频、感觉减退、瘙痒、干皮病、男性乳房发育、鼻衄、高胆红素血症和肌肉骨骼僵硬[11, 14]。上市后曾有呕吐、皮疹，以及面部、舌、唇部或咽部水肿的报道[11]。

有癫痫病史或患有癫痫的患者应慎用恩扎卢胺[11]。在治疗期间发生癫痫的患者都必须永久停止用药[11]。有心血管疾病病史，尤其是缺血性心脏病的患者也需慎用恩扎卢胺[11, 14]。对于任何 3~4 级缺血性心脏事件，都必须停用恩扎卢胺[11]。在治疗前应评估心血管相关危险因素，如高血压、糖尿病或血脂异常[11]。对于跌倒和骨折风险较高的患者，应谨慎使用恩扎卢胺，并应考虑使用骨靶向药物[11]。经脑成像（如 MRI）确认发生 PRES 的患者都必须停药[11]。建议有女性伴侣且具有生殖潜力的男性在治疗期间和最后一次给药后 3 个月内采取避孕措施[11]。还应告知患者恩扎卢胺会损害生育能力[11]。

恩扎卢胺治疗期间没有常规检查或监测推荐[11]。从多项临床试验中提取的药代动力学数据显示，在恩扎卢胺清除率方面，患有轻度至中度肾功能损害的患者与肾功能正常的患者相比没有显著差异[11]。对于轻度至中度肾功能不全的患者，无须调整初始剂量[11]。尚无在重度至终末期肾病患者中使用恩扎卢胺的评估[11]。专门针对不同肝功能患者的试验显示，基线为轻度、中度或重度肝功能损害的患者接受恩扎卢胺的全身暴露剂量与肝功能正常的患者相似[11]。肝功能损害患者无须调整初始剂量[11]。

恩扎卢胺的推荐剂量为 160mg（4 粒 40mg 胶囊），每天口服 1 次[11]。药物可以空腹或随餐服用。不能将药物压碎、咀嚼、溶解或打开胶囊。接受恩扎卢胺治疗的患者还应同时接受 GnRH 类似物治疗或双侧睾丸切除术[11]。

治疗时需考虑多种药物间的相互作用。使用恩扎卢胺时建议避免同时应用强 CYP2C8 抑制药[11]。联合用药会降低华法林等药物的疗效。如果无法避免，恩扎卢胺的剂量应减至 80mg，每天 1 次[11]。避免同时服用恩扎卢胺和强 CYP3A4 诱导药，因为这种组合会降低恩扎卢胺的疗效[11]。如果无法避免，恩扎卢胺的剂量应从 160mg 增加至 240mg，每天 1 次[11]。还应避免同时使用主要由 CYP3A4 底物、CYP2C9 底物和 CYP2C19 代谢的药物，因为恩扎卢胺会降低这些药物的疗效[11]。

（三）阿帕他胺（Erleada™）

阿帕他胺，商品名 Erleada™，适用于治疗 nmCRPC[17]。2018 年 2 月，阿帕他胺成为 FDA 批准的第一种用于治疗 nmCRPC 患者的同类药物[2]。

SPARTAN 研究是一项双盲Ⅲ期研究，旨在证明 nmCRPC 患者中使用阿帕他胺具有更长的无转移生存期[18]。该研究跟踪了 1207 名 PSADT 不超过 10 个月的 nmCRPC 患者[18]。研究结果显示，与安慰剂组相比，阿帕他胺组的无转移生存期显著延长[18]。阿帕他胺组的无转移生存中位时间为 40.5 个月，而安慰剂组为 16.2 个月[18]。此外研究还评估了次要研究终点（无进展生存期）和探索性终点（PSA 应答率），阿帕他胺组在这两项指标中都取得了阳性结果[18]。阿帕他胺组的中位无进展生存期为 40.5 个月，而安慰剂组为 14.7 个月[18]。此外，阿帕他胺组 89.7% 患者表现 PSA 应答，显著高于安慰剂组（2.2%）[18]。

与恩扎卢胺相同，阿帕他胺也是一种雄激素受体拮抗药，可直接与雄激素受体的配体结合域结合[17]。阿帕他胺还能抑制雄激素受体的核转位，抑制 DNA 结合，并阻碍雄激素受体转录，导致肿瘤细胞增殖减少且细胞凋亡增加，最终降低肿瘤负荷[17]。

阿帕他胺的严重不良反应包括骨折、癫痫、高血压、心脏缺血、心力衰竭和高钾血症[17]。在临床试验期间，更具体地说是在 SPARTAN 研究中，8 名接受阿帕他胺治疗的患者（1%）死于严重的不良反应，死因包括感染、心肌梗死和脑出血[17, 18]。常见的不良反应包括高胆固醇血症、贫血、高血糖、高甘油三酯血症、白细胞减少、淋巴细胞减少、疲劳、皮疹、腹泻、恶心、关节痛、跌倒、体重减轻、潮热、食欲

下降、外周水肿、甲状腺功能减退、瘙痒和充血性心力衰竭[17]。

有癫痫病史或患有癫痫的患者应慎用阿帕他胺[17]。在治疗期间出现癫痫发作的患者都必须永久停用阿帕他胺[17]。在治疗期间应用抗癫痫药物是否能够预防癫痫发作尚不清楚[17]。对于跌倒和骨折风险较高的患者，应谨慎使用阿帕他胺，并应考虑使用骨靶向药物[17]。建议有女性伴侣且具有生殖潜力的男性在治疗期间和最后一次给药后 3 个月内采取避孕措施[17]。应告知患者使用阿帕他胺会损害生育能力，并且在最后一剂阿帕他胺后 3 个月内不能捐献精子[17]。

由于在阿帕他胺治疗期间存在甲状腺功能减退的风险，建议患者每 4 个月复查一次 TSH[19]。建议在治疗前进行 TSH 基线检查。阿帕他胺在有轻度至中度肾功能受损或轻度至中度肝功能受损的患者中，药物代谢动力学无临床显著差异[17]。阿帕他胺对重度肾功能不全或重度肝功能不全患者的影响尚不清楚[17]。

阿帕他胺的推荐剂量为 240mg（4 片 60mg 片剂），每天口服 1 次。药物需整片吞服，可空腹或随餐服用。接受阿帕他胺治疗的患者还应同时接受 GnRH 类似物治疗或双侧睾丸切除术[17]。

医生在开具处方时需充分考虑阿帕他胺与多种药物的相互作用。阿帕他胺与对 CYP3A4、CYP2C19、CYP2C9、UGT、P-gp、乳腺癌耐药蛋白（BCRP）或 OATP1B1 的底物敏感的药物同时使用时，可能会导致这些药物活性丧失[17]。研究表明，强 CYP2C8 抑制药和强 CYP3A4 抑制药会增加阿帕他胺的稳态，CYP3A4/CYP2C8 诱导药可降低阿帕鲁胺的稳态[17]。降酸药，如质子泵抑制药和 H_2 受体拮抗药，不会影响阿帕他胺的生物利用度或溶解度[17]。

（四）达罗他胺（Nubeqa™）

达罗他胺，商品名 Nubeqa™，用于治疗 nmCRPC 患者[20]。2019 年 7 月，达罗他胺成为市场上治疗 nmCRPC 的最新药物[21]。更重要的是，由于其独特的化学结构，达罗他胺的毒性作用比阿帕鲁胺和恩扎鲁胺更少、更轻[22]。

ARAMIS 研究是旨在评估达罗他胺疗效的一项随机双盲、Ⅲ 期、安慰剂对照的临床研究。该研究入组 1509 名 PSADT ≤ 10 个月的 nmCRPC 患者[22]。该研究的主要终点是无转移生存期，每 16 周通过影像学检查确定是否存在转移[22]。ARAMIS 研究结果表明，在 nmCRPC 患者中，达罗他胺组的无转移生存时间显著长于安慰剂组[22]。接受达罗他胺治疗的患者的中位无转移生存时间为 40.4 个月，而安慰剂组为 18.4 个月[22]。次要终点包括总生存期、症状性骨骼事件发生时间、化疗开始时间和疼痛进展时间，所有结果均为阳性[22]。

与阿帕他胺和恩扎卢胺相同，达罗他胺也是一种雄激素受体拮抗药[20]。达罗他胺抑制雄激素受体结合、雄激素受体核转位和雄激素受体介导的易位，导致前列腺癌细胞增殖能力下降及肿瘤体积缩小[20]。如前所述，由于其独特的结构，达罗他胺对血脑屏障的渗透性较低，对 γ- 氨基丁酸 A 型受体的结合亲和力低，因此与目前市场上的其他药物相比，其毒性作用较少且较轻[22]。

医生在开具达罗他胺处方时都必须考虑潜在的严重不良反应。在临床试验中，出现的严重不良反应包括心力衰竭、心脏停搏、全身健康恶化、肺栓塞、尿潴留、肺炎、中性粒细胞减少、血尿和死亡[20]。常见的不良反应包括胆红素增加、天冬氨酸转氨酶增高、疲劳、皮疹、中性粒细胞减少和肢体疼痛[20]。

有中度肝损害、Child-Pugh B 级的患者

应慎用达罗他胺[20]。对于严重肾功能损害或 eGFR 为 15～29ml/(min·1.73m^2) 但尚未接受血液透析的患者也应慎用[20]。总的来说，在老年和年轻患者之间药物安全性或有效性未观察到差异[20]。应告知患者使用达罗他胺会损害生育能力[20]。达罗他胺在女性患者中的安全性和有效性尚未确定；但考虑到其作用机制，该药物有可能造成胎儿损伤和（或）流产[20]。在整个治疗期间和最后一剂达罗他胺给药后 1 周内，建议有女性伴侣的男性采取避孕措施[20]。

在达罗他胺治疗期间，没有常规检查或监测推荐[20]。建议在开始治疗前评估患者的基线肝肾功能。如果患者出现 ≥ 3 级毒性或不能耐受的不良反应，应维持或减少剂量[20]。一旦患者的不适症状得到改善，可恢复正常给药[20]。

达罗他胺的推荐剂量为 600mg（2 片 300mg 包膜片），每天口服 2 次[20]。药物应随餐服用[20]。当与食物一起服用时，达罗他胺的生物利用度可增加 2.0～2.5 倍[20]。药物不能压碎、咀嚼或溶解。接受达罗他胺治疗的患者也应同时接受 GnRH 类似物治疗，或双侧睾丸切除术[20]。达罗他胺在中度肝损害患者中的暴露剂量更高，建议减少剂量[20]。该患者群体的推荐剂量为 300mg，每天 2 次[20]。轻度肝损害患者无须调整剂量[20]。达罗他胺对严重肝损伤（Child-Pugh C 级）患者的影响尚不清楚[20]。严重肾损害的患者使用达罗他胺时，建议减少剂量，推荐 300mg，每天 2 次[20]。对于轻度至中度肾功能损害的患者，无须调整剂量［eGFR 30～89ml/(min·1.73m^2)］[20]。尚不清楚达罗他胺对终末期肾病患者的影响［eGFR ≤ 15ml/(min·1.73m^2)］[20]。不建议将达罗他胺减少到 300mg、每天 2 次以下的剂量[20]。

医生在开具达罗他胺时，必须考虑到药

物之间的相互作用。达罗他胺是一种 P-gp 和 CYP3A4 底物、BCRP 转运抑制药、OATP1B1 和 OATP1B3 抑制药[20]。应避免同时服用达罗他胺、P-gp 和（或）中度到强度 CYP3A4 诱导药[20]。当与这些药物联合使用时，达罗他胺的活性可能会降低[20]。达罗他胺与 P-gp 和强 CYP3A4 抑制药联合使用会增加达罗他胺的暴露剂量，这会增加药物相关不良反应的风险[20]。如果这些药物必须同时使用，则应加强不良反应监测或调整剂量[20]。如果可能的话，应避免同时使用达罗他胺和 BCRP 底物，这可能会增加 BCRP 底物相关毒性的风险[20]。如果这些药物必须一起使用，则必须更频繁地监测不良反应并减少 BRCP 底物药物的剂量[20]。

三、总结

转移性去势抵抗性前列腺癌仍然是不可治愈的。尽管如此，得益于研究的进步和新药的出现，这类患者的寿命被大大延长。第二代雄激素靶向药物已经极大地改变了我们治疗前列腺癌的方式。此类药物的应用范围及对象也在持续发展壮大。因此，有必要进行更多的研究。随着人口老龄化和逐渐攀升的晚期前列腺癌诊断率，对前列腺癌患者的治疗已成为一项重大的全球医疗挑战[23]。在探索疾病分子分层与疾病预测生物标志物的相关研究之后，未来可能会有新一代的药物出现，并且期待目前正在使用的第二代雄激素靶向药物呈现新的令人振奋的用途。

临床要点

- 诊断不可治愈的癌症可能是一个很难与患者交流的话题，重要的是要确保他们拥有适当的支持系统。如果患者无法获得来自家人和（或）朋友建立的支持系统，则应考虑一名护士充当导航员的角色来帮助指导他们并回答他们可能提出的问题。
- 在开始任何治疗之前，应首先讨论生活质量和患者的期望。
- 应考虑采用多学科的患者管理模式，这通常可以带来更好的结果。
- 在开始任何治疗之前，应了解并优化患者的整体健康状况。

参 考 文 献

[1] American Urologic Association. Castration-resistant prostate cancer: 2018 guideline amendment. American Urological Association; 2018.

[2] Food and Drug Administration [news release]. FDA approves new treatment for a certain type of prostate cancer using novel clinical trial endpoint. U.S. Food and Drug Administration; 2018.

[3] Morgans AK. M0 CRPC: emerging treatment options: Powerpoint Presentation. Northwestern University; 2018.

[4] Roach M, Hanks G, Thames H Jr, Schellhammer P, Shipley WU, Sokol GH, Sandler H. Defining biochemical failure following radiotherapy with or without hormonal therapy in men with clinically localized prostate cancer: recommendations of the RTOG-ASTRO Phoenix Consensus Conference. Int J Radiat Oncol Biol Phys. 2006;65(4):965–74.

[5] Rathkopf D, Scher HI. Androgen receptor antagonists in castration-resistant prostate cancer. Cancer J. 2013;19(1):43–9.

[6] Hotte SJ, Saad F. Current management of castrate-resistant

prostate cancer. Curr Oncol. 2010;17(Suppl 2):S72–9.

[7] Smith MR. Progress in nonmetastatic prostate cancer. N Engl J Med. 2018;378:2531–2.

[8] Zytiga (Abiraterone) [prescribing information]. Horsham: Janssen Pharmaceutical Companies; 2018.

[9] James ND, de Bono JS, Spears MR, Clarke NW, Mason MD, Dearnaley DP, et al. Abiraterone for prostate cancer not previously treated with hormone therapy. N Engl J Med. 2017;377:338–51.

[10] Fizazi K, Tran NP, Fein L, Rodriguez-Antolin A, Alekseev BY, Ozguroglu M, Ye D, Feyerabend S, Protheroe A, De Porre P, Kheoh T, et al. Abiraterone plus prednisone in metastatic, castration-sensitive prostate cancer. N Engl J Med. 2017;377:352–60.

[11] Xtandi (Enzalutamide) [prescribing information]. Northbrook: Astellas Pharma US, Inc.; 2018.

[12] Astellas [news release]. U.S. FDA approves XTANDI®(enzalutamide) for the treatment of men with non-metastatic castration-resistant prostate cancer (CRPC). Astellas; 2018.

[13] Food and Drug Administration [news release]. FDA approves enzalutamide for metastatic castration sensitive prostate cancer. U.S. Food and Drug Administration; 2019.

[14] Hussain M, Fizazi K, Saad F, Rathenborg P, Shore N, Ferreira U, Ivashchenko P, et al. Enzalutamide in men with nonmetastatic, castration-resistant prostate cancer. N Engl J Med. 2018;378:2465–74.

[15] Beer TM, Armstrong AJ, Rathkopf DE, Loriot Y, Sternberg CN, Higano CS, et al. Enzalutamide in metastatic prostate cancer before chemotherapy. N Engl J Med. 2014;371:424–33.

[16] Armstrong AJ, Szmulewitz R, Petrylak D, Holzbeierlein J, Villers A, Azad A, et al. ARCHES: a randomized, phase III study of androgen deprivation therapy with enzalutamide or placebo in men with metastatic hormone-sensitive prostate cancer. J Clin Oncol. 2019;37:2974–86.

[17] Erleada (Apalutamide) [prescribing information]. Janssen Pharmaceutical Companies: Horsham; 2018.

[18] Smith MR, Saad F, Chowdhury S, Oudard S, Hadaschik BA, Graff J, et al. Apalutamide treatment and metastasis-free survival in prostate cancer. N Engl J Med. 2018;378:1408–18.

[19] UpToDate. Apalalutamide: drug information. Wolters Kluwer UpToDate, Inc.; 1978–2019.

[20] Nubeqa (Darolutamide) [prescribing information]. Whippany: Bayer HealthCare Pharmaceuticals Inc; 2019.

[21] Food and Drug Administration [news release]. FDA approves darolutamide for non-metastatic castration-resistant prostate cancer. U.S. Food and Drug Administration; 2019.

[22] Fizazi K, Shore N, Tammela T, Ulys A, Vjaters E, Polyakov S, et al. Darolutamide in nonmetastatic, castration-resistant prostate cancer. N Engl J Med. 2019;380:1235–46.

[23] Sartor O, de Bono JS. Metastatic prostate cancer. N Engl J Med. 2018;378:645–57.

第9章　前列腺癌的化疗

Chemotherapy and Prostate Cancer

Miranda L. Tsang　著

余霄腾　译

与其他肿瘤不同，前列腺癌并没有许多可供选择的一线化疗方案。根据最新的美国国家癌症综合网络（NCCN）指南[1]，前列腺癌化疗适用于以下几种情况：①转移性激素敏感性前列腺癌（mHSPC）合并高危特征；②转移性去势抵抗性前列腺癌（mCRPC），伴或不伴内脏转移灶。最常用的细胞毒性化疗药是紫杉烷类衍生物。多西他赛是 mHSPC 和 mCRPC 患者的一线化疗药物。对于不能耐受多西他赛或多西他赛治疗后疾病进展的患者，卡巴他赛可作为二线化疗药物。紫杉烷类衍生物可延长 mCRPC 患者的总生存期。当疾病进展或 mCRPC 合并小细胞癌特征时，可考虑使用其他化疗药物。我们将在下文展开讨论 mHSPC 与 mCRPC 患者的治疗方案、化疗剂量、作用机制、给药途径与监测、常见不良反应与管理。

者将接受早期多西他赛联合 ADT 治疗。2016年发布的 CHAARTED[2] 研究结果提示，与单独 ADT 治疗相比，mHSPC 患者早期多西他赛联合 ADT 治疗可延长总生存期。1 年后 STAMPEDE[3] 研究结果也同样支持这一结论。这两项临床研究的内容比较见表 9-1。根据 LATITUDE 研究结果[4]，醋酸阿比特龙（AA）联合 ADT 可延长 mHSPC 患者的总生存期和无影像学进展生存期，故也可用于 mHSPC 患者的治疗。此外，另一 STAMPEDE 研究[5] 比较了多西他赛联合 ADT 与 AA 联合 ADT 两种治疗方式，发现两组患者的总生存期与前列腺癌特异性生存期没有差异。另外，近期一项研究比较了多西他赛与 AA 治疗的费用差异，结果发现多西他赛联合 ADT 比 AA 联合 ADT 治疗更划算[6]。更多正在进行的临床试验也验证了一线多西他赛用于治疗 HSPC 患者的益处。

一、转移性激素敏感性前列腺癌（mHSPC）

在 2016 年前，化疗仅适用于 mCRPC 患者。激素敏感性前列腺癌（HSPC）意味着前列腺癌细胞对雄激素剥夺治疗（ADT）的停止仍有反应。另一种叫法为"去势敏感"[1]。有转移证据的 HSPC 患者具备化疗适应证，这类患

二、转移性去势抵抗性前列腺癌（mCRPC）

去势抵抗性前列腺癌（CRPC）定义为即使血清睾酮达到去势水平(＜50ng/dl；1.7nmol/L)，仍然出现临床、影像学或生化检验方面进展的前列腺癌[1]。一旦影像学检查证实了转移

071

表 9-1　CHAARTED [2] 与 STAMPEDE [3] 研究比较

	CHAARTED [2]（n=790）	STAMPEDE [3]（n=2962）
发表年份	2015	2016
治疗组	ADT+ 多西他赛（n=397）	ADT+ 多西他赛（n=592）
其他组	ADT	ADT
		ADT+ 唑来膦酸
		ADT+ 唑来膦酸 + 多西他赛
中位年龄（岁）	63	65
中位总生存期（个月）	57.6	81
	（单独 ADT: 44.0）	（单独 ADT: 71）
P	＜ 0.001	＜ 0.001

灶的存在，应该考虑联用除 ADT 以外的其他治疗[1]。

在紫杉烷类药物进入临床之前，米托蒽醌联合泼尼松为唯一被 FDA 批准的用于有症状的 mCRPC 患者的化疗方案（1996 年）。尽管使用米托蒽醌能减轻痛苦，但与仅用泼尼松相比，米托蒽醌并不能延长患者的总生存期。1996 年与 1999 年的关键性研究发现，米托蒽醌减轻了 1/3 有症状 CRPC 患者的疼痛症状，故其被用于姑息性治疗[7, 8]。

第一个能给 mCRPC 患者带来生存获益的化疗方案于 2004 年出现。TAX 327 研究[9] 比较了多西他赛联合每日 1 次泼尼松与米托蒽醌联合泼尼松，结果发现，每 3 周一个周期的多西他赛联合泼尼松治疗可以延长总生存期，达到更好的疼痛控制并提高生活质量，使更多比例的患者血浆 PSA 水平下降。2013 年，SWOG S0421 试验[10] 比较了多西他赛与阿曲生坦（一种内皮受体拮抗药）用于有骨转移的 mCRPC 患者的疗效差异。许多临床试验探讨了包含多西他赛的联合化疗方案，但这些联合治疗方案没有比仅多西他赛和泼尼松联合治疗带来更多获益。目前单独多西他赛治疗仍然是 mCRPC

患者的标准治疗方案。TAX 327 与 SWOG S0421 试验的比较详见表 9-2。

2010 年 FDA 批准了第二代紫杉烷类药物卡巴他赛作为一线药物用于多西他赛治疗后进展的 mCRPC 患者。TROPIC 研究[11] 比较了卡巴他赛联合泼尼松与米托蒽醌联合泼尼松用于多西他赛治疗后进展的 mCRPC 患者的预后，结果发现卡巴他赛联合泼尼松可延长多西他赛治疗后进展患者的总生存期。2017 年，PROSELICA 研究[12] 比较了低剂量卡巴他赛（20mg/m²）与标准剂量卡巴他赛（25mg/m²）治疗，结果发现低剂量卡巴他赛与标准剂量相比不良反应较小，而临床获益相似。前列腺癌化疗的发展历程详见图 9-1。

mCRPC 的一线治疗包括口服药物治疗（如阿比特龙 + 泼尼松[13]，恩扎卢胺[14]）和化疗（如多西他赛）。需根据患者现存症状、体能状态评分、药物治疗依从性、先前上述药物使用情况、与患者正在服用药物的相互作用来决定采取口服还是化疗的治疗方案。对于体能状态评分较好的 mCRPC 患者，应给予多西他赛联合类固醇激素治疗。那些在激素敏感状态时接受过多西他赛治疗的患者此时同样可以从多西

表 9-2　**TAX 327[9] 与 SWOG S0421[10] 试验的比较**

	TAX 327[9]（*n*=1006）	SWOG S0421[10]（*n*=996）
发表年份	2004	2013
治疗组	每 3 周多西他赛 + 泼尼松（*n*=335）	多西他赛 + 阿曲生坦（*n*=500）
其他组	每 3 周米托蒽醌 + 泼尼松	多西他赛 + 安慰剂
	每周多西他赛 + 泼尼松	
中位年龄（岁）	68	69
中位总生存期（个月）	18.9	17.8
	（米托蒽醌：16.5）	（安慰剂：17.6）
	（每周多西他赛：17.4）	

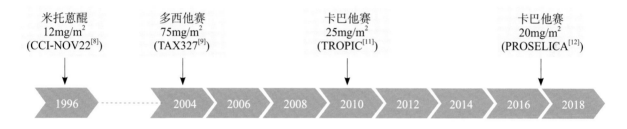

▲ 图 9-1　前列腺癌化疗的发展历程 [8, 9, 11, 12]

他赛治疗中获益[1]。

如果患者在去势抵抗状态时多西他赛治疗后疾病进展，可选用二线卡巴他赛化疗。不能耐受多西他赛的患者也可考虑接受卡巴他赛治疗。

当患者在接受这些化疗药物治疗时出现严重毒性反应，医生应该考虑减小剂量或者推迟治疗。一项 Meta 分析提示，卡巴他赛比多西他赛的周围神经病发生率更低，但卡巴他赛的疗效并不优于多西他赛。目前，还没有相关证据提示其他药物可以在卡巴他赛治疗后提高患者总生存率或者生活质量[1, 15]。

三、转移性神经内分泌

对于出现内脏器官转移的患者，医生需

要考虑行转移灶的穿刺活检。如果活检提示腺癌，治疗方案与那些没有内脏转移的患者相同。少数情况下，活检提示小细胞特征（神经内分泌癌）。神经内分泌前列腺癌（neuroendocrine prostate cancer，NEPC）是最少见和侵袭性最高的恶性前列腺癌之一。这种病理类型更多地出现在那些接受阿比特龙、恩扎卢胺、多西他赛或卡巴他赛治疗时疾病进展的患者。因为缺少研究，NEPC 是一个医生了解较少的领域。有几种不同的定义方式，比如"在正常细胞，神经内分泌表型可能在调节上皮生长和分化过程中起一定作用。然而，在前列腺癌中的神经内分泌表型可以表现为更具侵袭性的病理特征，相较其他器官系统的原发性神经内分泌癌临床预后更差"[16]。一些学者认为这些肿瘤可能与 RB1、TP53 和 PTEN 蛋白调控相关[17]。

这些患者有以下特征：①对激素治疗无反应；②快速进展；③溶骨性病灶的风险增高；④存在内脏转移；⑤显著增大的前列腺；⑥与肿瘤负荷不平行的低 PSA。NEPC 的治疗措施与小细胞肺癌相似。多数 NEPC 患者对化疗（如基于铂类的治疗[18]）和放疗有反应。然而，由于该病罕见，侵袭性高，患者总生存期短，目前还缺少能证明这些治疗疗效的临床试验[1, 16, 19, 20]。表 9-3 列举了 NCCN 推荐的 NEPC 化疗方案。

表 9-3　NCCN 推荐的 NEPC 化疗方案[1]

NEPC 化疗方案
• 卡铂 + 顺铂
• 顺铂 + 依托泊苷
• 多西他赛 + 卡铂

四、化疗

（一）多西他赛

多西他赛是治疗 mHSPC 与 mCRPC 的一线化疗药物。它是紫杉烷类衍生物。作用机制：紫杉烷类药物是抗肿瘤药物，同样也是微管抑制药。肿瘤细胞通过有丝分裂生长。紫杉烷类药物可以干扰有丝分裂及分裂间期维持细胞功能所必需的胞内微管网络结构。它与游离微管蛋白结合，促进微管蛋白聚合成微管，同时抑制微管解聚。这将导致微管的稳定，从而抑制有丝分裂。剂量及用法：每 3 周 1 次，按 $75mg/m^2$ 的剂量静脉输注，输注前联用类固醇药物。静脉输注需 > 1h，通过外周静脉或输液港输注。多西他赛具有发疱样特点，因此有刺激性。用药过程中应避免药物外溢。化疗的疗程应根据患者的总体获益及毒性反应决定[1]。考虑到生存获益，如果没有疾病进展和严重毒性反应，患者可接受 10 个周期的治疗。对于先前多西他赛治疗过程中没有明确疾病进展证据的患者，可以再次接受多西他赛治疗[1, 21, 22]。表 9-4 列举了药物的不良反应。

表 9-4　多西他赛常见不良反应[21]

中枢神经系统	周围神经病变，疲劳，发热
心血管	水肿
呼吸系统	肺部疾病
内分泌和代谢	水潴留
胃肠道反应	口腔炎，腹泻，恶心，呕吐，血浆转氨酶升高
泌尿生殖系统	—
血液系统	中性粒细胞减少，白细胞减少，贫血，血小板减少，发热性粒细胞减少
骨骼肌肉系统	虚弱，肌痛，神经肌肉反应
皮肤	脱发，皮疹，指甲改变

（二）卡巴他赛

卡巴他赛是第二代紫杉烷类衍生物。它可作为多西他赛治疗进展的 mCRPC 患者的二线化疗药物。作用机制：同多西他赛。剂量及用法：每 3 周 1 次，按 $25mg/m^2$ 或 $20mg/m^2$ 的剂量静脉输注，联合泼尼松。用法同多西他赛。建议至少在卡巴他赛输注前 0.5h 给予泼尼松等药物。这些药物还包括抗组胺药（右氯苯那敏 5mg 或苯海拉明 25mg，或等效抗组胺药）、皮质醇类药物（地塞米松 8mg 或等效药物）和 H_2 受体拮抗药（雷尼替丁 50mg 或等效药物）[23]。表 9-5 列举了药物的不良反应。

（三）米托蒽醌

米托蒽醌是最早用于治疗 mCRPC 患者的化疗药物。它是一种抗肿瘤药物，也被称作蒽烯二酮。作用机制：蒽烯二酮插入 DNA，导致交叉连接和链断裂。这样便抑制了 DNA 和 RNA 的合成，减少了细胞复制。它在整个细胞周期中都发挥作用。剂量及用法：米托蒽醌只能通过

表 9-5 卡巴他赛常见不良反应[23]

中枢神经系统	疲劳，周围神经病变，发热
心血管	—
呼吸系统	呼吸困难，咳嗽
内分泌和代谢	—
胃肠道反应	腹泻，恶心，呕吐，便秘，食欲减退，腹痛，厌食，味觉障碍
泌尿生殖系统	血尿，泌尿系统感染
血液系统	贫血，白细胞减少，中性粒细胞减少，血小板减少
骨骼肌肉系统	背痛，关节痛，肌肉痉挛
皮肤	—

表 9-6 米托蒽醌常见不良反应[24]

中枢神经系统	疼痛，疲劳，头痛，发热
心血管	水肿，心脏疾病/心律失常，心电图改变
呼吸系统	上呼吸道感染，咽炎，呼吸困难，咳嗽
内分泌和代谢	高血糖，体重增长/下降，γ-谷丙酰转移酶增高
胃肠道反应	恶心，呕吐，黏膜炎，口腔炎，厌食，便秘，消化道出血，腹痛，消化不良，血浆碱性磷酸酶/转氨酶升高
泌尿生殖系统	泌尿系统感染，血尿，尿液异常，尿素肌酐比增高
血液系统	中性粒细胞减少，白细胞减少，淋巴细胞减少，贫血，血小板减少，发热性粒细胞减少，瘀斑
骨骼肌肉系统	肌力弱
皮肤	脱发，甲床改变

静脉输注。有两种剂量给予方式：① 12mg/m²，每 3 周 1 次（联合泼尼松或泼尼松龙），一共 10 个周期；② 12～14mg/m²，每 3 周 1 次（联合泼尼松），至疾病进展或出现不能耐受的毒性反应，直至累计剂量达到 144mg/m²。每剂米托蒽醌应在 5～15min 内快速完成输注。它因发疱样特点而有刺激性，输注过程应避免药物外溢[24]。表 9-6 列举了药物不良反应。由于 TAX 327[9]、TROPIC[11] 和 PROSELICA[12] 研究结果都提示紫杉烷类药物比米托蒽醌带来更多获益，目前米托蒽醌只在少数情况下用于缓解症状的姑息治疗。因此，后文的讨论将着重于探讨紫杉烷类药物的常见不良反应的处理。mCNPC 及 mCRPC 患者的细胞毒性化疗药物选择和剂量详见表 9-7。

五、紫杉烷类衍生物的不良反应处理

多西他赛与卡巴他赛有相似的不良反应，包括疲劳、恶心、呕吐、味觉改变、口疮、指甲改变、肝毒性、脱发、肾毒性、中性粒细胞减少、贫血、血小板减少、水潴留/水肿等[21, 23]。不同患者出现的药物不良反应并不相同，故每个患者的用药经历也都不同。

要预防毒性反应需要密切监测各项化验指标和化疗过程中的不良反应。有助于每周期化疗前评估并管理毒性反应的化验指标包括中

表 9-7　mCNPC 或 mCRPC 患者的细胞毒性化疗药物选择和剂量[1, 21, 23, 24]

化 疗	多西他赛[21]	卡巴他赛[23]	米托蒽醌[24]
适应证	mCNPC 或 mCRPC	多西他赛治疗后进展的 mCRPC	mCRPC
剂量	每 3 周 75mg/m² 联合类固醇激素	每 3 周 25mg/m² 或 20mg/m² 联合类固醇激素	每 3 周 12～14mg/m² 联合类固醇激素

性粒细胞绝对计数（absolute neutrophil count, ANC）、血红蛋白（hemoglobin, Hgb）、血小板、肾功能和肝功能。如果患者在化疗期间出现严重毒性反应，则需要考虑减小药物剂量或者暂停化疗。通过美国国家癌症研究所（NCI）制订的不良反应通用术语标准（CTCAE）可以进行毒性反应分级及症状监测。紫杉烷类衍生物不良反应的CTCAE分级举例详见表9-8。

（一）中性粒细胞减少

如果 ANC < 1.5×10^9/L，应考虑暂停治疗1周等待细胞计数恢复。粒细胞-集落刺激因子（granulocyte-colony stimulating factor, G-CSF）（如

非格司亭和培非格司亭），以及粒细胞-巨噬细胞集落刺激因子（granulocyte-macrophage colony-stimulating factor, GM-CSF）（如沙格司亭）可以在化疗后作为预防使用。这些药物可以刺激中性粒细胞的增殖、成熟和激活以预防中性粒细胞减少、粒细胞减少性发热和粒细胞减少相关感染。与非格司亭相比，培非格司亭药效持续时间延长，肾脏清除率减低。沙格司亭仅限于在一些血液系统恶性肿瘤的诱导治疗后使用。如果患者表现为发热（≥ 38.3℃或101℉）和（或）中性粒细胞减少（ANC < 1×10^9/L），则需进行详细病史采集和体检、流行病学暴露史询问、化验和影像学评估（全血细胞计数及分类、全

表 9-8 紫杉烷类衍生物不良反应的 CTCAE 分级举例[25]

不良反应常用术语标准（CTCAE）示例[25]				
	1级	2级	3级	4级	5级
贫血	10.0g/dl < Hgb < LLN	8.0g/dl<Hgb<10.0g/dl	Hgb<8.0g/dl	危及生命的后果；需要立即干预	死亡
腹泻	每日大便次数较平时增加<4次；造口流出量较平时轻度增多	每日大便次数较平时增加了4~6次；造口流出量较平时中度增多；工具性日常生活活动受限	每日大便次数较平时增加了7次或以上；住院监测；造口流出量较平时重度增多；自理性日常生活活动受限	危及生命的后果；需要立即干预	死亡
疲劳	休息后可好转	休息后不好转；工具性日常生活活动受限	休息后不好转；自理性日常生活活动受限	—	—
发热性中性粒细胞减少			ANC<1×10⁹/L 并且体温单次升高>38.3℃（101℉），或体温持续升高≥38℃（100.4℉）超过1h	危及生命的后果；需要立即干预	死亡
指甲改变	出现	—	—	—	—
恶心	食欲丧失但饮食习惯没变	经口摄入饮食减少，无明显体重减轻、脱水或营养不良	经口摄入热量或液体不足；经导管喂食、全肠外营养，或需要住院治疗	—	—
口腔黏膜炎	无症状或轻度症状；不需干预	中度疼痛或溃疡但不影响经口进食；需要调整饮食	中度疼痛；影响经口进食	危及生命的后果；需要立即干预	死亡
感觉性周围神经病变	无症状	中度症状；工具性日常生活活动受限	重度症状；自理性日常生活活动受限	危及生命的后果；需要立即干预	—

ANC. 中性粒细胞绝对计数；LLN. 正常下限；Hgb. 血红蛋白

面的代谢检查、电解质、尿常规和胸片），以及微生物学检查（血培养、尿培养、特殊部位培养和病毒检查）。应经验性使用广谱抗生素。常用静脉单药抗生素治疗药物有头孢吡肟、亚胺培南 / 西司他丁、美罗培南、哌拉西林 / 他唑巴坦和头孢他啶。如果患者既往有或怀疑抗生素耐药，则应静脉联合药物治疗[21, 23, 26-28]。

（二）肝毒性

紫杉烷类药物通过肝脏代谢；因此，应常规行肝功能检查，并密切监测。多西他赛的药物警示表明，"如果在胆红素大于正常上限值，或 AST、ALT 大于 1.5 倍正常上限值同时碱性磷酸酶（ALK）大于 2.5 倍正常上限值时，不应使用多西他赛。肝功能检查指标升高会增加严重危及生命并发症的风险。应在每周期前行肝功能检查。"另外，在前列腺癌患者中骨转移病灶可升高 ALK，而不是肝功能异常导致，这种情况可以使用多西他赛[21, 23]。

（三）水潴留

水潴留是多西他赛常见的不良反应之一。为了降低水潴留及过敏反应的发生率和严重程度，推荐所有患者在化疗药物治疗开始前都应口服皮质激素。即使在化疗前 3 天给予地塞米松，仍有 6.5% 的患者出现严重水潴留（不能耐受的外周水肿、全身水肿、胸腔积液需要立即引流、静息时呼吸困难、心脏压塞和严重腹胀）。在严重水潴留时，可暂停紫杉烷类药物治疗并加用利尿药以协助排出过多体液。应鼓励患者使用弹力袜并抬高下肢以减轻下肢水肿。

（四）贫血

贫血及骨髓抑制在紫杉烷为基础的化疗中比较常见。当出现有症状（心动过速、呼吸急促、体位性低血压、气短、疲劳加重和皮肤苍白）的

贫血时，建议输血治疗。根据专科意见和患者的表现，部分贫血患者仍然可以继续化疗。促红素治疗，包括 α 依泊汀和 α 达贝泊汀可以在化疗期间给予。应进行贫血相关检查以排除潜在的疾病，如缺铁性贫血或维生素 B_{12} 缺乏性贫血[21, 23, 28, 29]。

（五）恶心呕吐

恶心呕吐在接受紫杉烷类药物治疗的患者中常见但可控。多西他赛和卡巴他赛都是低致吐风险的化疗药物。可以在化疗药物治疗前 30min 预先给予地塞米松（8~12mg，口服 / 静注）、甲氧氯普胺（10~20mg，口服 / 静注）、丙氯拉嗪（10mg，口服 / 静注）或昂丹司琼（8~16mg，口服），并根据需要每天使用。如果出现上述药物不能控制的严重恶心呕吐反应，可给予劳拉西泮（0.5~2mg，口服 / 舌下含服 / 静注）。对于频发恶心呕吐和进食减少的患者，医生可以考虑静脉输液[21, 23, 28, 30]。

（六）腹泻

47% 接受紫杉烷类药物治疗的患者会出现腹泻。这需要密切监测脱水和电解质紊乱的症状和体征。患者可能需要止泻药物（如洛哌丁胺），补充液体和电解质。如果每天大便次数比平时增加 7 次或以上，可能需要住院治疗。如果造口流出量较平常明显增多，自理性日常生活活动受限（CTCAE 分级 3 级或更高），则需要暂停治疗，减小药物剂量[21, 23, 28]。

（七）口腔炎 / 味觉改变

接受紫杉烷类药物治疗的患者可能会出现口腔溃疡。通常建议患者在化疗期间进行预防性口腔护理，包括化疗开始前牙齿检查、自我监测，以及每天口腔护理。患者可以每天用温水、小苏打和盐［半茶勺盐和一茶勺小苏打溶于一夸脱（1 夸脱 = 1.1365L）水中］制成的混

合液体漱口。可使用局部或全身镇痛药缓解疼痛；医生也常常开具"魔力漱口剂"以供患者使用。魔力漱口剂通常含有下面至少三种药物成分：抗生素、抗组胺药或局部麻醉药、抗真菌药、皮质类固醇和抗酸药。一些患者会出现味觉改变。多数患者描述为"金属样味觉"并且因此没有食欲。一旦治疗结束，这种变化是可逆的。医生应当告知患者，当出现口腔炎及味觉改变时注意维持适量营养摄入与液体摄入。含营养剂的饮料常常能提供帮助[21, 23, 28]。

（八）疲劳

患者在化疗过程中会出现疲劳。鼓励患者保持膳食平衡并且尽可能维持日常活动。白天可以小睡一会，但不要超过1h。短途步行及轻度锻炼可以提高患者的体能水平[21, 23, 28, 31]。

（九）感觉性周围神经病变

患者常常有手足麻木、刺痛或针扎样感觉。需要教育患者关注并及时报告周围神经病变的征象和症状，包括但不局限于冷热感觉的改变，手掌不能感知疼痛，不能系衬衫和裤子的扣子，不能捡起像硬币那样的小物件。如果出现2级或更高级别的神经病变，应推迟治疗或减小剂量。另外，需注意神经病变具有延迟效应，所以尽早停止化疗是关键[21, 23, 28]。

（十）指甲改变

接受多西他赛治疗时可能出现手指甲和（或）脚趾甲的改变。少数情况下指甲会脱落。需教育患者在治疗结束后指甲会再次生长。指甲应该保持干净并剪短。当做家务时（如刷盘子、清洁等）戴上手套[21, 23, 28]。

（十一）血小板减少

如果血小板值$< 100 \times 10^9$/L，医生应该停

止治疗至少1周。血小板通常无须特殊干预，可自行恢复。需教育患者在家做好预防出血的措施，例如用软毛刷刷牙，穿合适的鞋袜，避开尖锐物体，或及时报告任何非预期的出血。同时患者应该避免去药店购买阿司匹林或布洛芬。少数情况下，当血小板值$< 15 \times 10^9$/L或$< 50 \times 10^9$/L并伴有活动性出血时，应考虑输注血小板[21, 23, 28]。

（十二）脱发

在积极治疗时可能出现脱发。需教育患者，当治疗结束时头发会再次长出。在过渡期可以佩戴假发[21, 23, 28]。

（十三）过敏反应

如果患者没有使用足够的预防性类固醇激素，严重过敏反应会经常发生。这些症状包括广泛皮疹、红斑、低血压、气管痉挛或过敏反应等。需按各临床机构的处理流程进行过敏反应的管理和诊治[21, 23, 28]。

六、总结

前列腺癌可选的化疗方案很有限。紫杉烷类衍生物（如多西他赛和卡巴他赛）是一类常用的化疗药物，用于治疗mHSPC伴高危特征，以及mCRPC伴或不伴内脏转移灶。对于mHSPC患者，一线治疗方案是早期多西他赛联合ADT治疗。对于mCRPC患者，一线治疗方案包括口服药物（如阿比特龙＋泼尼松，或恩扎卢胺）或化疗（如多西他赛）。需根据患者症状和体能状态评分来决定采取口服还是化疗的治疗方案。二线治疗方案是卡巴他赛。当患者出现NEPC时，可选择的其他化疗药物有顺铂、卡铂、依托泊苷。NEPC是最少见和侵袭性最高的恶性前列腺癌之一。这种类型疾病常出现在那些接受阿比特龙、

恩扎卢胺或多西他赛、卡巴他赛治疗时疾病进展的患者。在化疗开始前，应密切监测和评估实验室检查结果和不良反应。如果出现毒性反应可能需要延迟治疗和（或）减小剂量。由于前列腺癌患者的化疗方案有限，需要更多药物研发相关临床试验来给患者提供更多的选择。

临床要点

- 前列腺癌化疗适用于以下情况：①转移性激素敏感性前列腺癌（mHSPC）合并高危特征；②转移性去势抵抗性前列腺癌（mCRPC）伴或不伴内脏转移灶。
- 最常用的细胞毒性化疗药物是紫杉烷类衍生物。
- CHAARTED 研究与 STAMPEDE 研究均提示，与单独 ADT 治疗相比，mHSPC 患者早期多西他赛联合 ADT 治疗可延长总生存期。
- 米托蒽醌仅被用于 mCRPC 患者缓解症状的姑息性治疗。
- 多西他赛单药是 mCRPC 患者的标准治疗方案。
- 在激素敏感状态时，接受过多西他赛治疗的患者同样可以从再次多西他赛治疗中获益。
- 如果患者在去势抵抗状态时多西他赛治疗后疾病进展，可选用二线卡巴他赛化疗。
- 多数神经内分泌前列腺癌患者对化疗（如基于铂类的治疗）和放疗有反应。
- 紫杉烷类药物（多西他赛和卡巴他赛）是微管抑制药。
- 紫杉烷类药物不良反应有疲劳、恶心、呕吐、味觉改变、口疮、指甲改变、肝毒性、脱发、肾毒性、中性粒细胞减少、贫血、血小板减少、水潴留 / 水肿等。
- 有助于每周期化疗前评估紫杉烷类药物毒性反应的化验指标包括中性粒细胞绝对计数（ANC）、血红蛋白、血小板、肾功能和肝功能。
- 紫杉烷类药物通过肝脏代谢，因此，患者常出现肝功能异常，需要密切监测。
- 多西他赛最常出现的不良反应之一是水潴留。推荐在化疗前口服皮质类固醇类激素以减轻水潴留等不良反应。

参 考 文 献

[1] NCCN. Prostate cancer [Internet]. 2018 Apr [cited 2018 Oct]. Available from: https://www.nccn.org/professionals/physician_gls/pdf/prostate.pdf.

[2] Sweeney CJ, Chen YH, Carducci M, et al. Chemohormonal therapy in metastatic hormone-sensitive prostate cancer. N Engl J Med. 2015;373:737–46.

[3] James ND, Sydes MR, Clarke NW, et al. Additional docetaxel, zoledronic acid, or both to first-line long-term hormone therapy in prostate cancer (STAMPEDE): survival results from an adaptive, multiarm, multistage, platform randomised controlled trial. Lancet. 2016;387:1163–77.

[4] Fizazi K, Tran N, Fein L, et al. Abiraterone plus prednisone in metastatic, castration-sensitive prostate cancer. N Engl J Med. 2017;377:352–60.

[5] Sydes MR, Spears MR, Manson MD, et al. Adding abiraterone or docetaxel to long-term hormone therapy for prostate cancer: directly randomized data from the STAMPEDE multi-arm, multi-stage platform protocol. Ann Oncol. 2018;29(5):1235–48.

[6] Ramamurthy C, Correa AF, Handorf EA, et al. Cost-effectiveness analysis of abiraterone acetate (AA) versus docetaxel (D) for the management of metastatic hormone naïve prostate cancer (mHNPC). J Clin Oncol.

2018;36:6514.

[7] Kantoff PW, Halabi S, Conaway M, et al. Hydrocortisone with or without mitoxantrone in men with hormone-refractory prostate cancer: results of the cancer and leukemia group B 9182 study. J Clin Oncol. 1999;17(8):2506.

[8] Tannock IF, Osoba D, Stockler MR, et al. Chemotherapy with mitoxantrone plus prednisone or prednisone alone for symptomatic hormone-resistant prostate cancer: a Canadian randomized trial with palliative end points. J Clin Oncol. 1996;14(6):1756–64.

[9] Tannock IF, Wit RD, Berry WR, et al. Docetaxel plus prednisone or mitoxantrone plus prednisone for advanced prostate cancer. N Engl J Med. 2004;351(15):1502–12.

[10] Quinn DI, Tangen CM, Hussain M, et al. Docetaxel and atrasentan versus docetaxel and placebo for men with advanced castration-resistant prostate cancer (SWOG S0421): a randomized phase 3 trial. Lancet. 2013;14(9):893–900.

[11] de Bono JS, Oudard S, Ozguroglu M, et al. Prednisone plus cabazitaxel or mitoxantrone for metastatic castration-resistant prostate cancer progressing after docetaxel treatment: a randomised open-label trial. Lancet. 2010;376(9747):1147–54.

[12] Eisenberger M, Hardy-Bessard AC, Kim CS, et al. Phase III study comparing a reduced dose of cabazitaxel (20 mg/m^2) and the currently approved dose (25 mg/m^2) in post docetaxel patients with metastatic castration-resistant prostate cancer-PROSELICA. J Clin Oncol. 2017;35(28):3198–206.

[13] Fizazi K, Scher HI, Molina A, et al. Abiraterone acetate for treatment of metastatic castration-resistant prostate cancer: final overall survival analysis of the COU-AA-301 randomized, double-blind, placebo-controlled phase 3 study. Lancet. 2012;13(10):983–92.

[14] Beer TM, Armstrong AJ, Rathkopf DE, et al. Enzalutamide in metastatic prostate cancer before chemotherapy. N Engl J Med. 2014;371:424–33.

[15] Song P, Huang C, Wang Y. The efficacy and safety comparison of docetaxel, cabazitaxel, estramustine, and mitoxantrone for castration-resistant prostate cancer: a network meta-analysis. Int J Surg. 2018;56:133–40.

[16] Dicken H, Hensley PJ, Kyprianou N. Prostate tumor neuroendocrine differentiation via EMT: the road less traveled. Asian J Urol. 2019;6:82–90.

[17] Tan HL, Sood A, Rahimi HA, et al. Rb loss is characteristic of prostatic small cell neuroendocrine carcinoma. Clin Cancer Res. 2013;20(4):890–903.

[18] Beltran H, Tomlins S, Aparicio A, et al. Aggressive variants of castration-resistant prostate cancer. Clin Cancer Res. 2014;20(11):2845–50.

[19] Nadal R, Schweizer M, Kryvenko ON, et al. Small cell carcinoma of the prostate. Nat Rev Urol. 2014;11(4): 213–9.

[20] Parimi V, Goyal R, Poropatich K, et al. Neuroendocrine differentiation of prostate cancer: a review. Am J Clin Exp Urol. 2014;2(4):273–85.

[21] Taxotere™(docetaxel) [Package insert]. Bridgewater: Sanofi-Aventis U.S. LLC; 2010. Available from: https://www.accessdata.fda.gov/drugsatfda_docs/label/2010/020449s059 lbl.pdf.

[22] De Morrée ES, Vogelzang NJ, Petrylak DP, et al. Association of survival benefit with docetaxel in prostate cancer and total number of cycles administered. JAMA Oncol. 2017;3(1):68.

[23] Jevtana™ (cabazitaxel) [Package insert]. Bridgewater: Sanofi-Aventis U.S. LLC; 2010. Available from: https://www.accessdata.fda.gov/drugsatfda_docs/label/2010/201023lbl.pdf.

[24] Novantrone™ (mitoxantrone) [Package insert]. Rockland: EMD Serono, Inc.; 2008. Available from: https://www.accessdata.fda.gov/drugsatfda_docs/label/2009/019297s030s031lbl.pdf.

[25] NCI. Common terminology criteria for adverse events (CTCAE) [Internet]. 2017 Nov 27 [cited 2019 Jan]. Available from: https://ctep.cancer.gov/protocoldevelopment/electronic_applications/ docs/ctcae_v5_quick_reference_8.5x11.pdf.

[26] NCCN. Prevention and treatment of cancer-related infection [Internet]. 2019 Jan [cited 2019 Jan]. Available from: https://www.nccn.org/professionals/physician_gls/pdf/infections.pdf.

[27] NCCN. Hematopoietic growth factor [Internet]. 2019 Jan [cited 2019 Mar]. Available from: https://www.nccn.org/professionals/physician_gls/pdf/growthfactors.pdf.

[28] NIH. Side effects of cancer treatment [Internet]. Updated 2018 Aug [cited 2019 Jan]. Available from: https://www.cancer.gov/about-cancer/treatment/side-effects.

[29] NCCN. Cancer- and chemotherapy-induced anemia [Internet]. 2018 Mar [cited 2019 Jan]. Available from: https://www.nccn.org/professionals/physician_gls/pdf/anemia.pdf.

[30] NCCN. Antiemesis [Internet]. 2018 Mar [cited 2019 Jan]. Available from: https://www.nccn. org/professionals/physician_gls/pdf/antiemesis.pdf.

[31] NCCN. Cancer-related fatigue [Internet]. 2018 Feb [cited 2019 Jan]. Available from: https:// www.nccn.org/professionals/physician_gls/pdf/fatigue.pdf.

第 10 章　前列腺癌的放射性药物

Radiopharmaceuticals for Prostate Cancer

Ann E. Donnelly　Mark D. Hurwitz　著

李山湜　张建华　范　岩　译

一、放射性药物概述

拥有实践经验和资质的医生和机构才能管理和使用放射性药物。美国放射学会（ACR）制订了一项放射性药物管理的实践标准，但也需要遵守美国各州和地方性法规。负责治疗的医生应亲自对准备接受放射性药物治疗的患者进行评估，并应取得患者知情同意后才能进行放射性药物治疗。医生应向患者详细交代可能发生的不良反应、保障措施和替代治疗方法。

二、锶 -89

锶 -89 是一种发射 β 射线的放射性核素，半衰期 50.5 天，是 FDA 批准的第一个用于治疗已知骨转移相关疼痛的放射性药物[5]。

（一）作用机制

锶 -89 以类似钙离子的方式沉积在骨骼中，并且在成骨性病变中摄取增高[5]。锶 -89 发射 β 射线，最大射程为 8mm，最大能量为 1.463MeV，因此其对正常组织的影响小[5]。

（二）药代动力学

锶 -89 进入体内后大部分被骨组织吸收，其余部分则迅速从血液中清除[5]。由于锶 -89 在体内的行为类似于钙离子，因此能在成骨性较强的转移性骨病变中被大量吸收[5]。锶 -89 的半衰期为 50.5 天，其产生的射线作用于病变骨和正常骨的时间较长[5]，并且锶 -89 在骨转移病灶中的滞留时间比正常骨组织要长。进入体内后，50% 以上的锶 -89 会沉积在骨组织中[5]。药物排泄 2/3 通过肾脏，1/3 通过肠道。尤其在治疗后的前 2 天，大部分药物通过尿液排出[5]。

（三）剂量和给药

锶 -89 的给药方式为静脉缓慢推注，时间 1～2min，剂量为 148MBq（4mCi）或 1.5～2.2MBq/kg（40～60μCi/kg）[5]。再次给药前，须评估患者第一次治疗后的耐受情况[5]。两次治疗的间隔不得少于 90 天。虽然对于肾功能不全患者目前尚无明确的剂量调整推荐方案，但由于该药物大部分通过肾脏排泄，肾功能受损的患者应谨慎使用[9]。

（四）不良反应和注意事项

锶 -89 对白细胞和血小板的影响最为常见，对骨髓的影响也很常见。与镭 -223 或钐 -153 相比，锶 -89 较长的半衰期可能造成血细胞计数恢复缓慢，一些患者甚至不能完全恢复。在给药前应进行全血细胞计数检测，注射后每 2 周复查一次[5]。参照生产厂家的药品说明书，血小板计数低于 60 000/L 或白细胞计数低于 2400/L 的患者应谨慎使用[5]。然而，由于许多患者使用锶 -89 后血小板计数会下降 30% 甚至更多，推荐更为保守的基线值，如血小板计数 ≥ 100 000/L 和白细胞计数 ≥ 3000/L[5]。一般情况下，锶 -89 治疗后 12～16 周血细胞计数会下降到最低点，需要 6 个月左右时间血细胞计数才能恢复[9]。一部分患者在给药后 36～72h 会出现骨痛加剧，通常使用镇痛药物处理[5]。快速推注药物时，患者可能会出现潮红[9]。其他报道的较为少见的不良反应包括寒战、发热、潮热和败血症[9]。与所有放射性药物一样，锶 -89 可能会对胎儿造成伤害，孕妇不应使用[5]，并应建议患者避孕。虽然尚无已知的禁忌证，但对于所有存在骨髓抑制风险的患者不建议使用[5]。目前没有已知的严重的药物相互作用。

（五）安全措施和患者教育

医生必须接受过放射性药物使用培训，并在专业场所才能使用锶 -89。锶 -89 应储存在铅容器中，整个操作过程应在有效的辐射屏蔽防护下进行[9]。由于锶 -89 经肾脏排泄，所以尿失禁患者应进行导尿从而避免污染和暴露[5]。应指导患者在如厕后反复多次冲洗马桶，并认真洗手。一般在给药后 7～20 天疼痛开始缓解[5]。

（六）应用背景和临床研究

已有一些临床试验对锶 -89 进行了评估。在一项针对去势抵抗转移性前列腺癌伴转移性骨痛患者的小样本、安慰剂对照试验中，患者被随机分配接受锶 -89 或安慰剂治疗。5 周后，对患者进行重新评估，如果患者仍感到疼痛，

则可进行第二次治疗。利用评分系统对患者的疼痛进行评估，将其分为恶化、无显著变化、部分改善、实质性改善或显著改善[2]。最终的分析结果显示，只有锶 -89 治疗组患者的疼痛能够得到完全缓解，锶 -89 治疗组中疼痛评分显著降低的患者多于安慰剂组（$P < 0.01$）[2]。另一项随机、安慰剂对照的 Ⅲ 期临床试验，评估了锶 -89 辅助外照射治疗转移性前列腺癌患者的效果。共有 126 名去势抵抗性前列腺癌患者采用局部放疗加单次注射锶 -89 或安慰剂进行治疗，随后进行肿瘤标记物和疼痛评估[19]。锶 -89 治疗组患者服用的镇痛药量减少，新发疼痛部位减少（安慰剂组为 1.213，锶 -89 治疗组为 0.587，$P < 0.002$）。锶 -89 治疗组患者的生活质量指标改善、疼痛减轻、体力活动改善，差异有统计学意义（$P < 0.05$）[19]。

还有一些临床试验对锶 -89 联合化疗进行了评估。一项小样本的随机对照 Ⅱ 期临床试验中，103 名转移性去势抵抗性前列腺癌患者伴有肿瘤相关症状增多或 PSA 升高，均接受了多柔比星、酮康唑、长春碱和雌莫司汀诱导化疗[11]。经过 2～3 个周期化疗后病情稳定或好转的患者，随机分配接受 6 周多柔比星治疗或 6 周多柔比星加 1 次锶 -89 治疗[11]。该研究结果发现，接受锶 -89 联合化疗的患者总生存期增加，平均生存期为 27.7 个月，而化疗组为 16.8 个月[11]。但由于目前认为多柔比星在前列腺癌治疗中的疗效有限，造成该研究存在局限性。一项名为 TRAPEZE 的临床试验共纳入了 757 名转移性去势抵抗性前列腺癌患者，他们被随机分为四组：单用多西他赛组、多西他赛联合唑来膦酸组、多西他赛联合锶 -89 治疗组、多西他赛联合唑来膦酸和锶 -89 治疗组。结果显示，化疗联合锶 -89 治疗组对出现临床疾病进展的时间有轻微影响，可延长约 1 个月（HR=0.85，95%CI 0.73～0.99；P=0.03），但

总生存期无改善[20]。

锶 -89 是治疗骨转移性骨痛的有效手段。患者在治疗前应进行影像学检查或组织学活检以确定是否存在骨转移。锶 -89 对成骨性骨转移病变的高亲和力和低组织穿透力有助于对肿瘤进行靶向治疗，同时减少对正常组织的影响。此外，锶 -89 可能更有助于治疗经其他方法治疗后疼痛仍持续存在的患者。应告知患者在注射锶 -89 后 36～72h 可能出现闪烁痛，并在注射前制订处理这种疼痛的治疗方案，如调整镇痛药物剂量。由于多数患者要到给药后 7～20 天疼痛才开始缓解，所以该治疗并不适用于预期寿命很短的患者。此外，锶 -89 是最昂贵的放射性药物之一，其较高的价格会限制它的应用[15]。由于锶 -89 的半衰期比钐 -153 EDTMP 长，血液学不良反应相对更大，因此钐 -153 EDTMP 在治疗弥漫性、以成骨转移为主的骨转移性疼痛方面应用更广。

三、钐 -153

钐 -153 是一种能发射中能 β 粒子的放射性核素。钐 -153 的半衰期为 1.93 天，比镭 -223 和锶 -89 短得多。钐 -153EDTMP 适用于治疗经核素骨显像证实的成骨性转移病变引起的骨痛患者[6]。

（一）作用机制

钐 -153 EDTMP 被骨转移病灶吸收，释放出射线作用于病灶局部。钐 -153 本身的骨亲和力并不高，但与 EDTMP（乙二胺四亚甲基膦酸）螯合形成化合物后就具有了较强的骨靶向性[16]。该药物缓解骨转移疼痛的确切机制尚不清楚[6]。钐 -153 EDTMP 比其他放射性药物（如锶 -89）的衰变快得多，其辐射能量会在较短的时间内迅速释放。

（二）药代动力学

注射入血后，钐 -153 EDTMP 从血液中清除迅速[16]。钐 -153 EDTMP 化合物对骨具有亲和力，并且被成骨性病变吸收的量约为正常骨的 5 倍[6]。患者的成骨病变越多，药物摄取越多；对于溶骨性病变患者的疗效尚不明确[6]。未被骨骼吸收的药物通过尿液被迅速清除排出[16]。钐 -153 EDTMP 以完整的化合物形式经尿液排泄，34.5%（±15%）在 6h 内排出。尿液中放射性物质的排泄时间约持续 12h[6]。钐 -153 EDTMP 发射的 β 射线在软组织中的最大射程为 3mm，在骨骼中约 1.7mm[6]。临床研究显示，患者的年龄（包括高龄）似乎并不影响钐 -153EDTMP 的药代动力学[6]。

（三）剂量和给药

钐 -153 EDTMP 的用药剂量为 1mCi/kg 或 37MBq/kg，静脉推注 1min，之后用生理盐水冲洗输液管道。给药前让患者饮水 500ml 或静脉补液以促进排泄。对于体重过低或过度肥胖的患者在计算剂量时应谨慎[6]。

（四）不良反应和预防措施

接受钐 -153 EDTMP 治疗的患者，骨髓抑制是一个显著的不良反应，但通常是可预测的。在临床试验中，高达 95% 的患者的白细胞计数和血小板计数较治疗前下降了 40%～50%，并且在给药后 3～5 周达到计数的最低点[6]。大多数患者在治疗后 8 周内计数值能够恢复到基线水平[6]，因此患者在治疗后至少 8 周内应每周进行血液学检查，以评估骨髓功能。在临床试验中，有在接受 β 射线药物治疗过程中发生弥散性血管内凝血（DIC）的死亡病例，因此应对患者密切监测。对所有在治疗前有证据显示骨髓功能不良的患者应慎重进行治疗。由于存在显著的骨髓抑制风险，患者在接受钐 -153 EDTMP 治疗时，一般情况下不应同时接受化疗或外照射治疗，除非预期获益会高于风险[6]。

还有报道发现患者在治疗期间出现低钙血症[7]。其他不太常见的不良反应包括心律失常、高血压、卒中、头晕、皮肤瘀斑、腹泻、骨痛、脊髓压迫、血尿、支气管炎和鼻出血[7]。钐 -153 EDTMP 会对胎儿造成伤害，因此对育龄女性在治疗前应确定其妊娠试验阴性[6]。应建议患者避孕，并在治疗后使用有效的避孕措施。钐 -153 EDTMP 禁用于任何已知对该化合物过敏的患者[6]。

推荐采取增加水化的措施以促进该化合物从尿液排泄，但对有充血性心力衰竭和肾功能不全病史的患者应谨慎采用。由于还没有开展符合要求的临床研究，目前尚无明确的根据肾功能进行剂量调整的指南[6]。含有放射性物质的尿液会在给药后约 12h 内进行排泄，应采取预防措施避免接触钐 -153 EDTMP 治疗后患者的尿液。鼓励患者在治疗后勤排尿，以减少膀胱受到的照射[6]。

（五）患者教育

医生应指导患者采取预防措施以避免在给药后 12h 内接触尿液中的放射性物质[6]。马桶在使用后应多次冲洗。所有被污染的纺织物都应单独清洗，或者存放 1～2 周等待放射性自然衰变[7]。对于治疗后出现的暂时性骨痛的患者可以使用镇痛药物处理。通常在治疗后 1 周疼痛开始缓解，3～4 周内完全缓解[6]。

（六）应用背景和临床研究

一些临床试验对钐 -153 EDTMP 的疗效进行了评估。在一项随机双盲临床研究中，118 名骨转移性疼痛的患者接受了 0.5mCi/kg 或 1.0mCi/kg 剂量的钐 -153 治疗或安慰剂对照。研究结果显示，有 62%～72% 的接受 1.0mCi/kg 剂量治疗的患者在注射后 4 周内有一定程度的疼痛缓解，31% 的患者在治疗后 4 周疼痛缓解程度为"显著"或"完全缓解"[17]；43% 的接受 1.0mCi/kg 剂量的患者在治疗结束后 16 周疼痛症状也有改善[17]；4 级骨髓不良反应未见报道[17]。另一项随机、双盲临床试验纳入了 152 名转移性去势抵抗性前列腺癌合并骨痛的患者，在试验中患者接受放射性或非放射性钐 -153 化合物的治疗。与安慰剂相比，使用放射性钐 -153 的患者在治疗后 1～2 周疼痛减轻[18]，试验也观察到了骨髓抑制的不良反应，但未出现 4 级骨髓抑制[18]。

钐 -153 EDTMP 的半衰期比其他放射性药物要短，其主要的辐射作用时间约为 1 周，而锶 -89 约为 25 周[16]。钐 -153 EDTMP 的重复治疗适用于经治疗疼痛缓解后又出现疼痛，并且骨髓功能良好的患者。总之，在对患者合理筛选和治疗后密切监测的情况下，钐 -153 EDTMP 能够作为治疗骨转移性骨痛的一种有效治疗手段。

四、镭 -223

镭 -223 以发射 α 射线为主，半衰期为 11.4 天[14]。镭 -223 产生的射线包括 95.3% 的 α 射线、3.6% 的 β 射线和 1.1% 的 γ 射线[4]。镭 -223 被用于治疗症状性去势抵抗性且无已知内脏转移的前列腺癌骨转移患者[4]。镭 -223 的一个最重要特征是对去势抵抗性前列腺癌患者的生存获益。

（一）作用机制

发射 α 射线的镭 -223 在体内与钙离子相似，能够在新骨生长区域形成复合物[10]。其发射的高能 α 粒子可使 DNA 双链断裂，进而导致细胞死亡。反之，由于镭 -223 的作用范围小于 100μm，其对周围正常组织的影响很小[4]。

（二）药代动力学

进入体内后，镭 -223 从血液迅速分布到骨骼或排泄到肠道，15min 后只有 20% 的药物残留在血液循环中，4h 后降至 4%。在临床试验中，心脏、肝、肾、膀胱和脾等器官在给药后 4h 都没有明显的摄取[4]，吸收剂量最高的人体器官包括成骨细胞为主的骨组织、红骨髓，以及上段和下段结肠肠壁[4]。镭 -223 在体内进行衰变而不是代谢[4]。注入后 7 天约 63% 的镭 -223 通过粪便和尿液从体内排出[4]，胃肠蠕动较慢的患者的肠道受到的辐射较多，这是否会导致胃肠道不良反应增加目前还不清楚[4]。

（三）剂量和给药

镭 -223 的用药剂量需要根据患者体重、剂量水平、产品的放射性浓度并经衰变系数校正后计算得到[4]，剂量为 50kBq/kg（1.35μCi/kg）。镭 -223 的给药方式为静脉推注 1min，注射前和注射后用生理盐水冲洗输液管道。由于缺乏临床数据，中重度肝功能受损的患者不建议进行剂量调整，因为镭 -223 并不在肝脏代谢，也不通过胆汁清除，肝功能受损应该不会影响机体代谢药物的能力[4]。目前不建议对轻度肾功能受损（肌酐清除率 60～89ml/min）或中度肾功能受损（肌酐清除率 30～59ml/min）的患者进行剂量调整[4]，对于重度肾功能受损（肌酐清除率 < 30ml/min）的患者也没有足够的证据支持需要进行剂量调整[4]。

（四）不良反应和注意事项

镭 -223 常见的不良反应（> 10%）包括一过性骨髓抑制、胃肠道反应和水肿[4]，较少见的不良反应包括肾功能不全 / 肾衰竭、脱水、

注射部位反应和罕见的继发恶性肿瘤[4]。脱水可能与治疗所致的胃肠道反应有关。在动物实验中，骨肉瘤的发病率有所增加[4]。镭 -223 会增加患者一生中总辐射剂量，在准备治疗时应考虑到这一点。

在一项临床试验中，有 2% 的患者与安慰剂组相比出现了明显的骨髓抑制或全血细胞持续性减少[4]。接受镭 -223 治疗的患者应在治疗开始前和每次给药前进行血细胞计数评估，患者的中性粒细胞绝对值（ANC）≥ 1.5×10^9/L，血小板计数 ≥ 100×10^9/L，血红蛋白 ≥ 10g/dl，才能进行镭 -223 治疗[4]；ANC ≥ 1×10^9/L，血小板计数 ≥ 50×10^9/L，才能进行后续治疗；如果实验室检查指标不合格，则应暂停治疗；若 6～8 周内血细胞计数水平仍没有恢复，应终止镭 -223 治疗[4]。除临床试验外，镭 -223 不应与化疗同时进行[4, 8]。目前尚未开展药物相互作用的相关研究，但在临床试验中未发现镭 -223 与双膦酸盐或钙通道阻断药之间有明确的相互作用[4]。

（五）预防措施和患者教育

镭 -223 治疗后应采取预防保护措施，并对患者及其家属进行教育和指导。注射镭 -223 后 1～2 周内，建议患者和家属采取预防措施，避免密切接触。患者应多饮水，并坐在马桶上排尿以避免尿液溅出，在每次排尿后冲洗马桶两次；还应指导患者在排尿后认真洗手。护理人员在处理体液（如尿液、粪便和呕吐物）时应戴手套。任何带有体液的衣物应立即单独清洗。尽管镭 -223 的治疗剂量低，外照射作用弱，工作人员仍应采取预防措施，尽量减少在对患者护理过程中受到的辐射。男性在性交时应使用避孕套，育龄女性伴侣在患者镭 -223 治疗期间应使用避孕药并在治疗后至少 6 个月内避孕。还没有明确的数据显示镭 -223 对生育的影响，但镭 -223 有可能导致不育[4]。

（六）应用背景和临床研究

ALSYMPCA 试验是一项用于评估镭 -223 临床获益的随机对照、双盲Ⅲ期临床试验，与最佳的支持治疗进行对比。该试验纳入了 921 名去势抵抗性前列腺癌伴有已知的骨转移患者，这些患者既往接受或未接受多西他赛治疗。患者被随机分为两组，一组用镭 -223 治疗，另一组用安慰剂治疗。该研究被提前结束，因为中期数据分析显示镭 -223 治疗组的总生存期显著改善（OS，14.0 个月 vs. 11.2 个月；HR=0.70，95%CI 0.55～0.88；双向 P=0.002）[10]。最终的分析结果显示，接受镭 -223 治疗的患者中位生存期比安慰剂组延长了 3.6 个月（14.9 个月 vs. 11.3 个月；HR=0.70，95%CI 0.58～0.83；$P < 0.001$）[10]。与安慰剂相比，使用镭 -223 治疗的患者症状性骨相关事件（定义为症状性骨折）的发生时间延迟[10]。试验中，镭 -223 治疗组和安慰剂组的不良反应发生率无显著差异。在随后的亚组分析中评估了镭 -223 治疗前接受多西他赛化疗的患者，发现无论之前是否接受多西他赛治疗，患者的总生存期均有增加，并且之前接受多西他赛治疗的患者对镭 -223 的耐受性良好[13]。

尽管对有效剂量和耐受剂量的最佳数值尚有疑问，ALSYMPCA 试验采用了患者接受 6 次注射的治疗方案。在一项小样本的研究中，对 44 名去势抵抗性前列腺癌骨转移患者进行了重复治疗。这些患者之前曾接受镭 -223 治疗，并且没有出现病情进展。患者每 4 周接受 1 次镭 -223 注射，最多达 6 次。在治疗期间或治疗后 2 年的随访中，接受重复治疗的患者的血液学毒性未增加[12]，影像学进展率也较低[12]。关于镭 -223 的重复治疗或更长疗程的治疗时间，还需要进一步的临床研究。目前进行的临床试验正在观察镭 -223 对于前列腺癌以外的其他肿瘤所致的成骨性转移患者是否有益。

关于镭 -223 与其他药物（包括阿比特龙、恩扎鲁胺、多西他赛、奥拉帕利和免疫疗法）联合治疗的临床研究也在进行中[21, 22]。ERA-223 试验是一项大样本、随机、双盲、安慰剂对照的Ⅲ期临床试验，研究对象是去势抵抗性前列腺癌伴有骨转移的无症状或轻微症状患者，之前未接受过化疗，采用镭 -223 联合阿比特龙和泼尼松 / 泼尼松龙治疗，并与安慰剂对照[21]。由于试验期间发现骨折和死亡病例增加，本研究在早期便取消了盲法。研究结果显示，镭 -223 治疗组中有 28.6% 的患者发生骨折，而安慰剂组仅为 11.4%，镭 -223 治疗组的死亡人数也有所增加（38.5% vs. 35.5%）[4]。这些发现使得最新的镭 -223 产品说明书中更新了注意事项，欧洲药品管理局（EMA）和加拿大卫生部也因此发布了警示[3, 4]。故在临床试验之外，目前不建议镭 -223 与阿比特龙和泼尼松同时使用。

患者应在最初使用镭 -223 之前进行基线检查或进行核医学全身骨显像，或氟化钠 PET 骨显像来评估骨病变的情况。一般情况下，转移性去势抵抗性前列腺癌的患者如果有两个或两个以上有症状的骨转移病灶才能接受镭 -223 治疗。骨病的症状可包括疼痛或骨折[1]。伴有已知的腹部、肺部或脑部肿瘤患者，不应进行镭 -223 治疗。除了血液学检查和不良反应评估外，还应在治疗开始时和整个治疗期间每月进行疼痛评估，以观察病情变化。

五、新的发展方向和结论

如上所述，目前的临床试验正在评估放射性药物与其他药物联合治疗转移性前列腺癌，也在观察放射性药物在其他肿瘤中的应用。治疗前列腺癌的新型放射性药物也在研发中。镥 -177 PSMA 是将发射中能 β 射线的放射性核素标记到一种能与 PSMA 特异结合的蛋白质上而形成的放射性配体，其中 PSMA 是一种在前列腺癌细胞膜上高度表达的跨膜糖蛋白[22, 23]。已经发现 PSMA 在前列腺癌细胞中过度表达，因此镥 -177 PSMA 放射性配体既可靶向骨骼也可靶向软组织病灶。PSMA 还被发现存在于其他一些脏器和组织中，如小肠和唾液腺，这些脏器和组织也可能受到一定剂量的辐射[24]。镥 -177 PSMA 放射性配体与细胞表面的 PSMA 结合并随后进入到细胞内，通过发出射线导致细胞 DNA 损伤和细胞死亡而发挥治疗作用[23]。在前期的研究中已发现镥 -177 PSMA 可降低 PSA 水平，但受研究时间所限，目前开展的临床试验还没有得出关于总生存期等指标的结果[23]。到目前为止，镥 -177 PSMA 的不良反应较小，包括血液学毒性、轻度恶心、乏力和口干[23]。钍 -227 PSMA 是另一种用 α 射线放射性核素标记的配体，正处于临床试验阶段，并在前期的临床前研究中显示出良好的应用前景[22]。

放射性药物在骨转移的治疗中发挥着重要作用[1]。镭 -223 是一种具有 1 类证据的治疗方法，可以缓解前列腺癌骨转移患者的疼痛，并延长无内脏转移的前列腺癌骨转移患者的总生存期。与其他放射性药物相比，镭 -223 发射的 α 粒子射程短，局部产生的辐射能量更高，也降低了对正常组织的作用和骨髓抑制程度。除临床试验外，镭 -223 不应与化疗或阿比特龙和泼尼松联合使用。锶 -89 和钐 -153 已被证明可以缓解那些不适合采用传统外放射治疗的骨转移患者的疼痛，但没有生存获益。与钐 -153 相比，锶 -89 的半衰期较长，骨髓抑制发生率较高。由于使用这些药物可能造成骨髓抑制的时间延长，因此会影响后续的化疗药物的使用。尽管如此，放射性药物仍是治疗骨转移骨痛的有效手段。

目前还有一些在放射性药物治疗骨转移方面的高级治疗师（APP），这些人员不能进行放射性药物的处方开具或管理，通常是参与治疗过程中患者的管理及治疗后随访。治疗前和治疗后的实验室检查监测有助于确定患者是否无法耐受治疗或产生不良反应。高级治疗师应能够观察到放射性药物可能产生的不良反应，并且提示患者在治疗后立即采取预防措施。高级治疗师在患者教育和加强指导方面发挥了重要作用。

对高级治疗师的建议

- 医师和机构必须具有处理和使用这些药物的经验和许可证才能管理放射性药物。
- 锶 -89 和钐 -153 EDTMP 已被证实能改善肿瘤患者骨转移相关的疼痛。这两种药物中，通常更推荐钐 -153，因为它的半衰期较短，血液学毒性较轻。
- 研究表明，镭 -223 可提高去势抵抗性前列腺癌骨转移患者的总生存期。
- 除临床试验之外，由于骨折和死亡风险增加，镭 -223 不应与阿比特龙和泼尼松一起使用，也不应与其他新一代抗雄激素药物同时使用。
- 接受放射性药物治疗的患者应密切监测血细胞计数以评估骨髓抑制的情况，尤其是锶 -89 的风险最高。
- 高级治疗师在对患者治疗后进行辐射安全教育，以及在可能出现的不良反应和相关症状的管理中能够发挥重要作用。

参 考 文 献

[1] Roodman GD. Mechanisms of bone metastasis [internet]. N Engl J Med. 2004;350:1655–64; [cited 9 Dec 2018]. Available from https://www.nejm.org/doi/full/10.1056/NEJMra030831.

[2] Lewington VJ, McEwan AJ, Ackery DM, Bayly RJ, Keeling DH, Macleod PM, et al. A prospective, randomised double-blind crossover study to examine the efficacy of strontium-89 in pain palliation in patients with advanced prostate cancer metastatic to bone [internet]. Eur J Cancer Clin Oncol. 1991;27(8):954–8; [cited 7 Feb 2019]. Available from https://www.sciencedirect.com/science/article/pii/027753799190257E. https://doi.org/10.1016/0277–5379(91)90257–E.

[3] European Medicines Agency. Xofigo [internet]. London: European Medicines Agency; 2018; [cited 7 Feb 2019]. Available from: https://www.ema.europa.eu/en/medicines/human/referrals/ xofigo#all-documents-section.

[4] Full prescribing information Xofigo (radium-223 dichloride) [internet]. Whippany: Bayer HealthCare Pharmaceuticals, Inc; c2013. Xofigo; [revised 2018 Aug; cited 10 Feb 2019]; [about 14 pages]. Available from: http://labeling.bayerhealthcare.com/html/products/pi/Xofigo_PI.pdf.

[5] Metastron (strontium-89 chloride injection) [internet]. Arlington Heights: GE Healthcare; c2013. Metastron [revised 2013 Dec; cited 10 Feb 2019]; [about 7 pages]. Available from: https://www.accessdata.fda.gov/drugsatfda_docs/label/2013/020134s012lbl.pd.f

[6] Quadramet (samarium sm-153 Lexidronam injection) [internet]. N. Billerica: Lantheus Medical Imaging, Inc; c2018. Quadramet; [revised 2018 Mar; cited 10 Feb 2019]; [about 2 pages]. Available from http://www.lantheus.com//assets/Quadramet-US-PI-513145–0318– mktg.pdf.

[7] Lexicomp [internet]. Hudson: Wolters Kluwer; c2019. Samarium Sm-153 Lexidronam [updated 4 Dec 2018; cited 10 Feb 2019]; [about 9 pages]. Available from: http://online.lexi.com/lco/action/doc/retrieve/docid/patch_f/3509453?hl=480430.

[8] Lexicomp [internet]. Hudson: Wolters Kluwer; c2019. Radium-223 [updated 24 Jan 2019; cited 10 Feb 2019]; [about 9 pages]. Available from: http://online.lexi.com/lco/action/doc/ retrieve/docid/patch_f/4487822?hl=576710#.

[9] Lexicomp [internet]. Hudson: Wolters Kluwer; c2019. Strontium-89 [updated 5 Jan 2019; cited 10 Feb 2019]; [about 8 pages]. Available from: http://online.lexi.com/lco/action/doc/ retrieve/docid/patch_f/7705?hl=6990.

[10] Parker C, Nilsson S, Heinrich D, Helle SI, O'Sullivan JM, et al. Alpha emitter Radium-223 and survival in metastatic prostate cancer [internet]. N Engl J Med. 2013;369:213–23; [cited 9 Dec 2018]. Available from https://www.nejm.org/doi/full/10.1056/NEJMoa1213755.

[11] Tu SM, Millikan RE, Mengistu B, Delpassand ES, Amato RJ, Pagliaro LC, et al. Bone-targeted therapy for advanced androgen-independent carcinoma of the prostate: a randomised phase II trial [internet]. Lancet. 2001;357:336–41; [cited 7 Feb 2019]. Available from https:// www.sciencedirect.com/science/article/pii/S0140673600036394?via%3Dihub. https://doi.org/10.1016/S0140–6736(00)03639–4.

[12] Sartor O, Heinrich D, Mariados N, Mendez Vidal MJ, Keizman D, et al. Re-treatment with radium-223: first experience from an international, open-label, phase I/II study in patients with castration-resistant prostate cancer and bone metastases [internet]. Ann Oncol. 2017;28(10):2464–71; [cited 9 Dec 2018]. Available from https://academic.oup.com/annonc/article/28/10/2464/3978060.

[13] Hoskin P, Sartor O, O'Sullivan JM, Johannessen DC, Helle SI, Logue J, et al. Efficacy and safety of radium-223 dichloride in patients with castration-resistant prostate cancer and symptomatic bone metastases, with or without previous docetaxel use: a prespecified subgroup analysis from the randomised, double-blind, phase 3 ALSYMPCA trial [internet]. Lancet Oncol. 2014;15(12):1397–406; [cited 15 Dec 2018]. Available from https://www.ncbi.nlm.nih.gov/ pubmed/25439694. https://doi.org/10.1016/S1470–2045(14)70474–7.

[14] Bruland O, Nilsson S, Fisher DR, Larson RH. High-linear transfer irradiation targeted to skeletal metastases by the α-emitter ^{223}Ra: adjuvant or alternative to conventional modalities? [internet]. Clin Cancer Res. 2006;12:6250s–7s; [cited 5 Jan 2019]. Available from http://clincancerres. aacrjournals.org/content/clincanres/12/20/6250s.full.pdf.

[15] Das T, Pillai MRA. Options to meet future global demand of radionuclides for radionuclide therapy [internet]. Nucl Med Biol. 2013;40(1):23–32; [cited 5 Jan 2019]. Available from https://www.sciencedirect.com/science/article/pii/S0969805112002521.

[16] Sartor O. Overview of samarium Sm 153 lexidronam in the treatment of painful metastatic bone disease [internet]. Rev Urol. 2004;6(Suppl 10):S3–S12; [cited 6 Jan 2019]. Available from https://www.ncbi.nlm.nih.gov/pmc/articles/PMC1472939/.

[17] Serafini AN, Houston SJ, Resche I, Quick DP, Grund

FM, et al. Palliation of pain associated with metastatic bone cancer using sarmarium-153 lexidronam: a double-blind placebo-controlled clinical trial [internet]. J Clin Oncol. 1998;16(4):1574–81; [cited 6 Jan 2019]. Available from http://ascopubs.org/doi/pdf/10.1200/JCO.1998.16.4.1574.

[18] Sartor O, Reid RH, Hoskin PJ, Quick DP, Ell PJ, et al. Samarium-153–Lexidronam complex for treatment of painful bone metastases in hormone-refractory prostate cancer [internet]. Urology. 2004;63(5):940–5; [cited 6 Jan 2019]. Available from https://www.sciencedirect. com/science/article/pii/S0090429504001438?via%3Dihub.

[19] Porter AT, McEwan AJB, Powe JE, Reid R, McGowan DG, Lukka H, et al. Results of a randomized phase-III trial to evaluate the efficacy of strontium-89 adjuvant to local field external beam irradiation in the management of endocrine resistant metastatic prostate cancer [internet]. Int J Radiat Oncol Biol Phys. 1993;25(5):805–13; [cited 30 Jan 2019]. Available from https://www.sciencedirect. com/science/article/pii/036030169390309J?via%3Dihub. https:// doi.org/10.1016/0360–3016(93)90309–J.

[20] James ND, Pirrie SJ, Pope AM, Barton D, Andronis L, Goranitis I, et al. Clinical outcomes and survival following treatment of metastatic castrate-refractory prostate cancer with docetaxel alone or with strontium-89, zoledronic acid, or both. The TRAPEZE randomized clinical trial [internet]. JAMA Oncol. 2016;2(4):493–9; [cited 30 Jan 2019]. Available from https://jamanetwork. com/journals/jamaoncology/fullarticle/2482917. https:// doi.org/10.1001/ jamaoncol.2015.5570.

[21] van der Doelen MJ, Mehra N, Hemsen R, Janssen MJR, Gerritsen WR, van Oort IM. Patient selection for radium-223 therapy in patients with bone metastatic castration-resistant prostate cancer: new recommendations and future perspectives [internet]. Clin Genitourin Cancer. 17:79: Online 2018 November 22 [cited 7 Feb 2019]. Available from https://www. sciencedirect.com/science/article/pii/ S1558767318307109#bib34. https://doi.org/10.1016/j. clgc.2018.11.008.

[22] Nevedomskaya E, Baumgart SJ, Haendler B. Recent advances in prostate cancer treatment and drug discovery [internet]. Int J Mol Sci. 2018;19(5):1359; [cited 10 Feb 2019]. Available from https://www.ncbi.nlm.nih.gov/ pmc/articles/PMC5983695/. https://doi.org/10.3390/ ijms19051359.

[23] Ferdinandus J, Violet J, Sandhu S, Hofman MS. Prostate-specific membrane antigen theranostics: therapy with lutetium-177 [internet]. Curr Opin Urol. 2018;28(2):197–204; [cited 10 Feb 2019]. Available from https://journals. lww.com/co-urology/fulltext/2018/03000/ Prostate_ specific_membrane_antigen_theranostics__.17.aspx. https://doi.org/10.1097/ MOU.0000000000000486.

[24] Emmett L, Willowson K, Violet J, Shin J, Blanksby A, Lee J. Lutetium [177] PSMA radionuclide therapy for men with prostate cancer: a review of the current literature and discussion of practical aspects of therapy [internet]. J Med Radiat Sci. 2017;64(1):52–60; [cited 10 Feb 2019]. Available from https://www.ncbi.nlm.nih.gov/pmc/ articles/PMC5355374/. https://doi. org/10.1002/jmrs.227.

第 11 章 前列腺癌的免疫治疗和新型药物治疗

Immunotherapy and Novel Agents on the Horizon for the Treatment of Prostate Cancer

Suzanne Barron　Mark J. Mann　**著**

余霄腾　**译**

一、治疗性疫苗

Sipuleucel-T（Provenge™）是一种自体癌症疫苗，于 2010 年 4 月由 FDA 批准用于治疗转移性去势抵抗性前列腺癌（mCRPC）。它是一种患者特异性免疫疗法，通过激活体内的 T 细胞以杀伤前列腺癌细胞。这一过程包括多个步骤，需要 3 天时间。首先，将采集的患者血液通过一个机器进行滤过并收集白细胞，这一过程也叫白细胞提取。其次，在实验室将白细胞暴露于特异性蛋白质抗原中，被激活的白细胞能够定向攻击前列腺癌细胞。最后，激活的细胞被输回患者体内[1]。

目前，Sipuleucel-T（Provenge™）适用于没有或者轻微症状（如骨痛）的 mCRPC 患者。患者不能有任何肝转移的证据。患者身体相对健康，预期寿命大于 6 个月且有良好的体能状态。研究表明，病程早期接受药物治疗的患者比在晚期接受治疗的患者有更好的生存获益[3]。前列腺腺癌的免疫治疗（IMPACT）研究提示基线 PSA 较低的患者接受 Sipuleucel-T（Provenge™）治疗有更好的生存获益。同时研究发现，该治疗能带来 4.1 个月的生存获益并降低 22.5% 的死亡风险[1]。

接受 Sipuleucel-T（Provenge™）治疗可能是适宜的但也是昂贵的。Sipuleucel-T（Provenge™）每 2 周给药一次，共 3 次。3 剂共 9 万美元[12]。目前被医保（Medicare）覆盖，适用于无症状或轻微症状的 mCRPC 患者。治疗前需要提前建立静脉通路，可以留置 18 号外周静脉导管或者置入输液港。患者应该在输注前 30min 预先服用对乙酰氨基酚和抗组胺药。将该药溶于 250ml 乳酸林格液后静脉输注，需在 60min 内输完。一旦 PROVENGE™ 输液袋离开保温容器，应在 3h 内给予患者[4]。多数不良反应在输注药物过程中出现。不良反应包括寒战（53%）、疲劳（41%）、发热（31%）、背痛（34.3%）、恶心（28.1%）和高血压（7.4%）[2]。

目前没有评估 Sipuleucel-T（Provenge™）疗效的指标。它不影响也不降低 PSA。需要再次说明的是，Sipuleucel-T（Provenge™）使那些处于疾病早期且没有症状的患者获益[3]。

Prostvac-VF 是正在进行的用于无症状 mCRPC 患者的临床试验的疫苗。Prostvac 是一种基于痘病毒疫苗的含有一套 PSA 基因拷贝和人 T 细胞分子的基因工程疫苗。输注体内后，疫苗会针对产生 PSA 的细胞引发免疫系统反应。该疫苗在临床试验中耐受很好，最常见的不良反应为注射部位的刺激。有关 Prostvac 的早期临床研究提示了中位生存率的获益，但后续研究结果并不理想。该疫苗在未来可能会作为联合治疗的一部分发挥作用[8]。

二、免疫调节药物／检查点抑制药

在 mCRPC 患者中，免疫系统已经失活进而不能攻击侵入机体的癌细胞。免疫检查点是免疫系统产生的蛋白分子，作用是防止控制免疫反应的细胞破坏。因此癌细胞免于遭到攻击。免疫检查点抑制药通过作用于 CTLA-4 和 PD-1 免疫检查点通路以阻断免疫反应，进而激活 T 细胞使其杀伤癌细胞[10]。

（一）作用于 CTLA-4 受体的治疗

CTLA-4（细胞毒性 T 淋巴细胞相关蛋白 4）是某些 T 细胞上的阻止免疫反应过度激活的蛋白。

伊匹木单抗（Ipilimumab）是作用于 CTLA-4 的一种单克隆抗体。这种药物最早于 2011 年用于治疗黑色素瘤。尽管有很少的研究发现了一些长期缓解的情况，其用于前列腺癌的研究结果并不理想[8]。

Tremelimumab 是作用于 CTLA-4 的一种人 IgG2 单克隆抗体。在 PSA 再次升高的共 11 例前列腺癌患者的 I 期剂量递增临床试验发现，Tremelimumab 与短期雄激素剥夺联合治疗数月可以延长 3 例患者的 PSA 倍增时间[10]。

（二）PD-1 或 PD-L1 靶点治疗

这类药物同样作用于免疫系统，但与 CTLA-4 通路不同。PD-1（程序性 T 细胞死亡）是 T 细胞上的一个检查点蛋白，当与 PD-L1 结合时可防止免疫系统攻击癌细胞。部分癌细胞

大量表达 PD-L1 使其免于被攻击。PD-1 抑制药和 PD-L1 抑制药是可以阻止这种结合的单克隆抗体，进而允许免疫系统去杀伤癌细胞[5]。

纳武单抗（Nivolumab）是一种可以阻止已激活的 T 细胞上的 PD-L1 与 PD-1 结合的单克隆抗体。通过这种方式使免疫系统攻击癌细胞。在其他类型癌症的治疗中部分有效，但在前列腺癌中无效。当采取联合治疗方式（纳武单抗 + 伊匹木单抗），仅少数临床研究提示有效[8]。

帕博利珠单抗（Pembrolizumab）为一种抗 PD-1 抗体。在早期临床试验中，这种免疫检查点抑制药曾联合用于治疗单独恩扎卢胺治疗后疾病进展的 mCRPC 患者。研究结果显示出部分疗效，进而引出了后续的 KEYNOTE 研究[8]。

（三）免疫检查点抑制药的不良反应

由于这些药物导致机体免疫反应增强，这可能会导致自身免疫不良反应。医生需要监测药物引起的腹泻、结肠炎、皮疹、皮炎、肝功能检查升高、肾上腺功能不全、垂体炎、胰腺功能障碍、甲状腺炎和肺炎等不良反应。严重不良反应需要通过暂停免疫检查点抑制药或加用类固醇激素诱导。类固醇激素诱导未显示出影响免疫检查点抑制药的疗效[6]。由于不良反应种类很多，需给不同患者选择最合适的治疗方案。医生正在尝试检查肿瘤的生物学标志，如 PD-L1 标志物。这将有助于给患者提供更有效的方案。

（四）正在进行的关于免疫检查点抑制药的试验

有多项正在进行的临床试验在探讨这类新药联合其他方案治疗前列腺癌的疗效。一项 II 期临床试验将接受联合伊匹木单抗、地加瑞克和前列腺癌根治性切除术治疗的 mCRPC 患者与接受伊匹木单抗、地加瑞克治疗的前列腺癌

根治性切除术后生化复发的 HSPC 患者进行了比较。另一项 Ⅱ 期临床试验探讨了伊匹木单抗与一种 GnRH 激动药 / 拮抗药对 PSA 水平的影响。对那些雄激素合成抑制药治疗失败并且不适合紫杉烷类药物的 mCRPC 患者，现有一个正在进行的 Ⅲ 期临床试验在探讨阿替利珠单抗联合恩扎卢胺与单独恩扎卢胺的疗效。该研究的主要研究终点为患者的总生存期[8]。

（五）免疫检查点抑制药的给药途径

这类药物通过静脉输注，应于 30～60min 输完。不需要输液港或者中心静脉置管。不同药物的治疗次数不同。通常不需要预先药物治疗。

三、PARP 抑制药

多聚腺苷二磷酸核糖多聚酶（PARP）抑制药用于有 DNA 修复基因突变的患者，通过抑制 PARP 发挥作用。PARP 为血液中的一种蛋白，它可以帮助 DNA 已损坏的细胞进行自身修复。DNA 修复是肿瘤细胞的生存和发展的必要条件。通过抑制 PARP，癌细胞不能进行自身修复从而导致细胞死亡[11]。

这类药物治疗开始前，需要行组织活检以获得基因测序和癌细胞 DNA 修饰及改变的信息。这可以通过前列腺癌转移灶的多次粗针穿刺活检实现。大多数 mCRPC 患者存在骨转移。然而，骨组织并不是最佳样本。骨穿刺活检只有 69% 的情况可以获得肿瘤，并且骨样本基因测序的成功率为 67%，较非骨转移灶样本的成功率（80%）要低[9]。通过血液检测获得循环细胞游离 DNA 是正在探索的获得 DNA 修复突变信息的另一种方式。然而，对新发转移部位活检是更合适的选择[9]。

在原著出版时，用于治疗前列腺癌的 PARP 抑制药还未上市。正在进行的临床试验可能使其在未来几年后得到 FDA 的完全批准。在临床试验中，患者对 PARP 抑制药的耐受性很好。常见不良反应包括骨髓增生异常综合征、骨髓抑制、贫血、恶心、鼻咽炎和疲劳。如果药物与食物一起服用，胃肠道的不良反应并不多见。

TOPARP 试验探讨了 PARP 抑制药在 mCRPC 患者中的疗效，这是一项研究奥拉帕利（400mg，每天 2 次）治疗方案的 Ⅱ 期临床试验。患者接受药物治疗直到疾病进展、发现不能耐受的不良反应、撤回同意书或死亡。在 16 例肿瘤出现 DNA 修复基因变异的患者中，13 例对治疗有反应。在 BRCA2 基因缺失的患者中，100% 对治疗有反应；在有 ATM 基因剪切的患者中，80% 对治疗有反应。由于其在研究中显著的反应率，2016 年 FDA 突破性批准奥拉帕利用于那些 BRCA2、BRCA1 或 ATM 突变的先前接受过紫杉烷类和恩扎卢胺或阿比特龙治疗的 mCRPC 患者。这虽然不是 FDA 完全批准，但将加速临床进展[9]。

另一项正在探索阶段的研究是 TRITON2 Ⅱ 期临床研究。FDA 突破性批准卢卡帕利（Rubraca）单药用于治疗 BRCA1/2 阳性的接受过至少一种雄激素受体相关药物和紫杉烷类药物化疗的 mCRPC 患者[7]。

最近，一项意义重大的 Ⅲ 期临床试验，比较了奥拉帕利与阿比特龙或恩扎卢胺用于有 BRCA1/2 或 ATM 变异的先前治疗进展的 mCRPC 患者。该研究于 2020 年 4 月在《新英格兰医学杂志》（New England Journal of Medicine）线上发表。研究提示该治疗能带来无进展生存期和总生存期的获益[11]。

四、联合治疗

在过去 10 年里，mCRPC 的研究与治疗有很多进展。新型药物的最大获益可能要通过联合治疗的方式实现。多项临床试验正在探索联合 PARP 抑制药、Sipuleucel-T、免疫检查点抑制药、抗雄激素和化疗等治疗方式的效果。这些药物联合使用可能带来协同效用，以减缓 mCRPC 进展，进而提高生存率。

有关局限性前列腺癌新药联合治疗的研究也正在开展。

对高级治疗师的建议

- 接受 Sipuleucel-T（Provenge™）治疗的患者需要预先药物治疗以减少不良反应。
- 对接受免疫检查点抑制药治疗的患者，医生需要监测新出现的与自身免疫相关的症状。类固醇激素可以在不改变疗效的同时减少药物不良反应。
- 组织活检仍然是获取 DNA 并指导治疗的标准途径。在开始 PARP 抑制药治疗前须对前列腺癌转移病灶进行活检。这将有助于确定哪些患者更有可能对治疗有反应。
- 接受 PARP 抑制药治疗的患者需要经常行化验检查（全血细胞计数）以监测骨髓抑制情况。

参 考 文 献

[1] Kantoff PW, Higano CS, Shore ND, et al. Sipuleucel-T immunotherapy for castration-resistant prostate cancer. N Engl J Med. 2010;363:411–22.

[2] Full prescribing information. Provenge package insert. Dendroen Pharmaceuticals LLC. 2017. http://www.provengehcp.com/Portals/5/Provenge-PI.pdf. Accessed 22 Jan 2019.

[3] Presenters Gomella L, Delacruz A. Developing strategies for sequencing and combining therapies in advanced prostate cancer. Nursing considerations for implementing a tailored treatment approach. 2017. Sponsored by PleXus Communications [Power Point slides, Lecture Booklet]. Attended lecture 11 Jan 2017.

[4] Provenge infusion checklist. Dendron Pharmaceuticals, LLC. 2014. https://www.provengehcp. com/Portals/5/PDF/Infusion_Checklist.pdf. Accessed 11 Jan 2019.

[5] Patel A, Fong L. Immunotherapy for prostate cancer: where do we go from here?–Part 2: checkpoint inhibitors, immunotherapy combinations, tumor microenvironment modulation, and cell therapies. Oncology (Williston Park). 2018;32(6):65–73.

[6] Goswami S, Aparicio A, Subudhi SK. Immune checkpoint therapies in prostate cancer. Cancer J. 2016;22(2):117–20.

[7] Katz A. FDA grants rucaparib breakthrough designation for mCRPC. 2018. OncLive. https:// www.onclive.com/ web-exclusives/fda-grants-rucaparib-breakthrough-designation-for-mcrpc. Accessed 10 Feb 2019.

[8] Nuhn P, De Bono JS, Fizazi K, Freedland SJ, Grilli M, Kantoff PW, Sonpavde G, Sternberg CN, Yegnasubramanian S, Antonarakis ES. Update on systemic prostate cancer therapies: management of metastatic castration-resistant prostate cancer in the era of precision oncology. Eur Urol. 2019;75:88–99.

[9] Yentz S, Morgan T, Reichert Z. The potential role for PARP inhibitors in prostate cancer. Prostate Cancer Advisor, Renal and Urology News. 2018. August 10, 2018. https://www.renalandurologynews. com/home/news/urology/prostate-cancer/the-potential-role-for-parp-inhibitors- in-prostate-cancer/. Accessed 18 Feb 2019.

[10] Modena A, Ciccarese C, Iacovelli R, Brunelli M, Montironi R, Fiorentino M, Tortara G, Massari F. Immune checkpoint inhibitors and prostate cancer: a new frontier? Oncol Rev. 2016;10(1):293. https://doi.org/10.4081/oncol.2016.293.

[11] de Bono J, Mateo J, Fizazi K, et al. Olaparib for metastatic castration resistant prostate cancer. N Engl J Med. 2020;382:2091–102.

[12] Anassi E, Ndefo U. Sipuleucel-T (Provenge) injection. The first immunotherapy agent (vaccine) for hormone-refractory prostate cancer. Pharm Ther. 2011;36(4):197–202.

第二篇　膀胱癌
Bladder Cancer

第 12 章　膀胱癌：概述、流行病学、临床表现和诊断

Bladder Cancer: Overview, Epidemiology, Initial Presentation and Diagnosis

Betsy M. Avinash　Jay D. Raman　Matthew G. Kaag　著

陈宇珂　译

膀胱癌，又称尿路上皮癌，是泌尿生殖系统最常见的恶性肿瘤。它是一种具有高度侵袭性和进展性的疾病，发病率高，治疗费用昂贵，其在本质上可能是致命的。顾名思义，尿路上皮癌可以发生在有尿路上皮的任何地方，包括肾、输尿管、膀胱和尿道。在这一章，我们主要讨论膀胱尿路上皮癌。膀胱内壁主要由移行细胞组成，这些细胞可以转变成各种类型的细胞，在本质上有可能变成良性或恶性的。尿路上皮癌以前被称为"移行细胞癌"，因为它主要由移行细胞组成。这一章将主要关注膀胱癌的概述、流行病学、临床表现和诊断。

一、膀胱癌概况及流行病学

根据全球癌症发病率报告，膀胱癌是全球第九大常见恶性肿瘤[1]。在美国，膀胱癌是第六大常见恶性肿瘤。根据美国癌症协会最近的统计，每年新增约 81 190 例膀胱癌病例（男性约 62 380 例，女性约 18 810 例），每年因膀胱癌死亡病例约 17 240 例（男性约 12 520 例，女性约 4720 例）[2]。近年来，随着对膀胱癌意识

的提高和早期诊断，膀胱癌发病率及死亡率略有下降。膀胱癌被认为是男性第四常见的癌症，发病率一直在下降，死亡率一直保持稳定。膀胱癌在女性中相对较少见。

尿路上皮癌的发病率和患病率从 60 岁左右开始增加，并在 70—80 岁达到高峰，因为这是一种主要受年龄和环境因素（包括生活方式）影响的恶性肿瘤[3]。尽管在过去的 60～70 年里，一些地区的膀胱癌发病率上升，但在其他地区，发病率趋于平缓。膀胱癌发病率在不发达国家不断上升，因为随着工业化进展，化学品和杀虫剂的使用增加，导致环境致癌物暴露增加[3]。在全世界范围内，膀胱癌的发病率最高的是埃及、欧洲和美国，最低的是亚洲国家[4]。

二、尿路上皮癌：概述

膀胱壁由三个主要组织层组成，最里面一层由尿路上皮细胞或移行细胞构成，被称为尿路上皮或移行上皮。尿路上皮下方是固有层，其中包含结缔组织、血管和神经。下一层是膀

胱的肌肉层，也称为固有肌层。膀胱的外层由一个结缔组织脂肪层包裹，将膀胱与其他器官隔开[5]。

移行细胞癌是最常见的尿路上皮癌类型，它发生在膀胱的最内层，可以发生在肾盂、输尿管、膀胱和尿道的任何部位[6]。非尿路上皮癌通常很少见，且在性质上更具侵袭性，其包括膀胱鳞状细胞癌、腺癌、透明细胞癌和小细胞癌（膀胱神经内分泌肿瘤）[5, 6]。还有罕见的非上皮癌，包括肉瘤、癌肉瘤、肉瘤样癌、副神经节瘤、嗜铬细胞瘤、原发性膀胱黑色素瘤和淋巴瘤[6]。可转移到膀胱的最常见的肿瘤类型是淋巴瘤和黑色素瘤[6]。

三、分期

膀胱癌的分期很重要，因为它决定了膀胱活检或经尿道膀胱肿瘤切除术（TURBT）后的治疗方式。最新的分期系统将膀胱癌分期分为 Tcis、T_a、T_1、T_{2a} 和 T_{2b}、T_3 和 T_4。表 12-1 给出了肿瘤分期更明确的概念（图 12-1）。

2009 年的分期系统如表 12-1 和表 12-2 所示[10]。Ta 和 Tcis 期不侵犯基底膜，但低级别肿瘤内生可能生长到固有层，并在 von Brunn 巢中发生肿瘤[11, 12]。如前所述，T_1 期可分为 T_{1a} 和 T_{1b}[13]。该分期基于是否侵犯黏膜肌层，黏膜肌层由固有层内的肌肉波纹状囊泡组成，与大血管和淋巴管有关。由于缺乏膀胱黏膜肌层的活检标本，T_{1a} 和 T_{1b} 期肿瘤的预后存在争议。从本质上讲，T_{1a} 和 T_{1b} 期表明肿瘤侵入固有层越深，生存率越差[5]。

四、尿路上皮癌的组织学变异

近年来，我们看到尿路上皮癌的组织学变异有所增加，与传统类型相比，变异的尿路上

表 12-1　膀胱癌的 TNM 分期[7]

分期（肿瘤）	特　征
T_a	低级别和非浸润性乳头状尿路上皮癌
Tcis	原位癌或扁平肿瘤
T_1	肿瘤侵犯上皮下结缔组织
T_2	肿瘤侵犯肌肉 T_{2a} —— 肿瘤侵犯浅层肌肉（内 1/2） T_{2b} —— 肿瘤侵入深部肌肉（外 1/2）
T_3	肿瘤侵犯周围组织 T_{3a} —— 镜下侵入膀胱周围组织 T_{3b} —— 肉眼可见侵犯膀胱周围组织（膀胱外肿块）
T_4	肿瘤侵犯任何邻近器官：前列腺、子宫、阴道、骨盆壁和腹壁 T_{4a} —— 肿瘤侵入前列腺或子宫，或阴道 T_{4b} —— 肿瘤侵犯骨盆壁或腹壁
分期（淋巴结）	
N_0	无区域淋巴结转移证据
N_1	单个淋巴结最大径 ≤ 2 cm
N_2	单个淋巴结最大径 > 2cm 且 ≤ 5cm，或多个淋巴结转移，但最大径不超过 5cm
N_3	单个淋巴结最大径 > 5cm
分期（远处转移）	
M_0	无远处转移
M_1	远处转移

表 12-2　膀胱肿瘤的 Jewett-Strong-Marshall 分类[9]

分　类	特　征
0	癌前病变
A	黏膜下浸润
B_1	浸润浅表肌肉
B_2	浸润深层肌肉
C	膀胱外扩散
D_1	固定或侵入前列腺、子宫、阴道或盆腔淋巴结
D_2	扩散到盆腔外淋巴结或远处转移

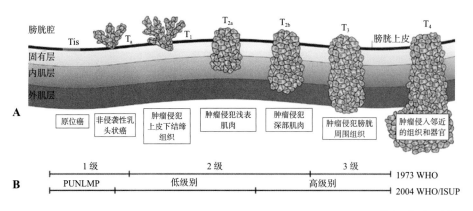

▲ 图 12-1 膀胱癌的分期和分级

A. 膀胱癌的分期；B. 膀胱癌的分级（经 Knowles 和 Hurst [8] 许可转载）

皮癌更具侵袭性且更难治疗。在本章中，我们将简要讨论最常见的变异组织学类型。

（一）微乳头状尿路上皮癌

微乳头状尿路上皮癌被认为具有侵袭性，通常是在晚期发现，并且由于其组织学变异，预后较差。在最近的研究中，膀胱微乳头状癌的发生率为 0.7%，诊断时患者的平均年龄为 69 岁（年龄范围为 45—82 岁），男性与女性比率为 2.3：1 [14, 15]。由于诊断时已处于晚期，微乳头状尿路上皮癌患者的 5 年和 10 年总生存率分别为 51% 和 24% [13]。由于此类肿瘤的侵袭性，卡介苗治疗通常是无效的，需要手术切除和根治性膀胱切除术以达到最佳的治疗效果 [15]。

（二）尿路上皮癌的巢状变异

巢状变异是一种罕见但具有侵袭性的尿路上皮癌，通常作为固有层中的良性病变发生，具有巢状和管状外观 [16]。尿路上皮癌的巢状变异通常在外观上类似于增生性 von Brunn 巢、肾源性化生、囊性膀胱炎和内翻乳头状瘤 [5, 16]。这种类型变异的发病率男女比例为 6：1，尽管采用了新的积极疗法，但 3 年内死亡率仍为 70% [5]。

（三）尿路上皮癌的透明细胞变异

透明细胞变异也是一种罕见的尿路上皮癌，很容易将它与转移性肾透明细胞癌相混淆。然而，与其他变异组织学相比，它的预后并不差。透明细胞含有富含糖原的空泡，并且在肿瘤内形成透明细胞灶 [5]。

（四）腺样或腺癌分化

腺体分化通常定义为肿瘤内出现两个腺体间隙，发生率约占尿路上皮癌病例的 6%，但混合性肿瘤分化最常见于鳞状细胞癌 [17]。

（五）浆细胞样肿瘤

浆细胞样肿瘤是尿路上皮癌的另一种变体，自 2011 年以来已被确定为一种单独的 WHO 分类 [5]。这些肿瘤通常在晚期被诊断出来，因为肿瘤存在无蒂和非乳头状生长，所以典型的血尿表现延迟出现 [18]。这些肿瘤由浆细胞样细胞组成，在诊断时中心核常侵犯膀胱壁及膀胱周围的脂肪组织，因此从诊断起平均存活率约为 27 个月，其对化疗反应较差 [19]。

五、非尿路上皮恶性肿瘤

（一）鳞状细胞癌

最常见的混合分化类型是鳞状细胞癌。鳞状细胞癌通常见于慢性感染或刺激症状患者。血吸虫和其他细菌的慢性感染导致膀胱鳞状细胞形成[20]。沉积在膀胱壁上的血吸虫卵可引起慢性炎症从而发生炎症变化，然后转变为鳞状细胞上皮。在脊髓损伤患者中，通过间歇性导尿或长期留置导尿管来管理膀胱，这同时也会对膀胱造成慢性刺激，从而导致膀胱鳞状细胞癌的发生[21]。近年来，鳞状细胞癌的发病率有所下降，这很可能是缘于更好的导管护理技术[22]。

（二）肉瘤

肉瘤在所有膀胱癌中所占比例不到 1%，是最常见的膀胱间叶肿瘤[5]。肉瘤根据组织学变异进行亚分类，平滑肌肉瘤是最常见的亚型，其次是横纹肌肉瘤，然后很少一部分是血管肉瘤、骨肉瘤和癌肉瘤[23]。肉瘤的分级是判断预后的因素，并被纳入分期系统。

（三）印戒细胞癌

膀胱的原发性印戒细胞癌非常罕见，占所有膀胱上皮肿瘤的比例不到 1%[24]。这些肿瘤起源于脐尿管并直接延伸到膀胱中。这些肿瘤在就诊时通常是高级别的，预后较差，根治性膀胱切除术是主要的治疗方式[5]。

（四）小细胞癌

小细胞癌主要发生在肺部，但也可发生在肺外部位，如膀胱、前列腺和结肠[25]。在小细胞癌患者中，即使在影像学检查中没有膀胱外转移的证据，也应该作为转移性肿瘤进行治疗，因此，其主要的治疗方式是化疗，然后是放疗或根治性膀胱切除术[5]。

六、膀胱癌进展的危险因素

（一）地理危险因素

不同人口地区发展为尿路上皮癌的危险因素有所不同。在西方国家和西亚，膀胱癌进展的主要危险因素是吸烟和职业接触危险化学品[26]。在非洲和其他发展中国家，几乎 50% 的膀胱癌是由血吸虫病等慢性感染引起的。还应注意的是，在血吸虫病导致的尿路上皮癌患者中，通常是鳞状细胞癌；而在吸烟患者中，尿路上皮癌主要是移行细胞癌[26]。

（二）环境危险因素

有多种环境危险因素可以导致膀胱癌的发生。如上所述，吸烟是膀胱癌的主要危险因素之一，与不吸烟者相比，吸烟者患膀胱癌的风险要高出 3 倍[9, 27]。二手烟也会增加患膀胱癌的风险[9]。

工作场所暴露在膀胱癌的发展中也扮演着重要的作用。用于橡胶工业和染料中的芳香胺等化学品与膀胱癌的发生有关，包括联苯胺、4- 氨基联苯、β- 萘胺和 4,4'- 亚甲基双（2- 氯苯胺）[28]。另一个膀胱癌的危险因素是饮用砷浓度超过 300μg/L 的井水[28]。膀胱癌的其他危险因素包括油漆工、机械师、印刷商和美发师会接触到的染料、油漆和油漆产品，以及用于皮革制造和纺织工作的产品。货车司机接触到的柴油烟雾，也是一个主要的危险因素[27]。

七、促使膀胱癌进展的药物 / 化学品

一些药物疗法也可能会增加患尿路上皮癌的风险。吡格列酮是一种常用于治疗 2 型糖尿病的过氧化物酶体增殖激活受体激动药，被认为具有刺激膀胱发展为尿路上皮癌的风险[29]。最近的研究表明，吡格列酮导致膀胱癌的风险仍不确定，其结局通常取决于用药的剂量和时间，长期使用（通常＞ 2 年）和高剂量暴露的患者更应该定期监测膀胱癌的迹象[29]。使用某些膳食药丸，如中草药马兜铃，也被认为是患膀胱癌的危险因素[27]。

之前接受化疗或放疗也会增加患尿路上皮癌的风险。暴露于化疗药物环磷酰胺的时间增加会刺激膀胱，最终使罹患尿路上皮癌的风险增加 9 倍[30]。为了治疗肿瘤，对盆腔区域进行的任何放射暴露也被认为是尿路上皮癌的危险因素[30]，例如女性接受放疗治疗宫颈癌，男性接受放疗治疗前列腺癌。

八、膀胱癌的危险因素——年龄、性别和遗传

无法改变的危险因素包括年龄（＞ 55 岁）、性别（男性多于女性）和慢性膀胱刺激（包括尿路感染、肾和膀胱结石，以及留置导尿管 / 耻骨上导管），主要发展为膀胱鳞状细胞癌[27]。其他危险因素包括膀胱癌或尿路上皮癌的个人史和膀胱先天缺陷，尤其是连接肚脐和膀胱之间的脐尿管；如果这种连接在出生后仍然存在，它可能会发生癌变[27]。脐尿管癌是一种非尿路上皮恶性肿瘤，绝大部分是腺癌，因为此类肿瘤涉及的手术和化疗方式与典型的尿路上皮不同，因此，需要准确的诊断[31]。膀胱外翻是一种罕见的先天性异常，有时会导致腺癌，需

要进行广泛的腹部重建手术[32]。遗传学和家族史也是无法改变的危险因素之一。家庭成员可能共享一个基因（如 *GST* 或 *NAT*），这使得化学物质和毒素更难分解，而且家庭成员也可能接触到相同的化学物质。在极少数人中，视网膜母细胞瘤基因发生突变和 Lyuch 综合征与尿路上皮癌的发生有关[27]。

九、死亡

最近的研究表明，埃及的死亡率最高，因为在那里具有侵袭性的鳞状细胞癌更加常见。它比欧洲高出 3 倍，比北美高出 8 倍[33]（图 12-2）。尿路上皮癌全球死亡率在男性中为 4/100 000，而在女性为 1.1/100 000[34]。尿路上皮癌的死亡率在过去 10 年中下降了 5%，这主要是因为人们防范意识的提高，这得益于戒烟、改变环境致癌物和形成更健康的生活方式[5, 34]。对转移性尿路上皮癌患者，更好的治疗途径、更好的化疗选择、及时的护理及研究的进步都将使其生存率得到整体提高[5]。

十、初步表现和诊断

诊断尿路上皮癌的关键要素之一是完整的泌尿系评估，包括病史和体格检查。这将有助于识别各种危险因素并评估体征和症状，进而明确尿路上皮癌的诊断。值得注意的是，在诊断时，大多数患者（80%）并未出现肌肉浸润，

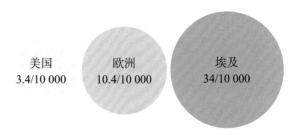

| 美国 | 欧洲 | 埃及 |
| 3.4/10 000 | 10.4/10 000 | 34/10 000 |

▲ 图 12-2　全球膀胱癌估计死亡率的比较

通常处于 T_a 或 T_1 乳头状病变，其治疗结果比出现肌肉浸润更好[35]（表 12-3）。

十一、体格检查

进行完整的全身的体格检查很重要。对于术前准备和需要麻醉进行膀胱镜检查的患者而言，评估心肺音以确保没有心肺并发症是至关重要的。腹部检查将有助于确定是否有脾或肝大，或触诊时是否存在任何肿块或压痛 / 疼痛。女性应进行骨盆检查以评估是否存在肿块或任何异常的充盈感。男性应进行直肠检查和完整的泌尿生殖系统检查，以确保没有肿块延伸到前列腺并排除直肠壁充盈，以及腹股沟触诊以排除腹股沟淋巴结肿大[6]。在膀胱癌晚期，体格检查时淋巴结较明显；然而，对于早期膀胱癌，体检通常收效甚微。

最近的研究表明，使用 ECOG（美国东部肿瘤协作组）的体质状态测量来评估疾病如何影响患者的生活质量和日常生活活动，它可以帮助提供额外支持和制订适当的治疗计划[37]。

表 12-3　尿路上皮癌诊断的完整病史[6]

病　史	完整和详细的病史对于用药、诊断实验及治疗计划是必要的。了解先前的腹部和骨盆放疗史也很重要[6]
手术史	了解腹部 / 盆腔的手术史很重要，因为它可能会改变患者的治疗计划，比如进行开放或机器人 / 腹腔镜手术[6]
药物史	应了解完整的用药史以评估药物与药物之间的相互作用。通常，患者还可能服用非处方维生素（如鱼油）、布洛芬和姜黄等，这些药物具有一定的抗凝特性，会增加活动性疾病及手术干预期间的出血风险。了解患者是否进行抗凝治疗 / 使用尼古丁口香糖 / 睾酮替代品或最近是否使用抗生素也很重要
过敏史	了解他们是否对对比剂过敏，对比剂用于获得 CT 尿路造影以帮助识别任何可能是膀胱肿瘤的充盈缺陷
社会史	全面的社会史将帮助我们确定烟草 / 酒精的使用情况和非法药物的使用情况。评估性功能的基线很重要，对于许多患者来说，如果他们需要膀胱前列腺切除术作为治疗膀胱癌的方法，那么必须就勃起功能障碍向他们提供咨询。了解他们是否拥有良好的支持系统也很重要
家族史	评估是否有膀胱癌或任何其他类型癌症的家族史，因为家庭成员可能拥有相同的基因，这会增加患膀胱癌的风险
临床表现	收集他们最初介绍的病史很重要，无论是急性的还是慢性的，都包括发病、持续时间、频率、严重程度，以及使用的其他治疗或疗法 常见的体征和症状包括： • 肉眼血尿（通常无痛），在 85% 新诊断为膀胱癌的人群中出现 • 存在血块 • 镜下血尿（> 3 个红细胞 /HPF） • 下尿路症状：尿急、尿频、尿痛、夜尿、膀胱排空不完全和膀胱疼痛 • 尿失禁、尿道异常分泌物 • 复发性尿路感染
危险因素	血尿患者发生恶性肿瘤的危险因素[36]： • 老年 • 男性 • 吸烟史 • 化学品接触史（环磷酰胺、苯、芳香族胺） • 盆腔放疗史 • 刺激性排尿症状（尿急、尿频、排尿困难） • 既往泌尿系统疾病或治疗 • 长期留置导管史 • 复发性尿路感染病史

十二、诊断实验

（一）实验室数据

对实验室数据的完整评估将有助于指导后续尿路上皮癌的治疗（表 12-4）。对于肉眼血尿的患者，不需要进一步的显微镜检查，但对于无症状的镜下血尿患者，应进行尿液分析以了解每个高倍视野下（HPF）的总红细胞计数（＞3 个红细胞 /HPF），以评估它是否是真正的镜下血尿[39]。尿培养是排除存在尿路感染的重要实验[39]。对肉眼血尿的患者进行尿细胞学检查，不建议常规对无症状的镜下血尿患者进行尿细胞学检查或肿瘤标志物检查，但对于存在高危险因素或危险因素增高的患者，可以考虑采用这两种检测方式[36]。根据表 12-3，在初始检查时还会进行其他实验室检查，这通常基于检查者的偏好。

（二）诊断

早期诊断尿路上皮癌非常重要，因为延迟诊断会导致不良后果。因此，临床医生进行全面的病史采集、体格检查和基本检查以识别膀胱癌非常重要。膀胱癌的主要表现之一通常是尿液中可见血液或肉眼血尿和无症状的镜下血尿（见于尿液分析）[39]。根据 AUA 指南，有肉眼血尿或有高危因素（表 12-3）的无症状镜下血尿患者应接受完整的泌尿系统评估[36]。即使无症状血尿患者患恶性肿瘤风险较低，或者即使他们的危险因素较低，也有必要对他们进行完整的泌尿外科检查[36]。伴随症状（临床表现见表 12-3）等线索至关重要，因为它们可能与尿路感染（UTI）、肾盂肾炎或尿路结石（包括肾结石、输尿管结石或膀胱结石）的症状相似[6]。当患者去看泌尿科医生时，他们可能在没有真正感染的证据的情况下服用了多个疗程的抗生素。除了无痛肉眼血尿外，伴有或不伴有血尿的复发性尿路感染的症状也可能与膀胱癌相似。

（三）诊断研究

应始终将计算机断层扫描（CT）尿路造影

表 12-4　实验室数据评估[6]

综合代谢检测（CMP）	CMP 将有助于评估电解质失衡、肝功能异常，更重要的是肾功能，包括尿素氮、肌酐和肾小球滤过率，以确定患者是否需要做对比 CT 扫描
全血细胞计数（CBC）	这将有助于评估血细胞计数是否在正常范围内：血红蛋白降低可能表明失血，白细胞计数升高表明需要进一步处理感染
凝血酶原时间国际标准化比值（PT/INR）	这将有助于评估任何出血性疾病；特别是在患者接受抗凝治疗的时候
尿液分析	应通过完整的基础评估和显微评估进行尿液分析，以检测是否存在细菌，并确定是否为真正的镜下血尿（＞3 个红细胞 /HPF）
尿培养和敏感性	将尿液进行培养和敏感性分析非常必要，尤其是在出现肉眼血尿或任何其他泌尿系统症状的情况下，可能会出现类似膀胱癌症状的感染，并且可以适当地应用抗生素治疗
尿液细胞学	检测尿样以评估是否存在异常细胞。恶性尿路上皮细胞或非典型细胞的结果可能为阴性或阳性。需要根据危险因素和泌尿系统症状进行进一步检查，细胞学通常是检测高级别尿路上皮癌和原位癌（CIS）的好工具
FISH（UroVysion 荧光原位杂交）	FISH 检测是一种基因检测，通过尿液检测是否存在膀胱癌细胞并对其进行监测。使用与染色体 3、7、17 和 9p21 区域结合的荧光 DNA 探针[38]，有助于确定尿液中发现的尿路上皮细胞是否发生遗传改变

作为血尿患者的首选影像学检查[6]，但对于其他泌尿系统症状，有时临床医生可能会从肾脏超声（US）或非增强 CT 开始进行诊断，以排除尿石症或任何其他阻塞性原因。多排 CT 尿路造影（CTU）已经作为一种发现泌尿道异常成像的检查，它可用于评估肾及其集合系统和输尿管，是一项完整的检查[40]。虽然 CTU 比超声更昂贵，但长远来看，它可以使患者免于接受多种影像学检查，因此可以总体降低医疗保险成本[40]。

影像学检查的平扫阶段显示是否存在肾积水，这通常是由于尿液从肾通过输尿管和膀胱时流动受阻，比如肾脏肿块或尿路上皮病变，或明显的膀胱肿块。静脉注射对比剂后 100s 期和 10min 延迟期造影将有助于识别肾（上尿路上皮病变）、输尿管或膀胱的充盈缺损。只进行超声静脉尿路造影很可能漏诊上尿路肿瘤[30]。CT 尿路造影还有助于识别腹部和骨盆内的其他肿瘤，并显示淋巴结肿大的存在，这主要表明可能存在转移性疾病[6]（图 12-3）。

如果患者由于肾功能受损或对比剂过敏而无法接受 CTU，也可以进行非对比 CT、磁共振（MR）尿路造影或肾脏 US 作为初始评估的一部分[36]。

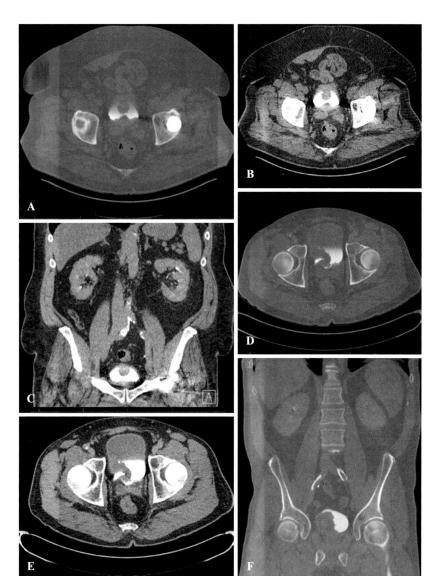

◀ 图 12-3　**CT 尿路造影 10min 延迟成像，显示疑似膀胱癌的充盈缺损**

A. 轴向期骨窗 CT 扫描 10min 延迟相位示膀胱 3～4cm 充盈缺损；B. 轴向期肋窗 CT 扫描 10min 延迟相示膀胱 3～4cm 充盈缺损；C. 冠状期腹窗 CT 扫描延迟 10min，显示膀胱 3～4cm 充盈缺损；D. 轴向期骨窗 CT 扫描延迟 10min，显示右侧膀胱壁有大的充盈缺损；E. 轴向期腹窗 CT 扫描延迟 10min，显示右侧膀胱壁有大的充盈缺损；F. 冠状期骨窗 CT 扫描延迟 10min，显示右侧膀胱壁有大的充盈缺损

（四）膀胱镜评估：血尿检查的最后一步

膀胱镜检查是检测膀胱癌的黄金标准检查方法。AUA 指南建议需要对所有肉眼血尿患者和无症状微血尿患者进行完整的膀胱镜评估，尤其是年龄大于 35 岁的患者[36]。在无症状患者中，对于具有低风险因素且年龄在 35 岁以下的镜下血尿，检查者可自行决定是否进行完整的泌尿系统评估[36]。膀胱镜检查可以在能进行局部麻醉操作的诊所，或在能进行局部麻醉或轻度镇静的门诊手术中心进行。大多数情况下，膀胱镜检查是在局部麻醉下进行的，在操作过程中患者会保持清醒。膀胱镜检查将有助于检测需要进一步治疗的可疑病变和大小肿瘤，包括膀胱活检或经尿道膀胱肿瘤切除术（TURBT）[6]（图 12-4），然后将这些样本送去进行进一步分析，以获得准确的组织诊断、组织学、分级和浸润深度[6]。

在出血或组织碎片增多的情况下，或者有扁平的尿路上皮病变（如原位癌），有时可能难以观察膀胱，这可能被误认为是炎症变化，也难以与正常膀胱组织区分开[6]。大多数情况下，患者在手术后可能会经常出现一些泌尿系统症

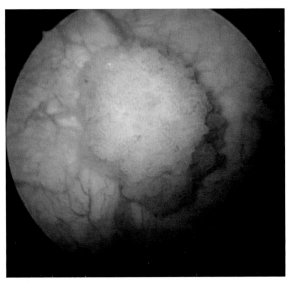

▲ 图 12-4　膀胱镜检查显示肿瘤（彩图见书末）

状，包括肉眼血尿、血凝块排出、尿频、尿急和排尿困难（通常为 2～3 天）[6]。如果泌尿系统症状持续时间较长，则需要进一步进行尿培养评估以排除尿路感染。

完整检查后，如果患者没有恶性肿瘤的证据，则应每年进行一次尿液分析，有持续的肉眼血尿除外。2 年后尿检两次阴性的患者无须进一步检查，但持续无症状镜下血尿的患者应在 3～5 年内重复进行泌尿系统评估，特别是有高危因素的患者[36]。

对高级治疗师的建议

- 膀胱癌，也称为尿路上皮癌，可发生在尿路上皮的任何部位，包括肾、输尿管、膀胱和尿道。
- 膀胱癌是全球第九大常见癌症，也是美国第六大常见癌症。
- 移行细胞癌是最常见的尿路上皮癌。
- 膀胱癌的组织学变异更难治疗且更具侵略性。
- 鳞状细胞癌是最常见的非尿路上皮癌类型。
- 吸烟是患膀胱癌的主要危险因素之一，与不吸烟者相比，吸烟者患膀胱癌的风险要高出 3 倍。
- 尿路上皮癌的死亡率下降是由于增强了意识，进而戒烟、改变环境致癌物、更健康的生活方式、获得更好的治疗，以及为转移性尿路上皮癌患者提供更好的化疗方案。

- 尿路上皮癌的检查需要进行完整的泌尿系统评估，包括完整的病史、体格检查和实验室检查。实验室检查包括显微镜分析、尿培养和细胞学检查。
- 完整的检查包括作为评估的最后步骤的 CT 尿路造影和膀胱镜检查。
- 肉眼血尿和无症状血尿是最关键的临床表现之一，同时也包括其他刺激性泌尿系统症状。
- 早期发现膀胱癌是获得良好预后和防止转移的关键。

参 考 文 献

[1] Antoni S, Ferlay J, Soerjomataram I, Znaor A, Jemal A, Bray F. Bladder cancer incidence and mortality: a global overview and recent trends. Eur Urol. 2017;71(1):96–108.

[2] American Cancer Society. Cancer facts and figures 2018. Atlanta: American Cancer Society; 2018. Available from: https://www.cancer.org/research/cancer-facts-statistics/all-cancer-factsfigures/ cancer-facts-figures-2018.html.

[3] Parkin DM. The global burden of urinary bladder cancer. Scand J Urol Nephrol Suppl. 2008;218:12–20.

[4] Malats N, Real FX. Epidemiology of bladder cancer. Hematol Oncol Clin North Am. 2015;29(2):177–89, vii

[5] Wein AJ, Kavoussi LR, Partin AW, Peters CA. Tumors of the bladder. In: McDougal WS, Wein AJ, Kavoussi LR, Partin AW, Peters CA, editors. Campbell-Walsh urology. 11th ed. Philadelphia: Elsevier; 2015.

[6] Lajiness M, Quallich S. The nurse practitioner in urology. New York: Springer; 2016.

[7] Tang H, Shi W, Fu S, Wang TW, Zhai S, Song Y, et al. Pioglitazone and bladder cancer risk: a systematic review and meta-analysis. Cancer Med. 2018;7(4):1070–80.

[8] Knowles MA, Hurst CD. Molecular biology of bladder cancer: new insights into pathogenesis and clinical diversity. Nat Rev Cancer. 2015;15:25–41.

[9] Freedman ND, Silverman DT, Hollenbeck AR, Schatzkin A, Abnet CC. Association between smoking and risk of bladder cancer among men and women. JAMA. 2011;306(7):737–45.

[10] Edge SB, Compton CC. The American Joint Committee on Cancer: the 7th edition of the AJCC cancer staging manual and the future of TNM. Ann Surg Oncol. 2010;17(6):1471–4.

[11] Jones TD, Zhang S, Lopez-Beltran A, Eble JN, Sung MT, MacLennan GT, et al. Urothelial carcinoma with an inverted growth pattern can be distinguished from inverted papilloma by fluorescence in situ hybridization, immunohistochemistry, and morphologic analysis. Am J Surg Pathol. 2007;31(12):1861–7.

[12] Picozzi S, Casellato S, Bozzini G, Ratti D, Macchi A, Rubino B, et al. Inverted papilloma of the bladder: a review and an analysis of the recent literature of 365 patients. Urol Oncol. 2013;31(8):1584–90.

[13] Smits G, Schaafsma E, Kiemeney L, Caris C, Debruyne F, Witjes JA. Microstaging of pT1 transitional cell carcinoma of the bladder: identification of subgroups with distinct risks of progression. Urology. 1998;52(6):1009–13; discussion 13–4

[14] Klaile Y, Schlack K, Boegemann M, Steinestel J, Schrader AJ, Krabbe LM. Variant histology in bladder cancer: how it should change the management in non-muscle invasive and muscle invasive disease? Transl Androl Urol. 2016;5(5):692–701.

[15] Johansson SL, Borghede G, Holmang S. Micropapillary bladder carcinoma: a clinicopathological study of 20 cases. J Urol. 1999;161(6):1798–802.

[16] Terada T. Nested variant of urothelial carcinoma of the urinary bladder. Rare Tumors. 2011;3(4):e42.

[17] Lopez-Beltran A, Cheng L. Histologic variants of urothelial carcinoma: differential diagnosis and clinical implications. Hum Pathol. 2006;37(11):1371–88.

[18] Wang Z, Lu T, Du L, Hu Z, Zhuang Q, Li Y, et al. Plasmacytoid urothelial carcinoma of the urinary bladder: a clinical pathological study and literature review. Int J Clin Exp Pathol. 2012;5(6):601–8.

[19] Keck B, Wach S, Stoehr R, Kunath F, Bertz S, Lehmann J, et al. Plasmacytoid variant of bladder cancer defines patients with poor prognosis if treated with cystectomy and adjuvant cisplatin-based chemotherapy. BMC Cancer. 2013;13:71.

[20] Abol-Enein H. Infection: is it a cause of bladder cancer? Scand J Urol Nephrol Suppl. 2008;218:79–84.

[21] Kaufman JM, Fam B, Jacobs SC, Gabilondo F, Yalla S, Kane JP, et al. Bladder cancer and squamous metaplasia

in spinal cord injury patients. J Urol. 1977;118(6): 967–71.

[22] Bickel A, Culkin DJ, Wheeler JS Jr. Bladder cancer in spinal cord injury patients. J Urol. 1991;146(5):1240–2.

[23] Spiess PE, Kassouf W, Steinberg JR, Tuziak T, Hernandez M, Tibbs RF, et al. Review of the M.D. Anderson experience in the treatment of bladder sarcoma. Urol Oncol. 2007;25(1):38–45.

[24] Morelli O, Castellani D, Asciutti S, Baldoni M, Familiari L, Nardi E, et al. Colon and gastric metastases from a primary signet-ring cell carcinoma of the urinary bladder. Dig Liver Dis. 2006;38(8):609–11.

[25] Thota S, Kistangari G, Daw H, Spiro T. A clinical review of small-cell carcinoma of the urinary bladder. Clin Genitourin Cancer. 2013;11(2):73–7.

[26] Jemal A, Bray F, Center MM, Ferlay J, Ward E, Forman D. Global cancer statistics. CA Cancer J Clin. 2011;61(2):69–90.

[27] American Cancer Society. Bladder cancer risk factors. Atlanta: American Cancer Society; 2016. Available from: https://www.cancer.org/cancer/bladder-cancer/causes-risks-prevention/ risk-factors.html.

[28] Letasiova S, Medve'ova A, Sovcikova A, Dusinska M, Volkovova K, Mosoiu C, et al. Bladder cancer, a review of the environmental risk factors. Environ Health. 2012;11 Suppl 1:S11.

[29] Riesz P, Lotz G, Paska C, Szendroi A, Majoros A, Nemeth Z, et al. Detection of bladder cancer from the urine using fluorescence in situ hybridization technique. Pathol Oncol Res. 2007;13(3):187–94.

[30] MacVicar AD. Bladder cancer staging. BJU Int. 2000;86(Suppl 1):111–22.

[31] Nargund VH, Raghavan D, Sandler HM. Urological oncology. London: Springer-Verlag; 2015.

[32] Siefker-Radtke A. Urachal adenocarcinoma: a clinician's guide for treatment. Semin Oncol. 2012;39(5):619–24.

[33] Bhat S, Sathyanarayanaprasad M, Paul F. Primary squamous cell carcinoma of bladder exstrophy in an adult. Indian J Urol. 2015;31(2):142–3.

[34] Parekh DJ, Jung C, O'Conner J, Dutta S, Smith ER Jr. Leiomyosarcoma in urinary bladder after cyclophosphamide therapy for retinoblastoma and review of bladder sarcomas. Urology. 2002;60(1):164.

[35] Ploeg M, Aben KK, Kiemeney LA. The present and future burden of urinary bladder cancer in the world. World J Urol. 2009;27(3):289–93.

[36] American Cancer Society. Early detection, diagnosis, and staging: bladder cancer signs and symptoms. Atlanta: American Cancer Society; 2019. Available from: https://www.cancer.org/ cancer/bladder-cancer/detection-diagnosis-staging/signs-and-symptoms.html.

[37] Goodison S, Rosser CJ, Urquidi V. Bladder cancer detection and monitoring: assessment of urine- and blood-based marker tests. Mol Diagn Ther. 2013;17(2):71–84.

[38] Cha K, Hadjiiski L, Chan HP, Cohan RH, Caoili EM, Zhou C. Detection of urinary bladder mass in CT urography with SPAN. Med Phys. 2015;42(7):4271–84.

[39] Oken MM, Creech RH, Tormey DC, Horton J, Davis TE, McFadden ET, et al. Toxicity and response criteria of the Eastern Cooperative Oncology Group. Am J Clin Oncol. 1982;5(6):649–55.

[40] American Cancer Society. Medical student curriculum: hematuria. Linthicum: American Urological Association; 2016. Available from: https://www.auanet.org/education/auauniversity/for-medical-students/medical-student-curriculum/hematuria.

第 13 章 非肌层浸润性尿路上皮癌的膀胱腔内治疗

Intravesical Therapy for Non-muscle Invasive Urothelial Carcinoma

Waleed Hassen　Laura Motherway　著

陈宇珂　译

大多数膀胱癌病例表现为非侵袭性疾病[1]。较低级别的疾病往往具有较高的复发风险,而较高级别的疾病也具有进展的风险(在较高阶段复发)[2]。膀胱腔内治疗的目标是降低复发和(或)进展的风险,这也取决于最初的病理特征。

膀胱腔内治疗是将药物直接通过导尿管经尿道注入膀胱。膀胱腔内治疗的目标是最大限度地增加膀胱内恶性细胞对治疗药物的暴露,同时限制全身反应。膀胱的尿路上皮最适合通过最大限度地减少药物吸收剂量来限制全身反应[3]。

膀胱内注射药分为化疗药物和免疫调节药。这些药物具有不同的作用机制和不良反应。本章的目的是概述各种可用的治疗选择及其适应证和给药方法。

一、膀胱内化疗

膀胱内化疗是注射化疗药物以抑制或减缓癌细胞的产生[4]。

(一)丝裂霉素

丝裂霉素 C(Mitomycin C,MMC)是最常用的化疗药物,用于治疗非肌层浸润性膀胱癌[5, 6]。它是一种抑制 DNA 合成的抗生素,可用于围术期预防肿瘤种植或诱导和维持治疗[7, 8]。MMC 的常规剂量是将 40mg MMC 加在 20ml 或 40ml 生理盐水中,不良反应是膀胱炎和罕见的膀胱挛缩(5%)。如果药物与皮肤接触,也可能出现皮疹和脱屑。增加 MMC 的浓度(40mg/20ml)[9]及碱化尿液可以提高疗效。一些研究证实,电动疗法也可以提高 MMC 的疗效[10, 11]。

(二)吉西他滨

吉西他滨是一种脱氧胞苷类似物,可抑制 DNA 合成[12]。最近已经证明它在围术期中使用是有效的。其常规剂量为 2mg/100ml 生理盐水[13]。不良反应包括排尿困难和血尿,但并不常见。

(三)多柔比星

多柔比星是一种通过结合 DNA 来抑制蛋白质合成的抗生素。它被证明可以减少围术期的复发。常规剂量为 50mg/50ml 生理盐水。不良反应有膀胱炎、膀胱挛缩和发热[14]。

107

（四）表柔比星

表柔比星是一种蒽环类化疗药物，是多柔比星的衍生物，通过插入 DNA 链从而抑制其复制，以及抑制 RNA 合成来发挥抗肿瘤的作用。常规剂量为 50mg/50ml 生理盐水。不良反应与多柔比星相似。它也通常用于围术期，但在美国却不可用[15]。

（五）塞替哌

塞替哌是最早用于膀胱内化疗的药物之一。它是一个烷化剂，作用于交联核酸。常规的剂量是 30mg/30ml 生理盐水。然而，由于其分子量低，大量药物可被身体吸收，可能导致高达 30% 的患者出现骨髓抑制[14]。正因为如此，塞替哌在大多数机构中并不常用。

（六）戊柔比星

戊柔比星是多柔比星的半合成类似物，是 FDA 批准用于卡介苗难治性原位癌的唯一疗法[12]。剂量为 800mg/75ml 生理盐水。常见的不良反应包括膀胱炎和尿频。长期无病生存率仍然很低，并且在 30 个月的随访中只有 8% 的完全缓解率[16]。因此它的使用相当有限。

（七）免疫疗法

膀胱内免疫疗法是注射药物通过触发身体的免疫反应来破坏经尿道切除术后可能存在于膀胱中的恶性肿瘤细胞[17]。

（八）卡介苗

卡介苗（BCG）是牛分枝杆菌的活菌株，最初用作结核病疫苗，后来发现可诱导膀胱内的免疫反应[18]。BCG 导致大量细胞因子释放，从而诱导 Th1 免疫反应。卡介苗以各种菌株提供，通常一瓶用 50ml 生理盐水稀释。由于它是一种活的减毒细菌，其不良反应可能比膀胱内化疗更严重，包括发热、刺激性排尿症状、卡介苗败血症和极少数死亡[19]。

由于存在全身吸收的风险，通常在手术切除后 2～4 周才给予灌注，以使膀胱重新上皮化。外伤性导管插入或血尿患者不应给予 BCG。免疫抑制患者或活动性尿路感染患者应谨慎使用[20]。BCG 已被证明可以降低疾病的复发和进展。BCG 通常以 6 周剂量作为诱导疗程，然后是维持方案。虽然维持方案各不相同，但报道的最有效的方案包括 6 周的诱导疗程，然后在 3、6、12、18、24、30 和 36 个月时每周给药，共 3 周[21]。

（九）干扰素

干扰素是一种免疫治疗药，可单独使用，也可与卡介苗联合使用。其作用机制是激活淋巴细胞并增强 T 辅助型 I 型免疫反应[22]。尽管它作为单药治疗卡介苗治疗失败的病例确实有一些疗效，但对它与卡介苗联合使用的评估最为充分[12, 23]。

二、膀胱腔内治疗的临床应用

（一）围术期膀胱腔内治疗

肿瘤播种被认为是经尿道膀胱肿瘤切除术（TURBT）后复发的原因之一[24]。TURBT 后立即进行膀胱内化疗（24h 内）可使低危患者的肿瘤复发率降低 11%[25]。美国常用 MMC，欧洲常用表柔比星。然而，吉西他滨最近被证实可以将肿瘤复发率降低 47%，并且是目前 NCCN 指南的首选药物[6, 13]。最好在切除后 6h 内将药物在 1h 内注入膀胱[26]。由于毒性风险增加，在切除时出现膀胱穿孔的情况下应避免灌注。

（二）减少复发和进展

6 周化疗（MMC、多柔比星和表柔比星）剂量的诱导疗程已被证明可将非肌层浸润性膀胱癌的复发风险降低 20%～40%，但对预防疾病进展没有明显效果[27]。它们通常用于中低风险疾病，不推荐用于高风险疾病，除非存在 BCG 治疗的禁忌证。用化疗维持治疗的价值是有争议的。维持方案通常 1 个月 1 次，持续 1 年[6]。

BCG 的诱导过程减少了 20%～60% 的复发；然而，BCG 的主要临床效用是减少对疾病进展的影响[28]。只有在维持方案中才能看到对进展减少的影响。据报道，BCG 可将肿瘤进展率降低 20%～30%[29]。约 25% 初始诱导疗程失败的患者可以通过第二个 6 周的诱导疗程治疗。然而，不推荐进一步的治疗，因为疾病进展的概率高得多（高达 50%），这些患者应进行膀胱切除术或其他方法治疗[19]。

（三）难治性肿瘤

一般而言，膀胱腔内治疗失败的高级别病变患者应进行膀胱切除术；然而，对于不适合手术的患者，可以尝试膀胱内挽救治疗方案。戊柔比星是 FDA 批准的唯一用于 BCG 难治性肿瘤的药物。然而，完全缓解和无病生存率较低（18% 和 4%）。因此，戊柔比星并不常用[30]。

吉西他滨和多西他赛联合治疗 1 年后的完全缓解率（CRR）为 49%～54%，2 年后完全缓解率为 34%[31, 32]。其他已被证明安全且 1 年完全缓解率在 28%～71% 的疗法包括吉西他滨单药治疗[33]，或与丝裂霉素[34, 35]和白蛋白结合型紫杉醇联合治疗[36]。

（四）膀胱腔内治疗的并发症

膀胱腔内治疗会引起尿路上皮的局部反应，从而导致一些患者出现明显的症状。最常见的症状是排尿困难、膀胱疼痛、肉眼血尿、低热和乏力，这些通常发生在治疗后 24～48h。

这些症状可以用镇痛药——非甾体抗炎药（NSAID）、抗胆碱能药和解痉药治疗。如果症状持续存在，应进行尿培养以排除细菌感染。如果尿培养阳性，应停止治疗，并用适当的抗生素治疗感染。在继续膀胱腔内治疗之前，应保证尿培养阴性。

如果不良反应随着时间的推移变得更加严重并且患者无法再耐受全部剂量，则可以减少膀胱腔内治疗的剂量。部分患者可能会发生化学性膀胱炎和尿路感染。

（五）膀胱镜随访

膀胱镜随访是监测浅表性膀胱癌的标准手段。它仅限于检测可视化的肿瘤，因此，尿细胞学被用作检测高级别肿瘤的辅助手段[37]。由于肿瘤复发的可能性高并且进展的风险高，因此必须进行随访。一般而言，第一次膀胱镜检查应在初次经尿道肿瘤切除术后 3 个月。如果第一次膀胱镜检查没有问题，习惯上每 3 个月进行一次随访，为期 2 年；随后每 6 个月一次至第 5 年，往后每年一次。然而，这种方法已经被修改为使用评分系统（如 EORTC）和风险量表来预测复发和进展的短期和长期风险。美国泌尿外科协会还推荐了一种更具风险适应能力的方法[37]。荧光膀胱镜检查包括静脉注射光敏卟啉前体（通常为六氨基乙酰丙酸盐），其优先积聚在肿瘤组织中。在蓝光下，它们发出红色荧光，有助于诊断细微病变。多项研究表明，蓝光膀胱镜可减少复发，如果可以获得，应予以考虑[38, 39]。窄带成像（NBI）利用血红蛋白吸收的两个特定波长（415nm 和 540nm），从而提高血管的可见性。研究结果不一，但 NBI 的使用可能有助于减少肿瘤复发[40, 41]。

三、治疗关键点

膀胱内给药

膀胱内化疗对肿瘤复发有明显的影响，在 TUR 后立即灌注，并作为一项维持方案。

一般来说，化疗的不良反应往往比 BCG 的不良反应少见且不那么严重。

使用无菌导管包和 14F 导尿管进行无菌导尿。完全排空膀胱。

将注射器前端的导管或另备的导管与输液器相连，后者接入导尿管，并通过重力或注射方式注入药物。评估患者的疼痛程度。

使用无菌纱布取出完好无损的注射器或药瓶，以帮助吸收任何药液。如果患者难以容纳药液，可使用 Foley 导尿管，并在安装后将导尿管塞插入导尿管末端，使化疗药物在膀胱中作用一段时间，通常为 1～2h。根据患者的活动能力，可以移除导尿管并使患者排尿，或者可以将导尿管连接到导尿袋以排出化疗药物。

取出导尿管后，请妥善处理设备。重新检查会阴区是否有漏液，评估是否有疼痛。按照指示清洁区域。指导患者保持治疗 1～2h[20, 24]。

临床要点

- BCG 是唯一被证明可以延缓或减少高级别肿瘤进展的药物。
- 在许多患者中，仅 6 周诱导疗程不能获得最佳反应效果，维持治疗是必要的。
- 理想情况下，治疗对于中危患者应维持 1 年，对于高危非肌层浸润性膀胱癌应维持 3 年。
- 在 TURBT 后 2 周内不应开始使用 BCG。在有创伤性导尿、细菌尿、持续性肉眼血尿、持续性严重局部症状或全身症状的情况下应避免使用。免疫抑制患者禁用卡介苗。
- 应指导患者在膀胱内灌注药物后 1～2h 内不要排尿。应在前 6h 内将漂白剂添加到马桶中。
- 有性活动的患者应在治疗期间使用避孕套。
- 如果在维持治疗期间有明显的局部症状，可以考虑减少剂量。
- 喹诺酮类药物可能会影响 BCG 的疗效，应在治疗期间避免使用。
- 患者可能会出现类似流感的症状（低于 38.5℃的低热、疲劳和关节疼痛），持续 48～72h。常见的局部症状有尿频、尿急和排尿困难等。抗胆碱能药、镇痛药和非甾体抗炎药有助于缓解症状。
- 症状持续超过 48h 应考虑：①尿培养、胸部 X 线检查和肝功能检查；②暂停治疗或考虑减少剂量。
- 可以考虑使用异烟肼（300mg/d）和利福平（600mg/d）进行治疗，直到症状消失。
- 如出现血流动力学不稳定等严重症状，应使用异烟肼（300mg/d）和利福平（600mg/d 治疗 3～6 个月。实体器官受累应添加乙胺丁醇（每天 15mg/kg）[6, 12, 20, 21, 42-48]。

参 考 文 献

[1] Ro JY, Staerkel GA, Ayala AG. Cytologic and histologic features of superficial bladder cancer. Urol Clin North Am. 1992;19(3):435–53.

[2] Donat SM. Evaluation and follow-up strategies for superficial bladder cancer. Urol Clin North Am. 2003;30(4):765–76.

[3] Packiam VT, Johnson SC, Steinberg GD. Non-muscle-invasive bladder cancer: intravesical treatments beyond Bacille Calmette-Guérin. Cancer. 2017;123(3):390–400.

[4] Sexton WJ, Wiegand LR, Correa JJ, Politis C, Dickinson SI, Kang LC. Bladder cancer: a review of non-muscle invasive disease. Cancer Control. 2010;17(4):256–68.

[5] Veeratterapillay R, Heer R, Johnson MI, Persad R, Bach C. High-risk non-muscle-invasive bladder cancer-therapy options during intravesical BCG shortage. Curr Urol Rep. 2016;17(9):68.

[6] Network NCC. Bladder cancer 2018. Available from: https://www.nccn.org/professionals/ physician_gls/PDF/bladder.pdf.

[7] Zincke H, Utz DC, Taylor WF, Myers RP, Leary FJ. Influence of thiotepa and doxorubicin instillation at time of transurethral surgical treatment of bladder cancer on tumor recurrence: a prospective, randomized, double-blind, controlled trial. J Urol. 1983;129(3):505–9.

[8] Klän R, Loy V, Huland H. Residual tumor discovered in routine second transurethral resection in patients with stage T_1 transitional cell carcinoma of the bladder. J Urol. 1991;146(2):316–8.

[9] Masters JR. Re: methods to improve efficacy of intravesical mitomycin C: results of a randomized phase III trial. J Natl Cancer Inst. 2001;93(20):1574–5.

[10] Di Stasi SM, Giannantoni A, Stephen RL, Capelli G, Navarra P, Massoud R, et al. Intravesical electromotive mitomycin C versus passive transport mitomycin C for high risk superficial bladder cancer: a prospective randomized study. J Urol. 2003;170(3):777–82.

[11] Riedl CR, Daniltchenko D, Koenig F, Simak R, Loening SA, Pflueger H. Fluorescence endoscopy with 5–aminolevulinic acid reduces early recurrence rate in superficial bladder cancer. J Urol. 2001;165(4):1121–3.

[12] Brooks NA, O'Donnell MA. Treatment options in non-muscle-invasive bladder cancer after BCG failure. Indian J Urol. 2015;31(4):312–9.

[13] Messing EM, Tangen CM, Lerner SP, Sahasrabudhe DM, Koppie TM, Wood DP Jr, et al. Effect of intravesical instillation of gemcitabine vs. saline immediately following resection of suspected low-grade non-muscle-invasive bladder cancer on tumor recurrence: SWOG S0337 randomized clinical trial. JAMA. 2018;319(18):1880–8.

[14] Thrasher JB, Crawford ED. Complications of intravesical chemotherapy. Urol Clin North Am. 1992;19(3):529–39.

[15] Oosterlinck W, Kurth KH, Schroder F, Bultinck J, Hammond B, Sylvester R. A prospective European Organization for Research and Treatment of Cancer Genitourinary Group randomized trial comparing transurethral resection followed by a single intravesical instillation of epirubicin or water in single stage Ta, T_1 papillary carcinoma of the bladder. J Urol. 1993;149(4):749–52.

[16] Li R, Spiess PE, Kamat AM. Treatment options for patients with recurrent tumors after BCG therapy: are we ignoring the obvious? Eur Urol. 2018;74(4):405–8.

[17] Shen Z, Shen T, Wientjes MG, O'Donnell MA, Au JL. Intravesical treatments of bladder cancer: review. Pharm Res. 2008;25(7):1500–10.

[18] Smith SG, Zaharoff DA. Future directions in bladder cancer immunotherapy: towards adaptive immunity. Immunotherapy. 2016;8(3):351–65.

[19] Catalona WJ, Hudson MA, Gillen DP, Andriole GL, Ratliff TL. Risks and benefits of repeated courses of intravesical bacillus Calmette-Guerin therapy for superficial bladder cancer. J Urol. 1987;137(2):220–4.

[20] Association AU. Intravesical administration of therapeutic medication. 2015.

[21] Lamm DL, Blumenstein BA, Crissman JD, Montie JE, Gottesman JE, Lowe BA, et al. Maintenance bacillus Calmette-Guerin immunotherapy for recurrent TA, T1 and carcinoma in situ transitional cell carcinoma of the bladder: a randomized Southwest Oncology Group Study. J Urol. 2000;163(4):1124–9.

[22] Naitoh J, Franklin J, O'Donnell MA, Belldegrun AS. Interferon alpha for the treatment of superficial bladder cancer. Adv Exp Med Biol. 1999;462:371–86; discussion 87–92.

[23] O'Donnell MA, Luo Y, Chen X, Szilvasi A, Hunter SE, Clinton SK. Role of IL-12 in the induction and potentiation of IFN-gamma in response to bacillus Calmette-Guerin. J Immunol. 1999;163(8):4246–52.

[24] Heney NM, Nocks BN, Daly JJ, Blitzer PH, Parkhurst EC. Prognostic factors in carcinoma of the ureter. J Urol. 1981;125(5):632–6.

[25] Sylvester RJ, van der MA, Lamm DL. Intravesical bacillus Calmette-Guerin reduces the risk of progression in patients with superficial bladder cancer: a meta-analysis of the published results of randomized clinical trials. J Urol. 2002;168(5):1964–70.

[26] Duque JL, Loughlin KR. An overview of the treatment of superficial bladder cancer. Intravesical chemotherapy. Urol Clin North Am. 2000;27(1):125–35, x.

[27] O'Donnell MA. Practical applications of intravesical chemotherapy and immunotherapy in high-risk patients with superficial bladder cancer. Urol Clin North Am. 2005;32(2):121–31.

[28] Han RF, Pan JG. Can intravesical bacillus Calmette-Guerin reduce recurrence in patients with superficial bladder cancer? A meta-analysis of randomized trials. Urology. 2006;67(6):1216–23.

[29] Grossman HB, O'Donnell MA, Cookson MS, Greenberg RE, Keane TE. Bacillus Calmette-Guerin failures and beyond: contemporary management of non-muscle-invasive bladder cancer. Rev Urol. 2008;10(4):281–9.

[30] Steinberg G, Bahnson R, Brosman S, Middleton R, Wajsman Z, Wehle M. Efficacy and safety of valrubicin for the treatment of Bacillus Calmette-Guerin refractory carcinoma in situ of the bladder. The Valrubicin Study Group. J Urol. 2000;163(3):761–7.

[31] Milbar N, Kates M, Chappidi MR, Pederzoli F, Yoshida T, Sankin A, et al. Oncological outcomes of sequential intravesical gemcitabine and docetaxel in patients with non-muscle invasive bladder cancer. Bladder Cancer. 2017;3(4):293–303.

[32] Steinberg RL, Thomas LJ, O'Donnell MA, Nepple KG. Sequential intravesical gemcitabine and docetaxel for the salvage treatment of non-muscle invasive bladder cancer. Bladder Cancer. 2015;1(1):65–72.

[33] Skinner EC, Goldman B, Sakr WA, Petrylak DP, Lenz HJ, Lee CT, et al. SWOG S0353: phase II trial of intravesical gemcitabine in patients with nonmuscle invasive bladder cancer and recurrence after 2 prior courses of intravesical bacillus Calmette-Guérin. J Urol. 2013;190(4):1200–4.

[34] Cockerill PA, Knoedler JJ, Frank I, Tarrell R, Karnes RJ. Intravesical gemcitabine in combination with mitomycin C as salvage treatment in recurrent non-muscle-invasive bladder cancer. BJU Int. 2016;117(3):456–62.

[35] Lightfoot AJ, Breyer BN, Rosevear HM, Erickson BA, Konety BR, O'Donnell MA. Multi-institutional analysis of sequential intravesical gemcitabine and mitomycin C chemotherapy for non-muscle invasive bladder cancer. Urol Oncol. 2014;32(1):35.e15–9.

[36] McKiernan JM, Holder DD, Ghandour RA, Barlow LJ, Ahn JJ, Kates M, et al. Phase II trial of intravesical nanoparticle albumin bound paclitaxel for the treatment of nonmuscle invasive urothelial carcinoma of the bladder after bacillus Calmette-Guérin treatment failure. J Urol. 2014;192(6):1633–8.

[37] Soukup V, Babjuk M, Bellmunt J, Dalbagni G, Giannarini G, Hakenberg OW, et al. Follow-up after surgical treatment of bladder cancer: a critical analysis of the literature. Eur Urol. 2012;62(2):290–302.

[38] Burger M, Oosterlinck W, Konety B, Chang S, Gudjonsson S, Pruthi R, et al. ICUD-EAU International Consultation on Bladder Cancer 2012: non-muscle-invasive urothelial carcinoma of the bladder. Eur Urol. 2013;63(1):36–44.

[39] Stenzl A, Burger M, Fradet Y, Mynderse LA, Soloway MS, Witjes JA, et al. Hexaminolevulinate guided fluorescence cystoscopy reduces recurrence in patients with nonmuscle invasive bladder cancer. J Urol. 2010;184(5):1907–13.

[40] Naselli A, Introini C, Timossi L, Spina B, Fontana V, Pezzi R, et al. A randomized prospective trial to assess the impact of transurethral resection in narrow band imaging modality on non-muscle- invasive bladder cancer recurrence. Eur Urol. 2012;61(5):908–13.

[41] Naito S, Algaba F, Babjuk M, Bryan RT, Sun YH, Valiquette L, et al. The Clinical Research Office of the Endourological Society (CROES) multicentre randomised trial of narrow band imaging-assisted transurethral resection of bladder tumour (TURBT) versus conventional white light imaging-assisted turbt in primary non-muscle-invasive bladder cancer patients: trial protocol and 1–year results. Eur Urol. 2016;70(3):506–15.

[42] Lamm DL, Dehaven JI, Riggs DR. Keyhole limpet hemocyanin immunotherapy of bladder cancer: laboratory and clinical studies. Eur Urol. 2000;37(Suppl 3):41–4.

[43] Palou J, Laguna P, Millan-Rodriguez F, Hall RR, Salvador-Bayarri J, Vicente-Rodriguez J. Control group and maintenance treatment with bacillus Calmette-Guerin for carcinoma in situ and/or high grade bladder tumors. J Urol. 2001;165(5):1488–91.

[44] Ehdaie B, Sylvester R, Herr HW. Maintenance bacillus Calmette-Guerin treatment of non-muscle- invasive bladder cancer: a critical evaluation of the evidence. Eur Urol. 2013;64(4):579–85.

[45] Durek C, Rusch-Gerdes S, Jocham D, Bohle A. Interference of modern antibacterials with bacillus Calmette-Guerin viability. J Urol. 1999;162(6):1959–62.

[46] Ehlers S. Why does tumor necrosis factor targeted therapy reactivate tuberculosis? J Rheumatol Suppl. 2005;74:35–9.

[47] Herr HW. Intravesical bacillus Calmette-Guerin outcomes in patients with bladder cancer and asymptomatic bacteriuria. J Urol. 2012;187(2):435–7.

[48] Durek C, Brandau S, Ulmer AJ, Flad HD, Jocham D, Bohle A. Bacillus-Calmette-Guerin (BCG) and 3D tumors: an in vitro model for the study of adhesion and invasion. J Urol. 1999;162(2):600–5.

第 14 章　膀胱癌：肌层浸润性疾病、新辅助化疗和根治性膀胱切除术

Bladder Cancer: Muscle-Invasive Disease, Neoadjuvant Chemotherapy, and Radical Cystectomy

Mary W. Dunn　Matthew I. Milowsky　著

王天昱　译

一、新辅助化疗

肌层浸润性膀胱癌（MIBC）患者的首选治疗方法是新辅助化疗（NAC），随后进行根治性膀胱切除术（RC）。化疗是指应用抑制或破坏细胞分裂和增殖的细胞毒性药物。NAC 是一种术前给予患者的围术期化疗。有Ⅰ级证据支持在新辅助治疗 MIBC 中使用以顺铂为基础的化疗，目的是减少肿瘤负荷、根除微转移性疾病和改善生存[1]。虽然与单独的局部治疗相比，NAC 改善了生存率，但仍未得到充分利用，进行 RC 的患者中只有不到 20% 接受了 NAC[2-4]。在一项对 83 名医学肿瘤学家（其中 52% 在教学医疗中心执业）的调查中，79% 的受访者表示对所有 MIBC 患者提供 NAC，这表明了一种向采用最佳证据推荐意见的转变[5]。欧洲泌尿外科协会（EAU）制订了 MIBC 的管理指南，美国临床肿瘤学会（ASCO）也在 2016 年认可了该指南[6]。这些指南支持对能够耐受顺铂治疗的患者使用 NAC 及其后的 RC。对于不适合接受顺铂治疗的患者，推荐使用 RC。

在开始 MIBC 治疗之前，患者必须进行临床分期。除了经尿道膀胱肿瘤切除术（TURBT），还应该进行影像学评估，通常是采用胸部、腹部和盆腔的计算机断层扫描（CT）。应当对患者进行包括全血细胞计数（CBC）和生化全项（CMP）的基线实验室检测。系统回顾应对任何可能因化疗而加重的既有症状或疾病（如耳鸣、听力受损、神经病变等）进行全面评估。

没有数据支持在 NAC 中使用不以顺铂为基础的方案。确切地说，另一种烷化剂——卡铂不应该替代顺铂用于治疗那些不适合接受顺铂的人。2003 年的一项对 11 项随机试验的 Meta 分析比较了基于顺铂的 NAC 加局部治疗与单独局部治疗，证明 NAC 能够带来生存获益[7]。NAC 加局部治疗可改善总生存期（OS）（5 年 OS，50% vs. 45%；HR=0.87，95%CI 0.78～0.98），并降低复发风险（HR=0.81。95%CI 0.74～0.90）。一项对 2003 年 Meta 分析的更新结果显示，基于顺铂的 NAC 有显著的生存获益（HR=0.86，95%CI 0.77～0.95），表现为 5 年生存率绝对值提高了 5%。此外还有无病生存获益（HR=0.78，95%CI 0.71～0.86），意味着 5 年无病生存率绝对值有 9% 的改善[8]。

有几种基于顺铂的化疗方案用于新辅助治疗。其中两种方案，即经典的甲氨蝶呤、长春碱、多柔比星、顺铂（MVAC）和顺铂、甲氨蝶呤和长春碱（CMV），在两项大型Ⅲ期随机对照试验中进行了研究，每个试验都评估了是否进行NAC对死亡率的影响。美国西南肿瘤协作组（SWOG）领导的Ⅲ期试验将MIBC患者（n=307）随机分为两组并分别接受3个周期的新辅助MVAC（每28天给予一次）加RC或单独RC[9]。与无NAC的RC相比，NAC联合RC与全因死亡率（59% vs. 65%；HR=0.75，95%CI 0.57～1.00）和膀胱癌死亡率（35% vs. 50%；HR=0.60，95%CI 0.41～0.82）风险降低相关。此外，MVAC显著提高了患者的中位总生存期（77个月 vs. 46个月）及病理完全缓解率（38% vs. 15%）。MVAC有明显的毒性，包括3级（n=35）和4级（n=50）粒细胞减少，26例患者出现3级恶心、呕吐、口腔炎、腹泻或便秘等胃肠道毒性反应。

一项纳入976名患者的大型研究比较了RC、放疗或手术加放疗前有无接受3个周期的新辅助CMV化疗（每21天给予一次）带来的影响[10]。本研究结果显示，与单独RC或放疗或两者联用而不用NAC相比，NAC加RC降低了癌症特异性死亡率的风险。在中位时间为4年的随访中，未发现差异达到统计学显著水平（HR=0.85，95%CI 0.71～1.02）。然而，同一项研究的较长时间的随访（中位时间8年）表明，NAC显著降低了癌症特异性死亡率的风险（HR=0.74，95%CI 0.57～0.96）[11]。在RC或放疗前接受CMV NAC的患者中，癌症特异性死亡率降低了16%。

为了缩短化疗时间和减少毒性，研究观察了生长因子支持下每2周给予MVAC的高剂量MVAC（HDMVAC）的疗效。值得注意的是，这种缩短MVAC持续时间的策略也被同义地称为高剂量、剂量密集或加速的治疗。在一项Ⅲ期随机对照试验（RCT）中，患者被随机分为2周周期的HDMVAC（n=134）或4周周期的经典MVAC（n=129）[12]。该研究旨在确定HDMVAC＋粒细胞集落刺激因子（G-CSF）能否改善进展期尿路上皮癌患者的总生存期。在38个月的中位随访中，没有发现中位总生存期（mOS）有50%的差异。然而，接受HDMVAC治疗的患者在以下方面有获益：无进展生存期延长（HR=0.75；95%CI 0.58～0.98）、完全缓解（CR）率提高（21% vs. 9%）并且总体反应（OR）率提高（62% vs. 50%）。此外，HDMVAC比经典的MVAC毒性小，表现为更少的白细胞毒性（如中性粒细胞减少症和中性粒细胞减少性发热）和口腔黏膜炎。在最初的EORTC30924试验的7年更新中，HDMVAC组有24.6%的患者存活，而经典MVAC组仅有13.2%的患者存活[13]。HDMVAC组中位无进展生存期（mPFS）为9.5个月（95%CI 7.6～12.2个月），而MVAC组mPFS仅为8.1个月（95%CI 7.0～9.9个月）；中位生存期HDMVAC组为15.1个月，而MVAC组为14.9个月，死亡率HR为0.76（95%CI 0.58～0.99）。MVAC组患者死于尿路上皮癌的比例（76%）高于HDMVAC组（64.9%）。有1类证据表明对于进展期疾病，HDMVAC比经典MVAC有更好的耐受性和有效性，基于此它在新辅助治疗中比经典MVAC更优先推荐。

虽然剂量密集的MVAC NAC方案尚未在随机临床研究中进行评估，但2项小型的单臂研究表明，这种方法可能是合理的。Ⅱ期临床试验验证了这样一个假设：在6周时间给予的3个周期加速MVAC（AMVAC）是安全的，缩短至RC的时间，能够在新辅助治疗中产生相当的病理反应率[14]。在40例可评估反应的患者中，15例患者在RC时表现出病理完全缓解

（pCR；pT_0）（95%CI 23%～53%），82% 的患者经历了 1～2 级化疗相关毒性反应，从化疗开始至 RC 的中位时间为 9.7 周。另一项包括 39 例接受 4 个周期 DDMVAC 患者的研究显示，病理反应率（pRR）为 49%，并且在 10 例患者中有 1 例为 pCR。那些曾达到 pCR 的患者在 1 年时无病生存率较高，为 89%；而在无病理反应的患者中为 67%（95%CI 0.80～8.1）[15]。

吉西他滨和顺铂（GC）用于新辅助治疗，主要基于从进展期和转移性疾病的临床试验中外推出的 1 类证据。在 Ⅲ 期随机对照试验中，进展期膀胱癌患者被随机分为接受最多 6 个周期的 GC 组（n=203）或经典 MVAC 化疗组（n=202）[16]。两种方案的 OS、至疾病进展时间、至治疗失败时间和反应率数据均相似。与 MVAC 相比，GC 的毒性反应更少，耐受性更好。接受 MVAC 的患者中，3 级中性粒细胞减少症（82% vs. 71%）、中性粒细胞减少性发热（14% vs. 2%），中性粒细胞减少性脓毒症（12% vs. 1%）和 3 级口腔黏膜炎（22% vs. 1%）均显著多于接受 GC 的患者。该试验的更新数据显示，GC 和 MVAC 的长期 OS 率相似（分别为 9.8% 和 11.3%），mPFS 率也相似，GC 为 7.7 个月，MVAC 为 8.3 个月[17]。一项回顾性分析比较了 42 例接受 4 个周期新辅助 GC 的患者与接受 MVAC 新辅助治疗的历史队列[18]。该分析显示，GC 组中 pT_0 的比例为 26%（95%CI 14～42），＜ pT_2（如 pT_0、pT_{is}、pT_1）的比例为 36%（95%CI 21～52）。相比之下，MVAC 队列中 pT_0 的比例为 28%（95%CI 16～42），＜ pT_2 的比例为 35%（95%CI 23～49）。如果患者肾功能处于边缘状态，可以考虑分割顺铂的剂量（例如，第 1 天和第 8 天各 $35mg/m^2$，而不是第 1 天 $70mg/m^2$）。Ⅰ/Ⅱ 期临床试验的结果显示，在采用分割剂量顺铂后，总应答率（ORR）为 65% 并有 4 例 CR[19]。

在新辅助治疗中，应用剂量密集的 MVAC 能够缩短至手术时间。一项小型（n=31）临床研究意图证明新辅助剂量密集的吉西他滨和顺铂（DDGC）化疗也可以缩短至膀胱切除术的时间，并达到与应用标准 GC 方案的历史对照组相似的 pCR[20]。10 例患者（95%CI 16～49）达到了 pCR（pT_0），另外 4 例患者被降期为非肌层浸润性疾病（NMIBC）。这些发现与那些标准 GC 的回顾性研究结果相似。由于 23% 的患者经历了血管事件，妨碍或延迟了手术或增加了他们的手术风险，该试验提前结束。另一项研究新辅助治疗中 DDGC 的试验招募了来自 3 个机构的 49 名患者，其主要终点是降期至非肌层浸润性疾病[21]。大多数患者（67%）完成了所有 6 个周期的化疗，58% 的患者降期至 NMIBC。虽然 39% 的患者因毒性反应而需要减少剂量，但没有一例患者因毒性反应而没能接受 RC 手术。治疗前的肿瘤进行了二代测序，以寻找化疗敏感性的预测因子。DNA 损伤修复（DDR）基因有害突变的存在与化疗敏感性有关联。

二、新辅助免疫治疗

随着对免疫系统如何与肿瘤相互作用的理解增加，许多免疫抗肿瘤药物已经被开发出来。一些检查点抑制药（CPI）已被批准用于治疗转移性膀胱癌，这使得人们对这些免疫治疗药物在新辅助治疗阶段中会发挥怎样作用产生兴趣。迄今为止，已经在新辅助治疗阶段对两种抗程序性细胞死亡（PD）-1 及其配体 1（PD-L1）的药物进行了研究。对阿替利珠单抗用于 MIBC 新辅助治疗的 Ⅱ 期 ABACUS 试验的中期分析显示 pCR 为 29%（95%CI，18～42），39% 的患者降期至 NMIBC[22]。帕博利珠单抗新辅助治疗的单臂 Ⅱ 期 PURE-01 试验显示 pCR

为 42%（95%CI 28.2～56.8），54% 的患者降期至 NMIBC[23]。一项 Ⅰ/Ⅱ 期研究观察了对顺铂不耐受的患者单独使用帕博利珠单抗新辅助治疗和帕博利珠单抗联合顺铂和吉西他滨治疗两种方案，显示在 40 例接受帕博利珠单抗和 GC 联合治疗的患者中，接受 RC 手术的患者（n=36）有 40% 在 RC 时达到了 pCR[24]。虽然这些试验报道了较高的病理反应率，但还需要在更大规模的研究中证实。

三、不良反应

化疗的常见不良反应取决于特定方案，包括骨髓抑制、疲劳、恶心、呕吐、电解质失衡、脱发、口腔炎和周围神经病变等。应向患者告知发热性中性粒细胞减少症的可能性，在合并感染时可能会危及生命，并说明针对发热的情况的治疗。为了减少潜在的严重毒性反应，如中性粒细胞减少症，像 DDMVAC 这样的方案要和粒细胞 – 巨噬细胞集落刺激因子（GM-CSF）一并给予[25]。考虑到与顺铂相关的耳毒性风险，推荐进行基线听力测量评估。顺铂的剂量限制毒性是肾毒性，这就是治疗前评估肾功能至关重要的原因。患者每次接受顺铂给药都应当给予充分的前、后水化处理[26]。由于多柔比星的心脏毒性风险，如导致充血性心力衰竭的心肌病，接受 MVAC 治疗的患者应对左心室射血分数进行基线评估，并在接受治疗期间监测心脏毒性的体征和症状[27]。所有的 NAC 方案都包括治疗前的止吐药，以预防和（或）减轻化疗引起的恶心和呕吐的程度。还应向患者提供止吐药（如昂丹司琼、丙氯拉嗪）处方，以备在出现延迟的恶心或呕吐反应时在家服用。

Meta 分析表明，以铂类为基础的 NAC 不但带来了显著的生存效益，即 5 年生存率绝对值有 5% 的获益，而且带来了无病生存获益，相当于 5 年无病生存率绝对值改善了 9%[8]。尽管有这些证据，但只有一小部分患者接受了 NAC 治疗。有几个因素可能解释了 NAC 的使用不足，包括害怕不良事件、RC 手术的延迟，以及患者可能被认为"不适合"接受顺铂[25]。医务人员应向符合条件的患者提供 NAC，同时透彻完整地解释其依据、益处和风险。关于新辅助治疗中最常用的化疗方案的其他信息见表 14-1 和表 14-2。

四、根治性膀胱切除术

根治性膀胱切除术（RC）是指手术切除整个膀胱。对于非转移性 MIBC 患者，RC 联合 NAC 是标准治疗[28]。在一项随机对照试验、几项回顾性队列研究和一项非 RCT 中，已经将这种方法与保留膀胱的治疗进行了比较[29]。一项对 1843 名患者进行的大型队列研究显示，与 RC 相比，保留膀胱的治疗与 5 年生存率的降低相关（27.9% vs. 46.5%）[30]。值得注意的是，保留膀胱的治疗将在另一章中进行讨论。

根治性膀胱切除术和双侧盆腔淋巴结清扫术（PLND）提供区域局部肿瘤控制和病理分期。双侧 PLND 包括切除髂内、髂外和闭孔淋巴结。有一些证据表明，可能需要推荐扩大范围的淋巴结清扫，包括切除骶前和髂总淋巴结直到主动脉分叉水平。在一项对 290 例接受了扩大淋巴结清扫术的患者的研究中，28% 的患者淋巴结阳性，其中仅 25% 在标准范围中有阳性淋巴结[31]。在一项比较扩大和有限淋巴结清扫术的前瞻性Ⅲ期试验中，203 例患者被随机分配到有限淋巴结清扫组（闭孔和髂内、髂外淋巴结），198 例患者被随机分配到扩大淋巴结清扫组（有限清扫范围加闭孔深部、髂总、骶前、腔静脉旁、主动脉腔静脉间及主动脉旁淋巴结）[32]。

表 14-1　新辅助治疗中使用的化疗方案、疗程和剂量

新辅助治疗方案	疗　程	化疗药物	剂　量
经典 MVAC	每 28 天 1 个周期，共 3 个周期	甲氨蝶呤	$30mg/m^2$，第 1 天、第 15 天和第 22 天
—	—	长春碱	$3mg/m^2$，第 2 天、第 15 天和第 22 天
—	—	多柔比星	$30mg/m^2$，第 2 天
—	—	顺铂	$70mg/m^2$，第 2 天
CMV	每 21 天 1 个周期，共 3 个周期	顺铂	$100mg/m^2$，第 2 天
—	—	甲氨蝶呤	$30mg/m^2$，第 1 天和第 8 天
—	—	长春碱	$4mg/m^2$，第 1 天和第 8 天
高剂量 MVAC	每 14 天 1 个周期，3～4 个周期	甲氨蝶呤	$30mg/m^2$，第 1 天
—	—	长春碱	$3mg/m^2$，第 2 天
—	—	多柔比星	$30mg/m^2$，第 2 天
—	—	顺铂	$70mg/m^2$，第 2 天
GC	每 21 天 1 个周期，共 4 个周期	吉西他滨	$1000mg/m^2$，第 1 天和第 8 天
—	—	顺铂	$70mg/m^2$，第 1 天

表 14-2　治疗尿路上皮癌常用化疗药物类别

化疗药物	类　别
甲氨蝶呤	抗代谢药物；叶酸拮抗药
长春碱	长春花生物碱
多柔比星	抗肿瘤抗生素；蒽环类药物
顺铂	烷化剂；金属盐
吉西他滨	抗代谢药物；嘧啶拮抗药

本研究的主要终点是无复发生存期（RFS）。次要终点包括癌特异性生存期（CSS）、OS 和并发症。在 RFS（5 年 RFS，65% vs. 59%）、CSS（5 年 CSS，76% vs. 65%）和 OS（5 年 OS，59% vs. 50%）方面，扩大淋巴结清扫术并没有显示出比有限淋巴结清扫术更具优势。需要其他更大规模的研究来确定扩大淋巴结清扫术的获益。

除 RC 和 PLND 之外，MIBC 的外科手术处理还需要切除在膀胱外含有肿瘤细胞风险最高的邻近器官。在男性中，这包括前列腺和精囊；而在女性中，包括子宫、子宫颈、卵巢、输卵管和阴道前壁。然而，考虑到该术式带来显著性的功能障碍，在肿瘤控制的效果不受到损害的前提下，对希望保留性功能的患者进行筛选，筛选出那些可能适合进行保留性功能的手术方式的患者[33]。保留性功能手术的潜在候选者应该有器官局限性疾病，肿瘤未侵犯膀胱颈、尿道和前列腺，也没有既存的勃起功能障碍（ED）。神经血管束损伤可导致男性 ED；因此，人们已经对保留前列腺和保留神经的术式进行了研究，尽管尚缺乏关于这些术式安全性的可靠数据[34]。被怀疑患有前列腺腺癌（即前列腺特异性抗原升高）的男性不应该进行保留前列腺的手术。在女性中，保留阴道的 RC 术可以在某些情况下考虑进行，例如膀胱三角区或膀胱底部没有肿瘤的病例[35]。对女性进行保留神经以预防阴道干燥和性交困难的手术的有效性尚未确定。

五、手术方式

RC 的手术方式包括开放、腹腔镜和机器人。许多高手术量的膀胱癌诊疗中心采用微创或机器人手术方式，但目前，没有足够的证据推荐支持或反对机器人膀胱切除术。一些小型随机化研究（RT）和观察性研究以及系统综述发现，机器人膀胱切除术与更长的手术时间、更高的成本、更少的术中失血量相关，术后严重并发症发生率没有显著差异[36]。一项单中心随机对照试验在 118 例患者中比较了开放式和机器人膀胱切除术。在术后第 90 天，机器人手术组 62% 的患者和开放 RC 手术组 66% 的患者均观察到 2～5 级并发症[37]。在住院时间、患者报告的生活质量或病理结果方面两组之间没有显著差异。机器人手术队列与开放手术队列相比，术中失血量更少，但手术时间更长。RAZOR 试验是一项非劣效性研究，随机分配 350 名患者进行机器人或开放式膀胱切除术。该试验的目的是比较接受开放式或机器人膀胱切除术治疗的患者的 PFS[38]。开放手术组 2 年 PFS 为 71.6%（95%CI 63.6～78.2），而机器人手术组为 72.3%（95%CI 64.3～78.8）（差异为 0.7%，95%CI -9.6%～10.9%，$P=0.001$），显示机器人膀胱切除术的非劣效性。决定是否使用开放式或机器人手术技术都应该考虑到外科医生的经验和患者的个体差异。微创外科手术的相对禁忌证包括手术前腹部或盆腔放疗史（由于潜在的瘢痕和粘连）、使用补片的腹部疝修补手术史、结肠切除术（可能限制尿流改道的选择）和肥胖（由于身材与腹腔镜手术器械长度和结构的相对关系）[39]。比较长期肿瘤控制率的试验将有助于收集更多有关对比开放和微创膀胱切除术的数据。

六、围术期患者教育

吸烟的患者在 RC 术前应接受戒烟咨询。除了戒烟已知的健康获益外，在 RC 术前停止吸烟的患者术后并发症（如伤口愈合不良、感染等）的风险也会降低，并会改善长期肿瘤控制[40]。患者也可以受益于术前营养状态评估。术前营养不良与接受大手术患者的术后死亡风险增加相关。在一项对 538 例接受 RC 的患者的研究中，103 例患者（19%）符合营养不良标准，包括术前白蛋白低于 3.5mg/dl，身体质量指数（BMI）低于 18.5kg/m^2，或体重减轻大于体重的 5%[41]。术后 90 天死亡率为 7.3%（39 例死亡），界定为有营养缺乏状态的患者中死亡率为 16.5%，无营养缺乏状态的患者中死亡率为 5.1%。目前还没有关于转诊到注册营养师的共识建议，需要更多的前瞻性研究来确定术前营养不良的最佳标志物。

七、管控手术并发症

在 RC 手术前，患者应被告知潜在的短期和长期并发症。患者还应就其年龄和性别的影响接受专业咨询，因为这些因素与术后并发症相关。老年患者和女性的并发症发生率高于年轻患者和男性[29]。医务人员的一项重要工作是为患者建立关于术后疼痛、预计住院时间和恢复到基线功能状态的现实合理预期。

术后肠梗阻（POI）是最常报道的术后并发症，通常定义为肠功能恢复延迟超过 4 天[42]。POI 的症状包括腹痛、腹胀、恶心和呕吐。取消术前机械性肠道准备和术前禁食并提供早期营养支持，显示对肠道活动有一些积极的影响。这种方法意味着患者在手术当天容量不足的可能性较小，较少需要积极的术中液体复苏[43]。患者应该在手术后早期下床走动，并应保持正常的电解质水平。POI 的处理通常是保守的，但在严重疼痛或长期肠梗阻的情况下可能需要鼻胃管减压。CT 扫描可以排除肠梗阻。血栓栓塞事件，如深静脉血栓形成（DVT）和肺栓塞（PE），是盆腔大手术可能会危及生命的并发症。深静脉血栓的体征包括腓肠肌压痛和水肿。预防策略包括早期下床走动、使用下肢弹力袜，或在术前准备区使用连续压缩装置直至术后 72h，以及预防性使用低分子肝素（LMWH）[44]。有证据表明，在围术期持续给予 LMWH 长达 4 周可能是有益的[45]。

八、尿流改道

根治性膀胱切除术后，下尿路被重建，尿流通过不可控或可控的尿流改道被重新定向。可控尿流改道（CUD）可进一步细分为原位和非原位改道。影响尿流改道术式选择的因素包括患者和外科医生的偏好、肿瘤的范围、并发症和肾功能等。在施行尿流改道术之前，医生亟须了解和澄清患者的期望，并就每种改道类型的优点和缺点向患者提供全面的咨询。

（一）不具控尿功能的改道

不具控尿功能的改道是由回肠末端的一段经外科手术重建而成的导管。输尿管被连接到肠段的近端，来自上尿路的尿液通过肠蠕动转流通过腹壁造口，引流到一个外部的尿路造口袋。回肠输出道（IC）的外科手术技术相对简单直接并且并发症发生率低于其他不具控尿功能的改道方式，因此其已成为不可控尿流改道的金标准[46]。与其他类型的改道方式相比，IC 的成形也倾向具有最短的手术时间[25]。

通常，IC 被选择用于有重大并发症的患者，以降低术后并发症的风险。由于接受 IC 的患者倾向于有更高的危险因素，而接受可控尿

流改道术的患者通常更健康，因此两组之间手术并发症的发生率可能是相似的[47]。与 IC 相关的常见并发症包括肾功能不全、肠道并发症（如肠梗阻和吻合口漏）、造口问题、尿路感染（UTI）、输尿管梗阻、输尿管 – 肠管吻合口梗阻和尿石症[46]。

接受 IC 术的患者高达 50% 可能出现造口并发症，这可能与外科手术技术、造口的位置、有损皮下愈合的生活方式因素（如吸烟、酗酒）及肥胖有关[48]。与造口相关的并发症包括造口回缩、狭窄和可能较少出现的梗阻、坏死和脱垂[49]。造口旁疝（PH）是一种与腹壁造口相关的切口疝，是最常见的造口相关并发症之一。一项对 433 例患者的回顾性研究发现，进行 IC 改道的 RC 术后 1 年发生 PH 的风险为 27%（95%CI 22%～32%），术后 2 年的风险为 48%（95%CI 42%～55%）[50]。发生 PH 的危险因素包括较高的 BMI、女性和较低的术前白蛋白。

一般来说，回肠末端 10～15cm 会被保留以维持对维生素 B_{12}、脂溶性维生素和胆盐的充分吸收[47]。尽管如此，代谢并发症，如电解质异常和维生素缺乏可被视为吸收不良的结果。IC 术后维生素 B_{12} 缺乏的发生率没有很好的记录，但应注意监测患者的有关症状。回肠改道与高氯低钾性代谢性酸中毒的风险增加相关，尽管在较新的重建技术中，尿液接触肠黏膜的时间缩短，酸中毒的严重程度降低[51]。患者应该定期进行实验室检查，以评估酸中毒，这通常用碳酸氢钠（$NaHCO_3$）来治疗。

患者应该在膀胱切除术前有机会与肠造口护士会面，以便接受有关 IC 术的额外教育并被标记造口位置。一名肠造口护士也将在患者 RC 术后住院期间和术后复诊时随访患者以提供造口装置调适和补充教育。此外，肠造口护士是提供身体形象问题相关患者教育、解决泄

漏和装置调适问题及治疗造口周围皮肤破损的专家。对于接受 IC 的患者来说，必须要学会了解尿路感染的症状（如发热、寒战和腰痛），并且在没有症状和尿培养阳性结果的情况下不服用抗生素。

（二）可控的尿流改道

1. 原位改道

原位改道（OD）是由去管化的肠道成形为一个囊袋，输尿管重新吻合转流至其上，并将其与天然的尿道残端吻合。最常用的 OD 是回肠原位新膀胱(ONB)，由回肠末端(40～50cm)做成[46]。与带有造口的 IC 不同，ONB 允许保留身体原有形象，并允许依赖外横纹括约肌的意志更自然地控制排尿[47]。

新膀胱是那些有意通过避免造口或造口装置来保持身体生理外观的患者的理想选择，因为它最接近于膀胱的储尿功能。在术后一段康复时间后，OD 还允许一个更"正常"的排尿模式，在该模式中患者必须学会收缩腹肌才能排空 ONB。一般来说，对于接受 ONB 成形手术的患者来说，手术时间更长并且技术上更具挑战性，而且与更高的并发症发生率和更长的术后导管留置时间相关[52]。由于高龄与较高的并发症发生率相关，ONB 通常在更健康、更年轻的患者中施行，尽管比起实际年龄，生理年龄似乎与结果的相关性更为密切。因此，ONB 没有与年龄相关的绝对禁忌证。相反，医务人员在评估 ONB 的可行性时应该考虑患者的身体一般状态、手术适用性和意愿动机[53]。

充分认识可控尿流改道术的绝对和相对禁忌证非常重要。绝对禁忌证包括肠道长度不足，运动功能不佳和（或）精神问题制约了自我导尿的能力，肾或肝功能不全将会增加代谢紊乱的风险以及无法纠正的尿道狭窄。一项 ONB 特有的绝对禁忌证是尿道切缘阳性[47]。CUD 的相对禁忌证包括高龄、多重并发症、盆腔放疗史、肠道疾病，以及需要辅助化疗。ONB 特有的相对禁忌证包括软组织受侵和复发高风险的局部进展疾病、损害控尿功能的神经病变和计划进行辅助放疗[46]。

ONB 的早期并发症通常与 RC 术相关而非改道本身。漏尿在 OD 中更为常见，因为有多处缝合线、逐渐收窄的管道，以及会增加手术时间的抗反流机制[47]。通常采用留置导管引流的方式来处理漏尿。在无法保守处理的情形下，可能需要经皮肾造瘘（PCN）管或留置引流管。OD 相关的最常见迟发并发症包括尿失禁（UI）、排尿困难、UTI、尿道狭窄、尿石症（包括储尿囊内的结石）和储尿囊破裂[54]。

ONB 术后的尿失禁是常见并发症，并可能在 RC 术后持续长达 6 个月。然而，有一部分患者出现了一定程度的永久性日间和（或）夜间 UI。日间控尿能力通常比夜间控尿能力恢复得更快。日间 UI 是尿道出口阻力降低的结果，可以因 ONB 容量低、顺应性降低或 ONB 内压力升高而加重。夜间 UI 是膀胱感觉减退或缺失的结果，这一感觉障碍使得比例失衡的夜尿量超出了膀胱出口受损的控尿机制，同时伴有生理性储尿反射的丧失。一项对超过 2000 例 ONB 患者的综述显示，13% 的患者报告日间 UI 而 15%～40% 经历了夜间遗尿[55]。需要清洁间歇导尿（CIC）的尿潴留会影响 16%～25% 接受 ONB 的患者，这正是患者必须愿意学习 CIC 的原因。预防排尿障碍的技术包括使用足够长度的肠道、避免盆底损伤、使用适当长度的尿道，以及将新膀胱颈放置于盆腔中依附最稳固的部分。日间每 3～4h 定时排空尿液并在夜间定好闹钟以叫醒患者排尿至少 2 次可能是有帮助的策略[55]。

接受 ONB 的患者必须愿意在术后早期阶

段坚持进行密集的新膀胱训练。在刚完成手术时，会在新膀胱中留置导尿管以便其愈合。每8h 定时冲洗 100ml 生理盐水可以降低导尿管堵塞的风险。术后 2～3 周，应该进行膀胱造影检查以评估漏尿情况[56]。有助于排空患者的 ONB 的策略包括采取坐位、放松括约肌和盆底肌肉并使用 Valsalva 动作。身体前倾或在下腹部施加轻柔的压力可以增加腹内压力并有助于更彻底地排空尿液。另一重要注意事项是逐渐增加 ONB 的容量，从最初的 150～200ml 到长期的 400～500ml。日间每 2～3h 排空一次而夜间每 3h 排空一次有助于实现这个目标[57]。这些排尿间隔可以逐渐地增加，目标为日间每 5～6h 排空一次而夜间仅排空一次。未能依从新膀胱训练的有关建议可能导致并发症（如 UI、尿潴留和膀胱结石）的风险增加。

2. 非原位改道

可控的经皮尿流改道（CCUD），即非原位储尿囊，使用回肠或右半结肠去管化的肠道成形为一个低压囊袋，包括一段逆蠕动的肠道，发挥防止不自主排尿的功能机制。这些储尿囊因成形的瓣膜和可导尿的造口类型及使用的肠道节段不同而有所差异[47]。输尿管连接于肠管节段，肠段远端以造口的形式结束于脐或下腹部。造口较小并不需要外置引流袋，而是能够为绷带所覆盖。CCUD 必须每 4～6h 导尿一次，以便排空储尿囊中的尿液并防止黏液淤积。因此，患者必须能够对造口进行自我导尿。可导尿的 CCUD 类型包括 Indiana、Kock 和 Miami 储尿囊等。

可控的经皮尿流改道已经大部分由 ONB 取代，但仍有一些患者偏爱这种方式，尤其是在他们不适合接受 ONB 同时又希望避免 IC 术的情形下。CCUD 具有和 ONB 一样的绝对禁忌证，但不包括前述 ONB 特有的那些禁忌证。术前教育对这些患者来说至关重要，因为严格依从

定时导尿的重要性如何强调都不为过。未能严格遵守 CIC 计划可能导致储尿囊破裂、UTI、上尿路积水萎缩、造口狭窄和结石[46]。与 ONB 的管理方式类似，CCUD 也需要术后留置导尿管，随后进行膀胱造影检查和储尿囊冲洗循环。

可控的经皮尿流改道发生 UI 的风险低于 ONB，为 2%～10%[58]。这一获益应该与手术时间延长和终生全天定时导尿的代价一并做出权衡。最常见的并发症包括漏尿、导尿困难和储尿囊结石。较不常见的并发症包括反复 UTI、小肠梗阻、囊袋炎症和吻合口狭窄。这些并发症大部分不需要重大干预而可以保守治疗[49]。

患者寻求 CUD，无论是否为原位，其主要原因是希望保留"正常的"身体外观和更好的生活质量（QoL）。对 QoL 的界定是高度主观的。有一些研究报道中记录了这些术式改善了患者健康相关生活质量（HRQoL）的某些特定领域；但几乎没有正式研究证明它们会对总体 HRQoL 带来改善[47]。尽管一些研究报道了 ONB 的 HRQoL 结果优于其他改道方式，但多数研究显示就改道方式接受过充分咨询的患者其满意度水平大致相当[59]。

选择一种尿流改道方式的主要目标是获取高 QoL 和低并发症发生率。对于患者来说，决策制订的过程可能复杂而令人难以承受。尽管患者的偏好是重要的，医务人员也必须在患者咨询最佳尿流改道方式时考虑并发症、功能状态和绝对与相对禁忌证。至关重要的是，在手术之前就改道方式特异的风险、不良反应、术后康复过程和长期护理等方面建立现实合理的预期。另外，很有必要认识到每一种改道方式都与其特有的学习曲线和生活方式调整相关，在不同患者间可能存在较大的个体差异。

九、治疗后生存

癌症的诊断可以是改变生活状态的经历。在肿瘤治疗长期不良反应的风险、复发风险和继发肿瘤风险下，癌症幸存者有独特的健康需求。患者可能会表达一种失控的感觉。在充满不确定性的时刻和患者探讨他们可以掌控以便能改善他们的总体健康的事情可能是有帮助的。这些例子包括保持均衡的饮食、在日常生活中加入规律的体育活动、通过睡眠恢复活力、戒烟、将酒精摄入量降至最低并遵照指导意见定期接受医务人员的随访。一项对 30 例患者的小型研究评估了接受了 RC 术的 MIBC 患者未被满足的需求[60]。在 RC 术前，未被满足的信息需求包括关于尿流改道方式、自我照护、康复和健康保险的讨论不足。在术后 6～72 个月，未被满足的需求围绕着精神心理问题（如抑郁、身体形象、性功能障碍）及适应新常态所需的支持。医务人员可以鼓励患者参与互助小组，无论是面对面还是线上的，如果患者表露出应对困难，或者其他情感 / 精神问题，可将患者转诊至精神健康专家。除了评估治疗带来的长期不良反应之外，治疗后生存状态访视也包含监测肿瘤复发状态。医务人员应该重申依从随访方案的重要性，包括诊断性检查（如影像学检查、实验室检查和尿细胞学检查等）和诊室复诊咨询。监测方案的有关推荐意见可以在美国国家综合癌症网络（NCCN）的官网上查到。幸存者照护计划（SCP）可以作为勾勒治疗和监测方案并提供支持组织有关信息的有用工具来发挥作用。

十、总结

膀胱癌是世界上最常见的癌症之一，威胁了大量的老年人，如果患者有既存的医疗并发症，可能会对其造成严峻的挑战。对肌层浸润性膀胱癌的治疗需要包括泌尿外科专家、肿瘤内科专家、肿瘤放疗专家、高级治疗师、护士、营养师、社会工作者等在内的多学科团队协作。患者务必要被充分告知他们的治疗选择、治疗潜在的早期和迟发不良反应及治疗后监测的重要性。

临床要点

- 对肌层浸润性膀胱癌的标准治疗是根治性膀胱切除术。
- 对那些拒绝根治性膀胱切除术或不适合外科手术治疗的患者，替代性治疗包括放疗和化疗。
- 拟接受根治性膀胱切除术的患者应该考虑新辅助化疗。
- 在新辅助治疗阶段给予免疫检查点抑制药为代表的免疫治疗，对治疗效果显示出明显的改善。
- 可控的尿流改道手术应该留给相对更健康、更年轻和有更强意愿的患者。

参 考 文 献

[1] Patel A, Campbell S. Current trends in the management of bladder cancer. J Wound Ostomy Continence Nurs. 2009;31(3):91–3.

[2] Miles BJ, Fairey AS, Eliasziw M, Estey EP, Venner P, Finch D, et al. Referral and treatment rates of neoadjuvant chemotherapy in muscle-invasive bladder cancer before and after publication of a clinical practice guideline. Can Urol Assoc J. 2010;4(4):263–7.

[3] Porter MP, Kerrigan MC, Donato BM, Ramsey SD. Patterns of use of systemic chemotherapy for medicare beneficiaries with urothelial bladder cancer. Urol Oncol. 2011;29(3):252–8.

[4] Raj GV, Karavadia S, Schlomer B, Arriaga Y, Lotan Y, Sagalowsky A, et al. Contemporary use of perioperative cisplatin-based chemotherapy in patients with muscle-invasive bladder cancer. Cancer. 2011;117(2):276–82.

[5] Apolo AB, Kim JW, Bocher BH, Steinburg SM, Bajorin DF, Kelly WK, et al. Examining the management of muscle-invasive bladder cancer by medical oncologists in the United States. Urol Oncol. 2014;32(5):637–44.

[6] Milowsky MI, Rumble RB, Booth CM, Gilligan T, Eapern LJ, Hauke RJ, et al. Guideline on muscle-invasive and metastatic bladder cancer (European Association of Urology Guideline): American Society of Clinical Oncology Clinical Practice Guideline Endorsement. J Clin Oncol. 2016;34(16):1945–54.

[7] Advanced Bladder Cancer Meta-analysis Collaboration. Neoadjuvant chemotherapy in invasive bladder cancer: a systemic review and meta-analysis. Lancet. 2003;361(9373):1927–34.

[8] Advanced Bladder Cancer Meta-analysis Collaboration. Neoadjuvant chemotherapy in invasive bladder cancer: update of a systemic review and meta-analysis of individual patient data. Eur Urol. 2005;45:202–6.

[9] Grossman HB, Natale RB, Tangen CM, Speights VO, Vogelzang NJ, Trump DL, et al. Neoadjuvant chemotherapy plus cystectomy compared with cystectomy alone for locally advanced bladder cancer. N Engl J Med. 2003;349(9):859–66.

[10] International Collaboration of Trialists. Neoadjuvant cisplatin, methotrexate and vinblastine chemotherapy for muscle-invasive bladder cancer: a randomized controlled trial. Lancet. 1999;354(9178):533–40.

[11] International Collaboration of Trialists. International phase III trial assessing neoadjuvant cisplatin, methotrexate, and vinblastine chemotherapy for muscle-invasive bladder cancer: long-term results of the BA06 30894 trial. J Clin Oncol. 2011;29(16):2171–7.

[12] Sternberg CN, de Mulder PHM, Schornagel JH, Theodore C, Fossa SD, van Oosterom AT, et al. Randomized phase III trial of high-dose-intensity methotrexate, vinblastine, doxorubicin, and cisplatin (MVAC) chemotherapy and recombinant human granulocyte colony-stimulating factor versus classic MVAC in advanced urothelial tract tumors: European organization for research and treatment of cancer protocol no. 30924. J Clin Oncol. 2001;19(10):2638–46.

[13] Sternberg CN, de Mulder PHM, Schornagel JH, Theodore C, Fossa SD, van Oosterom AT, et al. Seven year update of an EORTC phase III trial of high-dose intensity M-VAC chemotherapy and G-CSF versus classic MVAC in advanced urothelial tract tumours. Eur J Cancer. 2006;42:50–4.

[14] Plimack ER, Hoffman-Censits JH, Viterbo R, Trabulsi EJ, Ross EA, Greenberg RE, et al. Accelerated methotrexate, vinblastine, doxorubicin, and cisplatin is safe, effective, and efficient neoadjuvant treatment for muscle-invasive bladder cancer: results of a multicenter phase II study with molecular correlates of response and toxicity. J Clin Oncol. 2014;32(18):1895–901.

[15] Choueiri TK, Jacobus S, Bellmunt J, Qu A, Appleman LJ, Tretter C, et al. Neoadjuvant dose-dense methotrexate, vinblastine, doxorubicin, and cisplatin with pegfilgrastim support in muscle-invasive urothelial cancer: pathologic, radiologic, and biomarker correlates. J Clin Oncol. 2014;32(18):1889–94.

[16] der Maase H, Hansen SW, Roberts JT, Dogliotti L, Oliver T, Moore MJ, et al. Gemcitabine and cisplatin versus methotrexate, vinblastine, doxorubicin, and cisplatin in advanced or metastatic bladder cancer: results of a large, randomized, multinational, multicenter, phase III study. J Clin Oncol. 2000;17(17):3068–77.

[17] Von der Maase H, Senglev L, Roberts JT, Ricci S, Dogliotti L, Oliver T. Long-term survival results of a randomized trial comparing gemcitabine plus cisplatin, with methotrexate, vinblastine, doxorubicin, plus cisplatin in patient with bladder cancer. J Clin Oncol. 2005;23(21):4602–8.

[18] Dash A, Pettus JA, Herr H, Bochner BH, Dalbagani G, Donat SM, et al. A role for neoadjuvant gemcitabine plus cisplatin in muscle-invasive urothelial carcinoma of the bladder: a retrospective experience. Cancer. 2008;113(9):2471–7.

[19] Hussain SA, Stocken DD, Riley P, Palmer DH, Peake DR, Geh JI, et al. A phase I/II study of gemcitabine and fractionated cisplatin in an outpatient setting using a 21–

day schedule in patients with advanced and metastatic bladder cancer. Br J Cancer. 2004;91(5):844–9.

[20] Anari F, O'Neill J, Choi W, Chen D, Haseebuddin M, Kutikov A, et al. Neoadjuvant dose-dense gemcitabine and cisplatin in muscle-invasive bladder cancer: results of a phase II trial. Eur Urol Oncol. 2018;1(1):54–60.

[21] Iyer G, Balar AV, Milowsky MI, Bochner BH, Dalbagni G, Donat SM, et al. Multicenter prospective phase II trial of neoadjuvant dose-dense gemcitabine plus cisplatin in patient with muscle-invasive bladder cancer. J Clin Oncol. 2018;36(19):1949–56.

[22] Powles T, Rodriguez-Vida A, Duran I, Crabb SJ, van Der Heijden M, Pous A, et al. A phase II study investigating the safety and efficacy of neoadjuvant atezolizumab in muscle invasive bladder cancer (ABACUS) [abstract]. J Clin Oncol. 2018;36 Suppl 15:4506.

[23] Necchi A, Anichini A, Raggi D, Briganti A, Massa S, Luciano R, et al. Pembrolizumab as a neoadjuvant therapy before radical cystectomy in patients with muscle-invasive urothelial bladder carcinoma (PURE-01): an open-label, single-arm, phase II study. J Clin Oncol. 2018;36(34):3353–63.

[24] Hoimes C. Neoadjuvant therapy with pembrolizumab alone or in combination with cisplatin plus gemcitabine for locally advanced urothelial cancer, a phase 1b/2 study. Proceedings of the European Society for Medical Oncology Congress; 2018 Oct 19–23; Munich, Germany.

[25] Tyler A, Profusek P. Bladder cancer. In: Yarboro CH, Wujcik D, Gobel BH, editors. Cancer nursing: principles and practice. Burlington: Jones & Bartlett; 2018. p. 1227–42.

[26] Tortorice PV. Cytotoxic chemotherapy: principles of therapy. In: Yarboro CH, Wujcik D, Gobel BH, editors. Cancer nursing: principles and practice. Burlington: Jones & Bartlett; 2018. p. 375–416.

[27] Floyd JD, Perry MC. Cardiotoxicity of cancer therapy: antitumor antibiotics. In: Perry MC, Doll DC, Freter CE, editors. Perry's: the chemotherapy sourcebook. Philadelphia: Lippincott, Williams & Wilkins; 2012. p. 194–6.

[28] Witjes JA, Comperat E, Cowan NC, De Santis M, Gakis G, Lebret T, et al. EAU guidelines on muscle-invasive and metastatic bladder cancer: summary of the 2013 guidelines. Eur Urol. 2014;65(4):778–92.

[29] Chang SS, Bochner BH, Chou R, Dreicer R, Kamat AM, Lerner SP. Treatment of non-metastatic muscle-invasive bladder cancer: AUA/ASCO/ASTRO/SUO guideline. [Internet]. American Urological Association [Cited 2019 Feb 7]. Available from https://www.auanot.org/ guidelines/bladder-cancer-non-metastatic-muscle-invasive-(2017).

[30] Bekelman JE, Handorf EA, Guzzo T, Pollack E, Christodouleas J, Resnick MJ, et al. Radical cystectomy versus bladder-preserving therapy for muscle-invasive urothelial carcinoma: examining confounding and misclassification bias in cancer observational comparative effectiveness research. Value Health. 2013;16(4):610–8.

[31] Leissner J, Ghoneim MA, Abol-Enein H, Thuroff JW, Franzaring L, Fisch M, et al. Extended radical lymphadenectomy in patient with urothelial bladder cancer: results of a prospective multicenter study. J Urol. 2004;171(1):139–44.

[32] Gschwend JE, Heck MM, Lehmann J, Rubben H, Albers P, Wolff JM, et al. Extended versus limited lymph node dissection in bladder cancer patients undergoing radical cystectomy: survival results from a prospective, randomized trial. Eur Urol. 2019;75(4):604–11.

[33] Schoenberg MP, Walsh PC, Breazeale DR, Marshall FF, Mostwin JL, Brendler CB. Local recurrence and survival following nerve sparing radical cystoprostatectomy for bladder cancer: 10–year follow up. J Urol. 1996;155:490–4.

[34] Jacobs BL, Daignault S, Lee CT, Hafez KS, Montgomery JS, Montie JE, et al. Prostate capsule sparing versus nerve sparing radical cystectomy for bladder cancer: a randomized, controlled trial. J Urol. 2015;193(1):64–70.

[35] Bhatta DN, Kessler TM, Mills RD, Burkhard F, Studer UE. Nerve-sparing radical cystectomy and orthotopic bladder replacement in female patients. Eur Urol. 2007;52(4):1006–114.

[36] Yuh B, Wilson T, Bochner B, Chan K, Palou J, Stenzl A, et al. Systemic review and cumulative analysis of oncologic and functional outcomes after robotic-assisted radical cystectomy. Eur Urol. 2015;67(3):402–22.

[37] Bochner BH, Dalbagni G, Sjoberg DD, Silberstein J, Keren Paz G, Donat M, et al. Comparing open radical cystectomy and robot-assisted laparoscopic radical cystectomy: a randomized clinical trial. Eur Urol. 2015;67:1042–50.

[38] Parekh DJ, Reis IM, Castle EP, Gonzalgo ML, Woods ME, Svatek RS, et al. Robot-assisted radical cystectomy versus open radical cystectomy in patients with bladder cancer (RAZOR): an open-label, randomized, phase 3, non-inferiority trial. Lancet. 2018;391(10139):2525–36.

[39] Overstreet D, Sims T. Care of the patient undergoing radical cystectomy with a robotic approach. Urol Nurs. 2006;26(2):117–22.

[40] Crivelli JJ, Xylinas E, Kluth LA, Rieken M, Rink M, Shariat SF. Effect of smoking on outcomes of urothelial carcinoma: a systemic review of the literature. Eur Urol. 2014;65(4):742–54.

[41] Gregg JR, Cookson MS, Phillips S, Salem S, Chang SS, Clark PE. Effect of preoperative nutritional deficiency on mortality after radical cystectomy for bladder cancer. J

Urol. 2011;185(1):90–6.

[42] Chang SS, Baumgartner RG, Wells N, Cookson MS, Smith JA Jr. Causes of increased hospital stay after radical cystectomy in a clinical pathway setting. J Urol. 2002;167(1):208–11.

[43] Maffezzini M, Campodonico F, Canepa G, Parodi D. Current perioperative management of radical cystectomy with intestinal urinary reconstruction for muscle-invasive bladder cancer and reduction of the incidence of postoperative ileus. Surg Oncol. 2008;17(1):41–8.

[44] Forrest JB, Clemens JQ, Finamore P, Leveillee R, Lippert M, Pisters L, et al. AUA best practice statement for the prevention of deep vein thrombosis in patients undergoing urologic surgery. J Urol. 2009;181(3): 1170–7.

[45] Rasmussen MS, Jorgensen LN, Willie-Jorgensen P. Prolonged thromboprophylaxis with low molecular weight heparin for abdominal or pelvic surgery. Cochrane Database Syst Rev. 2009;1:CD004318.

[46] Spencer ES, Lyons MD, Pruthi RS. Patient selection and counseling for urinary diversions. Urol Clin N Am. 2018;24:1–9.

[47] Lee RK, Abol-Enein H, Artibani W, Bochner B, Dalbagni G, Daneshmand S, et al. Urinary diversion after radical cystectomy for bladder cancer: options, patient selection, and outcomes. BJU Int. 2014;113:11–23.

[48] Kouba E, Sands M, Lentz A, Wallen E, Pruthi RS. Incidence and risk factors of stomal complications in patients undergoing cystectomy with ileal conduit urinary diversion for bladder cancer. J Urol. 2007;178(3 Pt 1):950–4.

[49] Farnham SB, Crookson MS. Surgical complications of urinary diversion. World J Urol. 2004;22(3):157–67.

[50] Donahue TF, Bochner BH, Sfakinos JP, Kent M, Bernstein M, Hilton WH, et al. Risk factors for the development of parastomal hernia after radical cystectomy. J Urol. 2014;191(6):1708–13.

[51] Mills RD, Studer UE. Metabolic consequences of continent urinary diversion. J Urol. 1999;161:1057–66.

[52] Gore JL, Saigal CS, Hanley JM, Schonlau M, Litwin MS. Variations in reconstruction after radical cystectomy. Cancer. 2006;107(4):729–37.

[53] Clark PE, Stern JP, Groshen SG, Cai J, Miranda G, Lieskovs.ky G, et al. Radical cystectomy in the elderly: comparison of clinical outcomes between younger and older patients. Cancer. 2005;104(1):36–43.

[54] Skinner E, Daneshmand S. Orthotopic urinary diversion. In: Wein AJ, Kavoussi LR, Partin AW, editors. Campbell-Walsh urology. Philadelphia: Elsevier; 2016. p. 2344–86.

[55] Steers WD. Voiding dysfunction in the orthotopic neobladder. World J Urol. 2000;18:330–7.

[56] Chang DTS, Lawrentschuk N. Orthotopic neobladder reconstruction. Urol Ann. 2015;7(1):1–7.

[57] Herdiman O, Ong K, Johnson L, Lawrentschuk N. Orthotopic bladder substitution (neobladder): part II: postoperative complications, management and long term follow up. J Wound Ostomy Continence Nurs. 2013;40:171–80.

[58] Bihrle R. The Indiana pouch continent urinary reservoir. Urol Clin North Am. 1997;24(4):773–9.

[59] Ghosh A, Somani BK. Recent trends in post cystectomy health-related quality of life (qol) favors neobladder diversion: systemic review of the literature. Urology. 2016;93:22–6.

[60] Mohamed NE, Choaprang HP, Hudson S, Revenson TA, Lee CT, Quale DZ, et al. Muscle invasive bladder cancer: examining survivors' burden and unmet needs. J Urol. 2014;191(1):48–53.

第 15 章　保膀胱同步放化疗
Chemoradiation Bladder Preservation

Adele Marie Caruso　Thomas Joseph Guzzo　著
亓　昕　译

一、适应证和作用机制

膀胱癌是世界上第九大最常见恶性肿瘤[1]。在美国，估计有 81 400 例新发病例，有 17 980 例肿瘤特异性死亡[2]。20%～30% 的患者为肌层浸润性膀胱癌（MIBC）。若肌层受侵病例未得到治疗，5 年的生存率接近于零[3]。

同步放化疗是低瘤负荷局限性病变患者、希望保留膀胱或医学上不适合膀胱切除术的患者的潜在治疗选择。理想的候选患者是膀胱内孤立肿瘤，没有多灶性疾病、原位癌、肾积水或混合类型组织学[4]。肾功能状态也是考虑因素，因为肾功能不全在膀胱癌患者中的患病率很高。

三明治治疗（TMT）是目前最常用的保膀胱放化疗治疗策略。在 TMT 模式下，化疗作为放疗增敏药，与放疗同步进行。BC2001 Ⅲ期试验的长期随访数据显示，中位随访时间 18 个月，与单独接受放疗相比，放疗联合 5-FU 和丝裂霉素治疗的 MIBC 患者具有更高的肿瘤特异性生存率、局部疾病控制率和更低的挽救性膀胱切除术率[5-7]。没有 1 级证据比较放疗增敏化疗药物。大多数临床试验使用的是单药顺铂或顺铂联合 5-FU 和丝裂霉素或紫杉醇[8]。吉西他滨耐受性良好，并与良好的肿瘤预后相关。

当患者肾功能不全无法接受顺铂时，可选用吉西他滨。总的来说，顺铂、吉西他滨和 5-FU/丝裂霉素可作为 TMT 治疗的化疗药物。

单纯放疗虽然很少作为单一的治疗手段，但对身体虚弱、并发症多而无法化疗的患者，它可发挥治疗作用。

在选定的患者中，经尿道膀胱肿瘤切除术（TURBT）能够治愈一些浸润性膀胱肿瘤[9]。对因合并其他疾病而未能进行膀胱切除术的患者行单纯化疗，一些患者可以达到 P_0 状态。但这种效应的持续性仍不确定[10]。

可行 TMT 模式治疗的患者分为两组：理想的 TMT 患者和非理想的 TMT 患者。理想的 TMT 候选患者指分期为 $T_2N_0M_0$，接受了彻底的 TURBT，为单灶肿瘤，且无肾积水或原位癌，具有良好的基线膀胱功能者。非理想的 TMT 候选患者指分期为 $T_3 \sim T_{4a}$，N_0M_0 弥漫性多灶性肿瘤，有肾积水和原位癌者。变异组织学类型（除尿路上皮细胞癌外）对 TMT 的反应或生存无关[11]。

TMT 模式分两种策略，一种是连续疗程（常用方法），一种是分裂疗程。连续疗程首先采用最大限度的 TURBT，然后进行放化疗，在治疗完成后 6 个月进行膀胱镜检查和活检。分裂疗程是美国 RTOG 研究组推荐的方法，首选行最大限度的 TURBT，然后行诱导放化疗，放疗剂量为 40Gy，治疗中再行膀胱镜评估和分期，并最终巩固放化疗至 64Gy[12]。

保膀胱同步放化疗或 TMT 的并发症包括与尿道、肠道和性功能相关的放疗不良反应。30%～40% 的患者出现急性泌尿生殖系统和胃肠道毒性。然而大多数患者的症状在几个月内消失[13]。

接受 TMT 治疗后出现复发或持续性 MIBC 的患者应进行挽救性膀胱切除术。挽救性膀胱切除术用于 TMT 治疗失败或治疗后 ≥ T1 复发的术后患者。在这些患者中，由于技术方面的困难和功能相关并发症发生率的增加，通常应避免重建新膀胱。对于 MIBC 复发数据尚不太清楚，患者可以使用传统治疗方式进行膀胱内治疗。

生活质量

保膀胱同步放化疗——TMT 模式是减轻膀胱癌治疗不足的一种替代方法[14]。治疗后进行管理的主要目标是保持膀胱功能和肿瘤控制。通常，对于 ≥ T2 的膀胱癌患者只进行重复 TURBT。虽然对低瘤负荷患者有效，但在大多数情况下这是一种姑息治疗。对于适合 TMT 模式的患者推荐这种方法，因为它能够避免与膀胱切除术相关的并发症，而且这种替代手术方法的好处是保留了泌尿系统的功能和更好的性生活质量。生活质量的维持是患者选择 TMT 的一个重要因素。

二、TMT 流程图

图 15-1 为 TMT 治疗的连续疗程流程图。图 15-2 为 TMT 治疗的随访流程图。

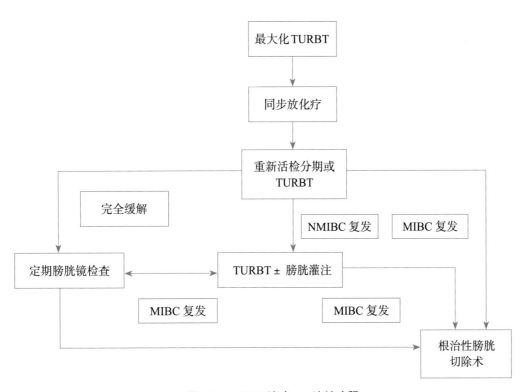

▲ 图 15-1　**TMT 治疗——连续疗程**

TMT. 三明治治疗；TURBT. 经尿道膀胱肿瘤切除术；NMIBC. 非肌层浸润性膀胱癌；MIBC. 肌层浸润性膀胱癌

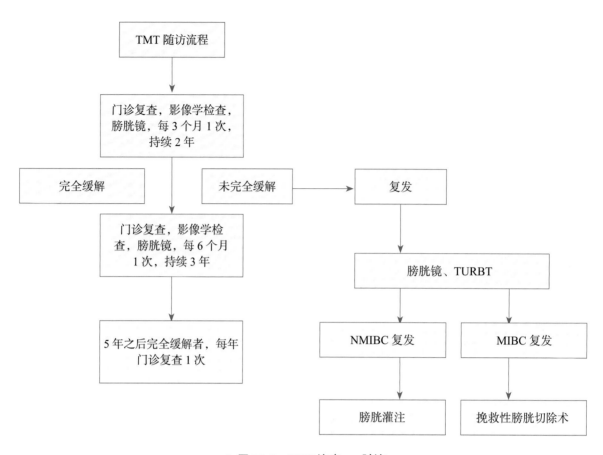

▲ 图 15-2　**TMT 治疗——随访**

TMT. 三明治治疗；TURBT. 经尿道膀胱肿瘤电切术；NMIBC. 非肌层浸润性膀胱癌；MIBC. 肌层浸润性膀胱癌

三、随访

随访制度是既定指导方针和个性化计划的结合。此外，还需要密切监测上尿路和膀胱内状态，评估有无复发或远处转移，以及有无膀胱功能障碍。项目包括常规门诊复查、影像学检查和膀胱镜检查，复查频率为前 2 年内每 3 个月复查一次，之后的 3 年每 6 个月复查一次，有时可以与患者协商确定。5 年后，建议每年进行一次体检[15]。复查和随访由泌尿肿瘤多学科合作管理，成员包括泌尿外科医生、肿瘤内科医生、放疗科医生和高级治疗师。

四、未来的方向

目前，还没有确定的判断放疗疗效的生物标志物。免疫检查点抑制药（ICI）是治疗泌尿生殖系统肿瘤的一种新方法。ICI 已被批准用于转移性膀胱癌的二线治疗和无法耐受铂类药物化疗的患者。未来的研究预计将进入到 TMT 联合免疫治疗的领域。

临床要点

- 同步放化疗是肌层浸润性膀胱癌（MIBC）低瘤负荷或局灶性病变的患者、希望保留膀胱者或医学上不适合进行膀胱切除术患者的潜在治疗选择。

- 保膀胱治疗的理想候选患者是膀胱内局限性孤立性肿瘤，无多灶性疾病或原位癌，无肾积水或混合类型组织学的患者。

- 三明治治疗（TMT）模式是目前最常用的保膀胱放化疗方法。

- 在 TMT 治疗模式下，化疗作为放射增敏药，与放疗同时进行。

- 顺铂、吉西他滨和 5-FU/ 丝裂霉素是 TMT 治疗患者同步化疗方案的选择。

- 在已选择的患者中，如非常虚弱、无法耐受化疗的患者，单纯放疗或经尿道切除膀胱肿瘤（TURBT）能够治愈一些浸润性膀胱肿瘤。

- 理想的 TMT 候选患者指分期为 $T_2N_0M_0$，接受了完整的 TURBT，为单灶性肿瘤，没有肾积水或原位癌，并具有良好的基线膀胱功能者。

- TMT 的持续方案为首先采用最大限度的 TURBT，然后放化疗，在治疗完成后 6 个月进行膀胱镜评估和活检。

- TMT 治疗的并发症包括与尿道、肠道和性功能相关的放疗不良反应。

- 接受 TMT 治疗后出现复发或持续性 MIBC 的患者应进行挽救性膀胱切除术。

参考文献

[1] Antoni S, Ferlay J, Soejomataram I, Znaor A, Jemal A, Bray F. Bladder cancer incidence and mortality: a global overview and recent trends. Eur Urol. 2017;71(1):96–108.

[2] Siegel RL, Miller KD, Jemel A. Cancer statistics, 2020. Cancer J Clin. 2020;70(1):7–30. https://doi.org/10.3322/caac.21590.

[3] Prout GR, Marshall VF. The prognosis with untreated bladder tumors. Cancer. 1956;9:551–8.

[4] Pietzak EJ, Sterling ME, Smith ZL, Malkowicz SB, Guzzo TJ. Outcomes of radical cystectomy in potential candidates for bladder preservation therapy. Oncology. 2015;85(4):869–75. https://doi.org/10.1016/j.urology.2015.01.001.

[5] Hall E, Hussain SA, Porta N, et al. BC2011 long-term outcomes: a phase III randomized trial of chemoradiotherapy versus radiotherapy alone and standard RT versus reduced high-dose volume RT in muscle-invasive bladder cancer. J Clin Oncol. 2017;35(Suppl 6S):280.

[6] James ND, et al. Radiotherapy with or without chemotherapy in muscle-invasive bladder cancer. N Engl J Med. 2012;366(16):1477–88.

[7] El-Achkar A, Souhami L, Kassouf W. Bladder preservation therapy: review of literature and future directions of trimodal therapy. Curr Urol Rep. 2018;19(108):1–10. https://doi.org/10.1007/s11934–018–0859–z.

[8] Ploussard G, Daneshmand S, Efstathiou JA, Herr HW, James ND, Rodel CM, et al. Critical analysis of bladder sparing with trimodal therapy in muscle-invasive bladder cancer: a systematic review. Eur Urol. 2014;66(1):120–37.

[9] Herr H. Transurethral resection of muscle-invasive bladder cancer: 10–year outcome. J Clin Oncol. 2001;19(1):89–93.

[10] Mazza P, Moran GW, Li G, Robins DJ, Matulay JT, Herr HW, Decastro GJ, McKiernan JM, Anderson CB. Conservative management following complete clinical response to neoadjuvant chemotherapy of muscle invasive bladder cancer: contemporary outcomes of a multi-institutional cohort study. J Urol. 2018;200(5):1005–2013. https://doi.org/10.1016/j.juro.2018.05.078.

[11] Krasnow RE, Drumm M, Roberts HJ, Niemierko A, Wu CL, Wu S, et al. Clinical outcomes of patients

with histologic variants of urothelial cancer treated with trimodality bladder-sparing therapy. Eur J Urol. 2017;72(1):54–60.

[12] Zeitman AL, Hunt D, Kauffman DS, et al. Preliminary results of RTOG 0233: a phase II randomized trial for muscle-invading bladder cancer treated by transurethral resection and radiotherapy comparing two forms of concurrent induction chemotherapy. Int J Radiat Oncol Biol Phys. 2010;78(3Suppl):S31–2.

[13] Mirza A, Choudhury A. Bladder preservation for muscle invasive bladder cancer. Bladder Cancer. 2016;2:151–63. https://doi.org/10.3233/BLC-150025.

[14] Cahn DB, Ristau BT, Ghiraldi EM, Churilla TM, Geynisman DM, Horwitz EM, Uzzo RG, Smaldone MC. Bladder preservation therapy: a review of the literature and future directions. Urology. 2016;96:54–61. https://doi.org/10.1016/j.urology.2016.05.041.

[15] Smith Z, Christoudouleas JP, Keefe SM, Malkowicz SB, Guzzo TJ. Bladder preservation in the treatment of muscle-invasive bladder cancer (MIBC): a review of the literature and a practical approach to therapy. BJU Int. 2013;112:13–25. https://doi.org/10.1111/j.1464–410X.20121 1762.x.

第 16 章　转移性膀胱癌与顺铂化疗的应用

Metastatic Bladder Cancer and the Use of Cisplatin Chemotherapy

Patrick Mille　Janice Carsello　著

王天昱　译

2019 年，膀胱癌占美国所有癌症诊断的 4.6%，占癌症相关死亡的 2.9%。约有 2.4% 的人将在其一生中被诊断患有膀胱癌[1]。尽管只有 5% 的膀胱癌新患者在诊断时即出现转移性疾病，但近 25% 的患者在其疾病进程中会发展为局部进展期或转移性疾病。若不经治疗，转移性膀胱癌（MBC）患者的预期存活时间为 3～6 个月[2]。在过去的 10 年里，针对这些患者的新治疗方案已有迅速的发展。这些新疗法包括 FDA 批准的免疫检查点抑制药、成纤维细胞生长因子受体抑制药和抗体 – 药物偶联物。然而，含顺铂的多药化疗方案仍然是被优先采用的一线治疗选项。

一、诊断 / 初步评估

对局部进展期和（或）转移性膀胱癌的初步评估需要由泌尿外科、肿瘤内科、肿瘤放疗科、病理科和影像科专家组成的多学科团队的协作[3]。必须通过膀胱镜检查或对转移部位的活检来获取组织，用于确认诊断并为分子、基因和程序性死亡配体 1（PD-L1）的表征检测提供组织样本，这些检测在指导治疗中越来越重要。初步的影像学检查应该包括对比剂增强的胸部、腹部和盆腔计算机断层扫描（CT），在肾功能受损时以磁共振成像（MRI）检查代替。对于那些碱性磷酸酶升高或有骨痛症状的患者，应该考虑进行核素骨扫描检查。还应该进行神经系统病史采集和体格检查，如果发现任何神经系统症状，则应考虑进行神经系统影像学检查。初步的影像学评估可以对疾病进行准确分期，并测量记录基线靶病灶，以便后续能通过随访来评估治疗反应。

二、治疗选择

尽管含顺铂的化疗方案是我们首选的一线治疗方案，但选择最有可能从其中获益的患者仍然是一个挑战。Gaslky 等于 2011 年发表的共识声明仍然是用于识别适合顺铂化疗患者的标准[4]。这些标准应用于临床试验设计和临床实践中，需要对内科并发症进行彻底的评估，确定患者的功能性一般健康状态，评估肾功能，并判断是否存在治疗前的神经病变和听力受损。如果患者符合表 16-1 中列出的一个或多个标准，则被认为不适合以顺铂为基础的化疗方案。

使用上述标准，多达 50% 的 MBC 患者被认为是不适合顺铂治疗的[5, 6]。适合顺铂治疗的患者应接受以顺铂为基础的多药化疗作为标准治疗方案[1, 3, 7]。虽然已经有大量含顺铂的化疗方案接受了评估，但有两种已被公认为首选的一线选择（表 16-2）[2, 8]。

表 16-1 不适合以顺铂为基础治疗的判定标准

- 美国东部肿瘤协作组（ECOG）一般健康状态评分为 2 分或 Karnofsky 功能状态评分为 60%～70%
- 肌酐清除率（推算值或测量值）< 60ml/min
- 常见不良反应事件评价术语标准（CTCAE）听力检测 ≥ 2 级的听力受损
- CTCAE ≥ 2 级的周围神经病变
- 纽约心脏病协会心功能Ⅲ级心力衰竭

引自 Galsky 等[5]

表 16-2 转移性膀胱癌的系统治疗

治疗方案	疗程安排
吉西他滨和顺铂	第 1 天、第 8 天和第 15 天：吉西他滨 第 2 天：顺铂 每 4 周重复一次，最多 6 个周期
生长因子支持下的 DDMVAC	第 1 天：甲氨蝶呤 第 2 天：长春碱 + 多柔比星 + 顺铂 第 4 天：每天 G-CSF^a，连续 7 天（第 4 天～第 10 天） 每 2 周重复一个周期，共 6 个周期 或 第 1 天：甲氨蝶呤 第 2 天：长春碱 + 多柔比星 + 顺铂 第 3 天：每天 G-CSF^a，连续 5 天（第 3 天～第 7 天） 每 15 天重复一个周期，共 6 个周期

a. 粒细胞集落刺激因子，用于预防或减轻中性粒细胞减少症

三、治疗相关的毒性反应

化疗药物主要通过扰乱肿瘤细胞的细胞分裂机制来发挥其抗癌作用。正是肿瘤细胞的复制速率增加和快速分裂使它们比正常组织更容易受到化疗的影响。然而，健康组织（如骨髓、上皮组织）中细胞快速分裂的细胞机制也可能受到类似的影响。含顺铂的化疗方案常见的毒性反应包括骨髓抑制（如贫血、血小板减少症、白细胞减少症）、肾衰竭、神经毒性、胃肠道不良反应（黏膜炎、恶心、呕吐）和听力受损，详见表 16-3。

在含顺铂的多药方案治疗期间经常会遇到化疗诱导的血细胞减少症。患者在每个治疗周期前都应该进行一次全血细胞计数（CBC）分析。临床查体应注意感染、严重贫血的体征，以及出血或瘀斑的迹象。如果患者出现了显著的骨髓抑制，则需要改变剂量或推迟治疗。生长因子可由开具医嘱的医生酌情使用，尽管在 DDMVAC 方案中因其中性粒细胞减少症发生率超过 20% 而常规要求使用[10]。可能还需要用血小板和浓集红细胞来进行输血支持。警惕罕见但严重的血液学并发症非常重要，如血栓性血小板减少性紫癜或溶血性尿毒症综合征，因为在接受吉西他滨化疗的患者中可以看到这些并发症。这些情况表现为微血管病性溶血性贫血和肾功能不全。通过对血细胞计数的密切监测，大多数患者能够安全地完成化疗。应建议正在接受化疗的患者寻求对任何有关症状的即刻评估，包括体温高于 100.4℉（38℃）、寒战、出血或不明原因的瘀斑。

顺铂相关的肾毒性是一种被充分描述的多因素现象。顺铂可引起肾小管损伤、血栓性微血管病、远端肾小管性酸中毒和最常见的电解质损耗（低镁血症）。接受顺铂治疗的患者需要连续监测血清肌酐和电解质水平。充分的给药前和给药后水化对于降低肾毒性反应发生率至关重要。应谨慎使用口服或静脉给予的电解质替代品。如果发现肾功能改变，调整剂量或推迟治疗对于防止永久性损害至关重要。此外，应该建议患者避免应用肾毒性药物，如非甾体抗炎药（NSAID）[11]。

化疗诱导的周围神经病变（CIPN）很常见，会对生活质量和生存产生深远的影响[12]。顺铂是 CIPN 发病率最高的药物之一，据报道高达 68%，而且其发生率呈剂量依赖性和累积性[13]。CIPN 在手和足有明显的对称性周围神经病变分布模式，称为"袜子和手套样分布"[14]。症状一般是感觉上的，保留有运动功能，并且通常

表 16-3　转移性膀胱癌化疗期间常见的治疗毒性反应[9]

不良反应	1 级	2 级	3 级	4 级	5 级
厌食	食欲缺乏，未改变饮食习惯	口服摄入量改变，但没有明显的体重减轻或营养不良；需要口服营养补充剂	与显著的体重减轻或营养不良相关，如口服热量和（或）液体摄入量不足；需要静脉输液、鼻饲管喂养或全胃肠外营养	危及生命的后果	死亡
便秘	偶尔或间歇性的症状；偶尔使用大便软化药、泻药、膳食改良或灌肠药	持续症状，需要定期使用泻药或灌肠药	影响日常生活活动的症状，需要手法清除粪便的顽固便秘	危及生命的后果（如肠梗阻、中毒性巨结肠）	死亡
腹泻	比基线水平增加 < 4 次排便 / 天；造口排出量比基线水平轻度增加	比基线水平增加 4~6 次排便 / 天；需要静脉输液 < 24h；造口排出量比基线水平中度增加；不影响日常生活活动	比基线水平增加 ≥ 7 次排便 / 天；失禁；静脉输液 ≥ 24h；住院；造口排出量比基线水平明显增加；影响日常生活活动	危及生命的后果（如血流动力学紊乱）	—
疲劳（无力、嗜睡、不适）	高于基线的轻度疲劳	中度或导致进行一些日常生活活动困难	严重疲劳影响日常生活活动	丧失自理能力	—
听力	—	不需要助听器或干预的听力受损（即不影响日常生活活动）	需要助听器或干预的听力受损（即影响日常生活活动）	严重的双侧听力受损（> 90dB）	—
恶心	食欲缺乏，未改变饮食习惯	口服摄入量减少，但没有明显的体重减轻、脱水或营养不良；需要静脉输液	口服热量或液体摄入量不足；需要静脉输液、鼻饲管喂养或全胃肠外营养	危及生命的后果	死亡
感觉神经病变	无症状；深部肌腱反射丧失或感觉异常（包括刺痛），但不影响功能	感觉改变或感觉异常（包括刺痛），影响功能，但不影响日常生活活动	感觉改变或感觉异常影响日常生活活动	丧失自理能力	死亡
呕吐	在 24h 内发作 1 次	在 24h 内发作 2~5 次，需要静脉输液	在 24h 内发作 ≥ 6 次；需要静脉输液或全胃肠外营养	危及生命的后果	死亡

随着治疗的终止而得到改善。顺铂相关的 CIPN 可能在治疗后数周发生，并可能在化疗终止后持续数月。虽然大多数患者症状有所改善，但从顺铂诱导的 CIPN 中恢复往往是不完全的。物理治疗和康复训练可以改善身体姿态和平衡能力。使用度洛西汀、普瑞巴林或加巴喷丁的药物治疗得到了美国临床肿瘤学会的认可，但有效性有限[14]。适当的评估和及时的识别对于减轻长期神经毒性反应至关重要。此外，肿瘤学结果可能会受到剂量减少或过早终止治疗的

影响[15]。改变治疗方案的决策总是在全面权衡治疗介导的不良反应风险和继续给予细胞毒性药物的获益之后进行。

顺铂具有高度的致吐性。推荐积极的止吐药物支持，包括应用类固醇激素（如地塞米松）、羟色胺受体拮抗药（如昂丹司琼）和神经激肽 -1 受体拮抗药（如阿瑞匹坦）等化疗前预处理，以确保该方案的耐受性[16]。医生应经验性开具口服止吐药物（如昂丹司琼、丙氯拉嗪等）。此外，还应鼓励患者及时报告对口服药物

无反应的呕吐症状，因为可能需要补液治疗和静脉注射止吐药物支持。

即便很好地控制了恶心和呕吐，厌食仍是一个常见的治疗相关不良反应，其管理依然可能是富有挑战性的。转移性膀胱癌患者营养不良的风险很高，因为疾病和治疗都对营养状况构成了威胁[17]。应该鼓励患者少量多餐。把一餐食物分成若干次食用，每2～3小时进食是保持充足热量摄取的有效方法。营养补充剂被推荐给患者作为膳食的补充，而不是膳食的替代[13]。当厌食严重时，有必要进行药物干预。

疲劳、无力和不适是最常被报道的化疗不良反应之一。心理干预和（或）增加体育活动对癌症和治疗相关的疲劳均有积极的影响。药物治疗往往无效，因而不推荐使用[18]。

在每次化疗开始之前，应进行治疗前体格评估，并全面地回顾各系统状态和不良反应情况（ROSS）。应在治疗前评估最近的实验室检验值。化疗剂量可根据体格检查结果、ROSS和（或）实验室检验的结果酌情降低。

五、监测疾病治疗反应

应该定期进行阶段性监测影像学检查以评估疾病治疗反应。对比剂增强的胸部、腹部和盆腔CT、有对比剂的MRI和（或）对肾功能不全患者进行没有对比剂的MRI仍然是可选择的评估方式。如果发现疾病进展，应及时讨论临床试验、二线治疗和最佳支持性治疗。幸运的是，对于以顺铂为基础的化疗后疾病进展的患者有越来越多的新治疗方案。

临床要点

- 以顺铂为基础的化疗方案仍然是进展期或转移性膀胱癌的标准一线治疗。
- 确定一个患者适合顺铂治疗仍然是一个挑战。
- 作为一般规则，不适合顺铂治疗的患者是指具备以下任何一种或多种情形的患者：一般健康状态不佳、肾功能差、听力受损、现有神经病变和心脏病。
- 正在接受顺铂为基础的化疗方案的患者必须密切监测与治疗相关的毒性反应。

参 考 文 献

[1] Siegel RL, Miller KD, Jemal A. Cancer statistics, 2019. CA Cancer J Clin. 2019;69(1):7–34.

[2] von der Maase H, Sengelov L, Roberts JT, Ricci S, Dogliotti L, Oliver T, Moore MJ, Zimmermann A, Arning M. Long-term survival results of a randomized trial comparing gemcitabine plus cisplatin, with methotrexate, vinblastine, doxorubicin, plus cisplatin in patients with bladder cancer. J Clin Oncol. 2005;23(21):4602–8.

[3] Lue TF, JW MA, editors. Smith & Tanagho's general urology. New York: McGraw-Hill Medical; 2013.

[4] Galsky MD, Hahn NM, Rosenberg J, Sonpavde G, Hutson T, Oh WK, Dreicer R, Vogelzang N, Sternberg C, Bajorin DF, Bellmunt J. A consensus definition of patients with metastatic urothelial carcinoma who are unfit for cisplatin-based chemotherapy. Lancet Oncol. 2011;12(3):211–4.

[5] Galsky MD, Hahn NM, Rosenberg J, Sonpavde G, Hutson T, Oh WK, Dreicer R, Vogelzang N, Sternberg CN, Bajorin DF, Bellmunt J. Treatment of patients with metastatic urothelial cancer "unfit" for cisplatin-based chemotherapy. J Clin Oncol. 2011;29(17):2432–8.

[6] Bellmunt J, Mottet N, De Santis M. Urothelial carcinoma management in elderly or unfit patients. EJC Suppl.

2016;14(1):1.

[7] De Santis M, Bellmunt J, Mead G, Kerst JM, Leahy M, Maroto P, Gil T, Marreaud S, Daugaard G, Skoneczna I, Collette S. Randomized phase II/III trial assessing gemcitabine/carboplatin and methotrexate/carboplatin/vinblastine in patients with advanced urothelial cancer who are unfit for cisplatin-based chemotherapy: EORTC study 30986. J Clin Oncol. 2012;30(2):191.

[8] Sternberg CN, De Mulder PH, Schornagel JH, Theodore C, Fossa SD, Van Oosterom AT, Witjes F, Spina M, Van Groeningen CJ, De Balincourt C, Collette L. Randomized phase III trial of high–dose-intensity methotrexate, vinblastine, doxorubicin, and cisplatin (MVAC) chemotherapy and recombinant human granulocyte colony-stimulating factor versus classic MVAC in advanced urothelial tract tumors: European Organization for Research and Treatment of Cancer Protocol No. 30924. J Clin Oncol. 2001;19(10):2638–46.

[9] Colevas AD, Setser A. The NCI common terminology criteria for adverse events (CTCAE) v 3.0 is the new standard for oncology clinical trials. J Clin Oncol. 2004;22(14_suppl):6098.

[10] Crawford J, Althaus B, Armitage J, Balducci L, Bennett C, Blayney DW, Cataland SR, Dale DC, Demetri GD, Erba HP, Foran J. Myeloid growth factors: clinical practice guidelines in oncology™. JNCCN J Natl Compr Canc Netw. 2007;5(2):188–202.

[11] Manohar S, Leung N. Cisplatin nephrotoxicity: a review of the literature. J Nephrol. 2018;31(1):15–25.

[12] Mols F, Beijers T, Vreugdenhil G, van de Poll-Franse L. Chemotherapy-induced peripheral neuropathy and its association with quality of life: a systematic review.

Support Care Cancer. 2014;22(8):2261–9.

[13] Seretny M, Currie GL, Sena ES, Ramnarine S, Grant R, MacLeod MR, Colvin LA, Fallon M. Incidence, prevalence, and predictors of chemotherapy-induced peripheral neuropathy: a systematic review and meta-analysis. Pain. 2014;155(12):2461–70.

[14] Hershman DL, Lacchetti C, Dworkin RH, Lavoie Smith EM, Bleeker J, Cavaletti G, Chauhan C, Gavin P, Lavino A, Lustberg MB, Paice J. Prevention and management of chemotherapy-induced peripheral neuropathy in survivors of adult cancers: American Society of Clinical Oncology clinical practice guideline. J Clin Oncol. 2014;32(18):1941–67.

[15] Albers JW, Chaudhry V, Cavaletti G, Donehower RC. Interventions for preventing neuropathy caused by cisplatin and related compounds. Cochrane Database Syst Rev. 2014;3:CD005228.

[16] Berger MJ, Ettinger DS, Aston J, Barbour S, Bergsbaken J, Bierman PJ, Brandt D, Dolan DE, Ellis G, Kim EJ, Kirkegaard S. NCCN guidelines insights: antiemesis, version 2.2017. J Natl Compr Cancer Netw. 2017;15(7):883–93.

[17] Arends J, Baracos V, Bertz H, Bozzetti F, Calder PC, Deutz NE, Erickson N, Laviano A, Lisanti MP, Lobo DN, McMillan DC. ESPEN expert group recommendations for action against cancer-related malnutrition. Clin Nutr. 2017;36(5):1187–96.

[18] Mustian KM, Alfano CM, Heckler C, Kleckner AS, Kleckner IR, Leach CR, Mohr D, Palesh OG, Peppone LJ, Piper BF, Scarpato J. Comparison of pharmaceutical, psychological, and exercise treatments for cancer-related fatigue: a meta-analysis. JAMA Oncol. 2017;3(7):961–8.

第 17 章　转移性尿路上皮癌的免疫治疗

Immunotherapy for Metastatic Urothelial Cancer

Javaughn Corey R. Gray　Jean Hoffman-Censits　著

杨恺惟　译

一、尿路上皮癌全身免疫治疗概述

癌症免疫治疗旨在通过靶向免疫细胞 – 肿瘤细胞相互作用来重振免疫系统以控制癌症。免疫治疗的目标是通过恢复免疫功能，触发患者的免疫细胞识别并摧毁癌细胞。理想情况下，肿瘤抗原刺激下会产生肿瘤反应性 T 细胞，T 细胞会浸润肿瘤部位，表现出细胞毒性以摧毁癌细胞 [1, 2]。目前有多重免疫治疗策略来刺激患者的这种抗肿瘤免疫反应。在实体瘤中，迄今为止最成功的是抗 PD-1/PD-L1 和抗 CTLA4 的免疫检查点抑制药。免疫检查点抑制药是使用抗体来阻断免疫抑制机制的激活并增强免疫活化作用 [3]。

FDA 已批准针对 PD-1 和 PD-L1 的人源化单克隆抗体在尿路上皮癌中的使用。PD-1/PD-L1 抑制药和其他免疫治疗药物目前均正在各种疾病状态下进行研究 [4]。在正常生理状态下，PD-1 和 PD-L1 的相互作用通过防止自身免疫作用和健康组织损伤来平衡免疫系统，同时允许活化的 T 细胞对抗感染、病毒和癌症。但癌细胞可以利用这种抑制系统为其所用。由于 PD-1 在抗原激活的 T 细胞表面高表达，同时肿瘤细胞通常也会上调 PD-1 表达以对抗免疫反应并抑制 T 细胞浸润到肿瘤部位，因此 PD-1/PD-L1 作用位点成为抗肿瘤免疫治疗的关注点。当 T 细胞遇到肿瘤细胞时，PD-1 和 PD-L1 的相互作用会触发免疫抑制机制。通过这种方式，对于某些肿瘤细胞，PD-L1 检查点阻断药可以干扰肿瘤 / 免疫细胞相互作用，从而提高抗肿瘤免疫反应。

二、转移性尿路上皮癌治疗药物

（一）概述

转移性尿路上皮癌的治疗在过去几年中不断发展。全身化疗已成为最初诊断为不可切除或转移性尿路上皮癌患者的标准治疗方法。对于符合条件的患者，基于足够的体力状态、器官功能及没有神经病变或听力损失，采用标准的含顺铂的方案为 DDMVAC（甲氨蝶呤、长春碱、多柔比星和顺铂）和 GC（吉西他滨和顺铂）[5, 6]。

既往基于卡铂的化疗适用于在一线治疗中不适合接受顺铂治疗的患者 [7]。在过去几年中，多项临床试验评估了免疫检查点抑制药在铂类难治性转移性尿路上皮癌中的作用。因此，美国食品药品管理局（FDA）批准了多种新药

（表 17-1）用于治疗尿路上皮癌。

（二）铂类不耐受患者的一线治疗

以顺铂为基础的全身联合化疗是转移性尿路上皮膀胱癌患者的标准治疗[7]。然而，肾功能受损（GFR < 50~60）、美国东部肿瘤协作组（ECOG）体能状态≥ 2、听力损失、周围神经病变、心力衰竭和肌酐清除率低于 60ml/min 的慢性肾病患者通常不符合基于顺铂的治疗[8]。尽管基于顺铂的化疗具有出色的反应率，但其毒性和普遍缺乏持续性治疗反应长期以来一直迫切需要有效的治疗方法，或作为铂化疗的替代方案。

对于存在上述并发症而不适合铂类治疗的晚期尿路上皮癌患者，人们已经研究了免疫治疗。在一线治疗中，免疫疗法的毒性特征通常比顺铂更易于控制。两项试验证明了免疫疗法作为转移性尿路上皮癌一线治疗的有效性。第一个是 2016 年报道的阿替利珠单抗，第二个是 2017 年报道的帕博利珠单抗[9, 10]。这些试验证明了免疫疗法作为转移性尿路上皮膀胱癌一线治疗的巨大潜力。

1. 阿替利珠单抗

在一项单臂、多中心Ⅱ期试验中，对 119 名因并发症不适合接受铂类化疗的晚期或转移性尿路上皮癌患者使用阿替利珠单抗作为一线治疗[10]。符合条件的患者需满足以下标准：无

法手术、局部晚期或转移性尿路上皮癌、根据 RECIST v1.1 存在可测量的病灶，以及 ECOG 状态为 2 或更差。受试者不符合顺铂化疗的条件包括 GFR > 30 和 < 60（基于 Cockcroft-Gault 公式），2 级或更高级别的听力损失或周围神经病变，或 ECOG 状态为 2。

这些受试者每 21 天接受 1200mg 阿替利珠单抗治疗直至疾病进展，中位随访时间为 17.2 个月。该研究达到了主要终点，其客观缓解率为 23%，在 9% 的患者中观察到完全缓解。较既往基于铂类的数据相比疗效显著，其中位总生存期为 15.9 个月；而既往卡铂的中位总生存时间为 9.3 个月[11]，顺铂的中位总生存时间为 15.5 个月[6, 12]。实验中观察到的不良反应可控，最常见的是疲劳（30%）、腹泻（12%）、瘙痒（11%）和食欲下降（9%）[10]。此外，高级别（≥ 3 级）不良反应并不常见，约占 16%。试验结果显示阿替利珠单抗在该人群中具有良好的耐受性，与顺铂化疗的历史报道相比，其毒性更易于控制。基于这些数据，阿替利珠单抗被 FDA 批准用于不符合顺铂化疗条件的转移性尿路上皮癌患者的一线治疗。

2. 帕博利珠单抗

KEYNOTE-052 研究为纳入一线治疗患者的一项Ⅱ期研究。在这项研究中，370 名不符合铂类治疗方案的转移性或晚期尿路上皮癌受试者接受了帕博利珠单抗治疗[9]。符合条件的

表 17-1　转移性或局部进展期尿路上皮癌含铂化疗失败后已获批二线治疗的免疫检查点抑制药

靶　点	药　物	适应证
PD-1	帕博利珠单抗	顺铂不耐受的一线治疗或含铂方案失败后二线治疗
	纳武单抗	含铂方案失败后二线治疗
PD-L1	阿替利珠单抗	顺铂不耐受的一线治疗或含铂方案失败后二线治疗
	阿维鲁单抗	含铂方案失败后二线治疗
	度伐利尤单抗	含铂方案失败后二线治疗

患者包括局部晚期和不可切除的或转移性尿路上皮癌，12 个月内未接受过针对进展期疾病的系统性化疗。顺铂不耐受需满足以下条件之一：ECOG ≤ 2，肌酐清除率 30～60ml/min，≥ 2 级听力损失，≥ 2 级周围神经病变或纽约心脏协会Ⅲ级心力衰竭。

这些受试者每 21 天接受一次帕博利珠单抗 200mg 直至疾病进展或至多 2 年，并在完成后中位随访 5 个月。整个队列的客观缓解率为 29%，其中 7% 为完全缓解。与一线阿替利珠单抗研究一样，报道的不良事件并不严重。62% 的患者出现了与治疗相关的不良事件，16% 为高级别。最常见的不良事件是疲劳（15%）、瘙痒（14%）、皮疹（9%）、食欲下降（8%）、腹泻（7%）和恶心（7%）。最常见的高级别不良事件（3 级或更高）是食欲下降（< 1%）、疲劳（2%）、碱性磷酸酶升高（1%）、结肠炎（1%）和肌肉无力（1%）。这些发现表明，帕博利珠单抗在不适合铂类药物的患者人群中耐受性良好，并最终使帕博利珠单抗被批准作为不适合顺铂化疗人群的一线药物。

2018 年 8 月，FDA 更新了阿替利珠单抗和帕博利珠单抗一线用于尿路上皮癌的标签。除了批准用于检测 PD-L1 表达状态的伴随诊断测试外，FDA 还建议对于一线顺铂不耐受但符合可接受卡铂治疗的 PD-L1 低表达患者，应将化疗优先级置于免疫治疗之前。这一标签变化提醒临床医生，尽管卡铂作为一线药物的反应率低于顺铂，但卡铂化疗仍然有效，可能适用于一些不符合顺铂条件的患者。此外，标签更改表明，对于完全不符合化疗条件（未定义参数）、PD-L1 低表达或表达情况不明的患者，免疫治疗仍然是标准的一线选择[13]。Gupta 及其同事最近在 GU ASCO 2019 上提出了一项关于不适合铂类／化疗的共识建议，以更好地定义这一人群。

标签的这一变化是基于中期数据安全监测委员会对两项正在进行的Ⅲ期试验的分析，这些试验比较了一线化疗、化疗联合免疫治疗（阿特利珠单抗或帕博利珠单抗）和单独的免疫治疗。在 KEYNOTE-361 和 IMvigor130 两项试验中，与单独化疗组相比，免疫治疗组中符合顺铂条件且 PD-L1 低表达患者的生存结果较差。因此，符合顺铂条件且 PD-L1 低表达的患者终止纳入单独免疫治疗组。

（三）铂类治疗后进展的二线治疗

1. 帕博利珠单抗

KEYNOTE-045 是唯一一项证明免疫疗法优于铂类失败后二线化疗的随机Ⅲ期试验。本实验入组标准为：确诊的肾盂、输尿管、膀胱或尿道的尿路上皮癌，病理主要类型为移行细胞特征；因晚期疾病接受一线含铂化疗后进展，或既往接受过新辅助或辅助含铂方案化疗但在 12 个月内复发；接受过两线或更少的全身化疗；根据 RECIST v1.1 至少有一个可测量的病灶；能够提供可用于评估 PD-L1 表达的肿瘤样本。

在这项纳入了 542 名受试者的研究中，270 名随机分配至帕博利珠单抗组，272 名随机分配至研究者选择的化疗组（多西他赛、紫杉醇或长春氟宁）[14]。帕博利珠单抗的受试者每 3 周输注 200mg，至多治疗 2 年，而化疗组的受试者接受研究人员选择的紫杉醇、多西他赛或长春氟宁化疗。帕博利珠单抗组的总生存期明显长于化疗组，中位总生存期分别为 10.3 个月和 7.4 个月（HR=0.73，95%CI 0.59～0.91；P=0.002）。接受帕博利珠单抗治疗的受试者的客观缓解率更高，两组分别为 21.1% 和 11.4%。

在本研究中，PD-L1 表达指 PD-L1 联合阳性评分（CPS），其定义为 PD-L1 肿瘤细胞和浸润免疫细胞表达之和相对于肿瘤细胞总数的百分比。CPS ≥ 10% 的患者中，与化疗组相比，帕博利珠单抗组的总生存期显著延长（HR=0.57，95%CI 0.37～0.88；P=0.005）。 在低 CPS 评分和内脏疾病患者中也观察到帕博利珠单抗优于化疗的生存获益。在本研究中，CPS ≥ 10% 的患者在无进展生存期方面没有显著的组间差异（HR=0.89，95%CI 0.61～1.28；P=0.24）。尽管中位反应时间（2.1 个月）相似，但与化疗组相比，帕博利珠单抗组的总体客观缓解率更高。

与其他帕博利珠单抗相关的研究一致，治疗相关的高级别不良事件并不常见[14]。帕博利珠单抗组约 15% 的患者出现≥ 3 级治疗相关不良事件，化疗组为 49.4%。值得注意的是，接受帕博利珠单抗治疗的受试者的健康相关生活质量稳定或有所改善[15]，而化疗组的生活质量则有所下降。

2. 阿替利珠单抗

在 Rosenberg 等报道的 Ⅱ 期单臂 IMvigor210 研究中，在无法手术的局部晚期或转移性尿路上皮癌一线含铂化疗进展后的患者中使用阿替利珠单抗。310 人接受了至少一剂阿替利珠单抗并且可以评估安全性和有效性[16]。本研究的主要终点是独立评估的客观缓解率和由研究人员评估的客观缓解率。在这项研究中，患者肿瘤样本通过肿瘤浸润性免疫细胞（IC）对 PD-L1 的表达进行前瞻性和集中评估，并将其分类为 IC0（表达低于 1%）、IC1（高于 1% 低于 5%）和 IC2/3（高于 5%）。患者均匀分布在 PD-L1 各个 IC 表达组之间：IC0（33%）、IC1（35%）和 IC2/3（32%）。

对于所有可评估的患者，客观缓解率为 15%，在 310 名患者中有 15 名观察到完全缓解。PD-L1 高表达组（IC2/3）的客观缓解率为 26%，其中 11% 的患者观察到完全缓解；IC1/2/3 组的客观缓解率为 18%，其中 13 名

患者观察到完全缓解（6%）。此外，在随访期间，IC2/3 组的中位生存期最长，为 11.4 个月；IC1/2/3 组较低，为 8.8 个月；整个患者队列中为 7.9 个月。69% 的患者出现任何级别的治疗相关不良事件，16% 的患者出现高级别（3～4级）相关不良事件。最常见的任何级别的不良事件是疲劳、恶心和食欲下降。基于这些数据，FDA 加速批准阿替利珠单抗用于治疗含铂化疗进展后的尿路上皮癌患者。

在保持功能状态良好和实验室检查达标的受试者中，进展后仍允许继续使用该治疗或其他二线后免疫相关临床试验。在 IMvigor210 随访评估期间，137 名受试者在疾病进展后继续接受超过一剂阿替利珠单抗治疗，19 名受试者接受其他全身治疗，63 名受试者在疾病进展后未接受进一步全身治疗[17]。进展后继续使用阿替利珠单抗的中位生存期为 8.6 个月，而其他全身治疗和未全身治疗的中位生存期分别为 6.8 个月和 1.2 个月。有趣的是，在疾病进展后继续使用阿替利珠单抗的患者更有可能具有较高的基线肿瘤浸润细胞 PD-L1 表达，这突出表明 PD-L1 可作为潜在的生物标志物，可以在使用阿替利珠单抗的患者中预测更好的总生存期。

此外，再次进展后使用阿替利珠单抗的 137 名患者中，基线 ECOG PS 0、无内脏转移或仅有淋巴结疾病的患者的疾病进展后总生存期在绝对值上更长，这表明阿替利珠单抗可能在进展后疾病的相对早期或在相对更加健康的人群中能够更有效地发挥作用。同样，接受进展后阿替利珠单抗治疗的患者 ECOG 0 的状态较多，基线时存在肝转移的比例更小，并且在初期使用阿替利珠单抗时产生应答的比例更高。进展前后的不良事件发生比例相似，并且与整个研究人群的安全性特征相当。

在一项开放标签、Ⅲ 期随机对照 IMvigor211 试验比较了阿替利珠单抗与化疗对局部晚期或

转移性尿路上皮癌一线铂类化疗进展后患者的安全性和有效性。受试者每3周接受1200mg阿替利珠单抗或静脉化疗。在意向治疗人群中，接受阿替利珠单抗的患者仅在数值上比接受化疗的患者具有更好的总生存期（39.2% vs. 32.4%）。然而，这一结果没有统计学意义，也不是试验的主要终点。类似的研究已在前文中展示，帕博利珠单抗在同一人群中显示出优于化疗的疗效，而IMvigor211则是一项阴性试验结果。在这项研究中，主要终点为高PD-L1表达（IC 2/3）的患者OS的改善，但与接受化疗的患者相比，他们的OS没有显著差异（译者注：由于IMvigor211的OS为阴性结果，阿替利珠单抗的二线适应证于2021年被撤回）。

ITT人群中不同化疗方案的亚组评估显示，使用阿替利珠单抗的患者比使用紫杉烷类的患者显示出更好的OS（8.3个月 vs. 7.5个月），但与使用长春氟宁的患者相比则没有显著差异（8.3个月 vs. 9.2个月）。此外，与接受化疗的患者相比，阿替利珠单抗组的3～4级治疗相关不良事件更少（20% vs. 43%），导致停止治疗的不良事件更少（7% vs. 18%）。有趣的是，在IC2/3的患者中，治疗组之间的总生存没有显著差异（11.1个月 vs. 10.6个月）。与IC2/3亚组相比，ITT组中阿替利珠单抗患者和化疗患者的客观缓解率均较低。在具有高肿瘤突变负荷样本的患者中，阿替利珠单抗治疗的受试者在OS优于化疗治疗组（11.3个月 vs. 8.3个月）。对于具有低肿瘤突变负荷的患者，接受阿替利珠单抗治疗的患者和接受化疗的患者之间没有明显的OS差异。

为了进一步强调PD-L1作为生物标志物的重要性，本研究的作者还评估了PD-L1作为高肿瘤突变负荷患者生存优势的预测因子，结果发现具有高肿瘤突变负荷和PD-L1 IC2/3的患者接受阿替利珠单抗治疗优于化疗，中位生存期分别为17.8个月和10.6个月。

3. 度伐利尤单抗

在一项Ⅰ/Ⅱ期试验中，评估了度伐利尤单抗在接受铂类化疗后进展的尿路上皮癌受试者中的安全性和有效性[18]。该试验最初招募了61名患者，每2周接受10mg/kg的治疗，治疗至多12个月或直至疾病进展、出现无法耐受的不良反应、任何原因导致的停药或撤回知情。入组的前20名患者无PD-L1表达高低的要求，但随后的受试者需要在肿瘤细胞PD-L1表达超过5%才有资格入选。这使得试验能够评估PD-L1阳性和PD-L1阴性亚组反应的区别。PD-L1阳性定义为≥25%的肿瘤细胞（TC）或免疫细胞（IC）表达PD-L1；反之TC与IC的PD-L1表达不足25%则定义为阴性。总体客观缓解率为31.0%，其中PD-L1阳性亚组为46.4%，PD-L1阴性亚组为0%。该试验中的受试者经历了较小的不良事件，39名患者报告了任何级别的治疗相关不良事件。常见不良事件是轻微疲劳、腹泻和食欲下降。可评估疗效患者的中位随访时间为6.5个月，13名患者中有12名在最后一次随访时有持续反应。在一项纳入191名患者的更新研究中，客观缓解率为17.8%（34/191；95%CI 12.7%～24.0%），7名患者达到完全缓解，中位总生存期为18.2个月[19]（译者注：基于Ⅲ期临床试验DANUBE的阴性结果，度伐利尤单抗的二线适应证于2021年被撤回）。

4. 纳武单抗

CheckMate 275是一项单臂Ⅱ期研究，研究了纳武单抗治疗铂类化疗期间或结束后进展的尿路上皮癌患者的有效性和安全性[20]。在这项研究中，270名患者入组并每2周接受3mg/kg纳武单抗治疗，直至疾病进展、不可耐受的毒性或其他方案定义的停药，其中265名受试者得到可报告的数据。19.6%的患者（52/265）

得到可确认的客观缓解。在 PD-L1 表达 > 5% 的患者中，确认的客观缓解率为 28.4%（23/81）；对于 PD-L1 表达 > 1% 的患者，客观缓解率为 23.8%（29/122），对于 PD-L1 表达 < 1% 的患者，客观缓解率为 16.1%（23/143）。纳武单抗耐受性良好，64% 的受试者（174/270）出现治疗相关不良事件，最常见的不良事件是疲劳、瘙痒、腹泻和食欲下降，18% 的患者发生高级别事件[20]。治疗人群的中位总生存期为 8.74 个月，PD-L1 表达 > 1% 的受试者为 11.3 个月，PD-L1 表达 < 1% 的受试者为 5.95 个月。

5. 阿维鲁单抗

一项 Ib 期研究中，招募了 44 名含铂化疗进展后的受试者，并评估了每 2 周一次 10mg/kg 的阿维鲁单抗治疗的安全性和有效性，直至进展或出现不可接受的毒性[21]。与其他免疫治疗试验类似，该试验进行了免疫组织化学以区分患者的 PD-L1 表达水平。该试验使用 ≥ 5% 的肿瘤细胞染色作为阈值界定阳性或阴性，根据这一标准，13 名受试者为 PD-L1 阳性。在进行数据分析时，在可评估疗效的患者中，确认的 ORR 在总人群中为 18.2%，在 PD-L1 阳性患者中为 53.8%，而在 PD-L1 阴性患者中为 4.2%。

阿维鲁单抗在该患者群体中具有良好的耐受性。该试验中最常见的治疗相关不良事件是疲劳、输液相关反应、虚弱和恶心，6.8% 的受试者发生了高级别事件。在随访期间，中位总生存期为 13.7 个月，中位无进展生存期为 11.6 周[21]。这项 Ib 期研究表明，阿维鲁单抗具有良好的耐受性并显示出巨大的临床前景，因为它具有较少的治疗相关不良事件并延长了患者的总生存期。最终，阿维鲁单抗获得了 FDA 的加速批准，用于铂类化疗进展后局部晚期或转移性尿路上皮癌。

JAVELIN Solid Tumor 是一项 I 期开放标签试验，评估了未使用含铂化疗和含铂化疗后患者的安全性[22]。249 名患者符合条件并接受了阿维鲁单抗治疗，治疗中位时间为 12 周，中位随访时间为 9.9 个月。这些患者未针对 PD-L1 表达进行筛选，每 2 周接受 10mg/kg 剂量的阿维鲁单抗治疗，直至疾病进展或其他方案定义的退出标准。161 名含铂化疗进展后的患者接受了至少 6 个月的随访，客观缓解率为 17%，包括 6% 的完全缓解率。在随访期间，中位无进展生存期为 6.3 周，中位总生存期为 6.5 个月。

阿维鲁单抗在所有患者中普遍耐受良好，高级别不良事件的发生率与之前报道的 8% 相似，最常见的事件是疲劳、虚弱、脂肪酶升高和肺炎。

三、总结

总之，自 2017 年 FDA 首次批准以来，PD-1 和 PD-L1 抑制药已经彻底改变了尿路上皮癌的治疗。有五种药物在含铂方案失败后获得批准（译者注：2021 年阿替利珠单抗及度伐利尤单抗已经撤回该适应证），因此，它们可以用于围手术期辅助治疗后 12 个月内进展的病例，或在含铂方案失败后作为二线治疗。有一项随机 III 期试验表明，与二线单药化疗相比，帕博利珠单抗的总生存期更长，两项 III 期临床研究证实 PD-L/PD-L1 单药与化疗相比，其毒性有所改善（表 17–2）。正在进行的后期试验将继续为这些药物的使用提供信息，包括在一线顺铂可耐受人群中，联合化疗是否具有更优的疗效。在非肌层浸润性膀胱癌的围手术期应用方面，该类药物正在进行相关研究以评估安全性和有效性。

在晚期尿路上皮癌的一线治疗方面，帕博利珠单抗和阿替利珠单抗均根据疗效和毒性数据获得 FDA 批准。对于符合化疗条件的患者，肿瘤的 PD-L1 表达检测可能为治疗选择提供信息，因为卡铂仍然是一种合理的一线治疗。对于拒绝或不符合化疗条件的患者，在没有检测

PD-L1 表达的情况下，仍可使用上述两种药物。了解毒性预测因子、克服耐药性和联合策略将继续成为未来几年的研究热点领域。

表 17-2 药物获批上市的相关临床试验信息汇总

试验编号	药 物	期 别	OS（个月）	ORR（%）
转移性尿路上皮癌——顺铂或化疗不耐受的一线治疗				
NCT02335424[9]	帕博利珠单抗	Ⅱ	N	24%（89/370）
NCT02108652[10]	阿替利珠单抗	Ⅱ	15.9	23%（27/119）
转移性尿路上皮癌——铂类化疗失败后的二线治疗				
NCT02108652[16]	阿替利珠单抗	Ⅱ	7.9	15%（45/310）
NCT01693562[18]	度伐利尤单抗	Ⅰ/Ⅱ	18.2	31%（13/42）
NCT02256436[14]	帕博利珠单抗	Ⅲ	10.3（P） 7.4（C）	21.1%（P，57/270） 11.4%（C，31/272）
NCT02387996[20]	纳武单抗	Ⅱ	8.7	19.6%（52/265）
NCT01772004[21]	阿维鲁单抗	Ⅰb	13.7	18.2%（8/44）
NCT01772004[22]	阿维鲁单抗	Ⅰb	6.5	17%（27/161）
NCT02108652[17]	阿替利珠单抗	Ⅱ	8.6^a, 6.8^b, 1.2^c	11.7%（16/137）
NCT02302807[23]	阿替利珠单抗	Ⅲ	11.1（A） 10.6（C）	23.0%（A，26/116） 21.6%（C，25/118）

ORR. 客观缓解率；OS. 总生存期；N. 未报道；A. 阿替利珠单抗组；P. 帕博利珠单抗组；C. 化疗组

a. 进展后继续阿替利珠单抗治疗

b. 进展后接受其他治疗

c. 进展后无治疗

对高级治疗师的建议

PD-L1 检测在临床实践中的作用

- 目前，建议对一线符合化疗条件但不可使用顺铂的患者进行 PD-L1 检测[24]。已完成和正在进行的试验均将 PD-L1 的检测作为一种将疗效与 PD-L1 表达状态相关联的手段[4, 25]。然而，尽管在所有试验中都进行了评估，但对于如何以及何时收集组织标本进行 PD-L1 检测并没有标准化。此外，PD-L1 状态可能是一种具有异质性、随治疗变化的生物标志物。在预测疗效方面，其他生物标志物（如肿瘤突变负荷、TCGA 亚型和 CD8 T 细胞浸润）结合 PD-L1 状态，可能比单独使用这些因素中的任何一个具有更好的预测价值[26]。

免疫相关毒性管理

- 免疫相关毒性在实质上不同于化疗相关毒性。虽然化疗相关的毒性往往是累积性和剂量限制性的，但免疫疗法的不良反应变化多端且非剂量依赖。与化疗一样，毒性分为轻度、中度、重度、危及生命和致命的结果。因此，密切随访和支持性护理以减轻毒性至关重要。与化疗不同，通常除了暂停治疗和支持性护理之外，主要的治疗方式是使用类固醇进行免疫抑制。诊断通常需要仔细而彻底的检查，以将免疫治疗不良事件同感染、癌症进展相关或其他并发症相鉴别，因为严重的毒性需要永久停止免疫治疗。除一些已发布的指南可供指导外，许多学术中心现已组建了整个内科亚专业的多学科团队，以发展免疫相关毒性诊断和管理方面的专业知识[27-29]。

参 考 文 献

[1] Pardoll DM. The blockade of immune checkpoints in cancer immunotherapy. Nat Rev Cancer. 2012;12(4): 252–64.

[2] Kim J. Immune checkpoint blockade therapy for bladder cancer treatment. Investig Clin Urol. 2016;57(Suppl 1):S98–S105.

[3] Drakaki A, McDermott DF. Novel immunotherapies in GU malignancies. Curr Oncol Rep. 2013;15(3):224–31.

[4] Alsaab HO, Sau S, Alzhrani R, Tatiparti K, Bhise K, Kashaw SK, et al. PD-1 and PD-L1 checkpoint signaling inhibition for cancer immunotherapy: mechanism, combinations, and clinical outcome. Front Pharmacol. 2017;8:561.

[5] Sternberg CN, de Mulder PH, Schornagel JH, Theodore C, Fossa SD, van Oosterom AT, et al. Randomized phase III trial of high-dose-intensity methotrexate, vinblastine, doxorubicin, and cisplatin (MVAC) chemotherapy and recombinant human granulocyte colony-stimulating factor versus classic MVAC in advanced urothelial tract tumors: European Organization for Research and Treatment of Cancer Protocol no. 30924. J Clin Oncol. 2001;19(10):2638–46.

[6] von der Maase H, Sengelov L, Roberts JT, Ricci S, Dogliotti L, Oliver T, et al. Long-term survival results of a randomized trial comparing gemcitabine plus cisplatin, with methotrexate, vinblastine, doxorubicin, plus cisplatin in patients with bladder cancer. J Clin Oncol. 2005;23(21):4602–8.

[7] Necchi A, Pond GR, Raggi D, Giannatempo P, Vogelzang NJ, Grivas P, et al. Efficacy and safety of gemcitabine plus either taxane or carboplatin in the first-line setting of metastatic urothelial carcinoma: a systematic review and meta-analysis. Clin Genitourin Cancer. 2017;15(1): 23–30.. e2

[8] Galsky MD, Hahn NM, Rosenberg J, Sonpavde G, Hutson T, Oh WK, et al. Treatment of patients with metastatic urothelial cancer "unfit" for Cisplatin-based chemotherapy. J Clin Oncol. 2011;29(17):2432–8.

[9] Balar AV, Castellano D, O'Donnell PH, Grivas P, Vuky J, Powles T, et al. First-line pembrolizumab in cisplatin-ineligible patients with locally advanced and unresectable or metastatic urothelial cancer (KEYNOTE-052): a multicentre, single-arm, phase 2 study. Lancet Oncol. 2017;18(11):1483–92.

[10] Balar AV, Galsky MD, Rosenberg JE, Powles T, Petrylak DP, Bellmunt J, et al. Atezolizumab as first-line treatment in cisplatin-ineligible patients with locally advanced and metastatic urothelial carcinoma: a single-arm, multicentre, phase 2 trial. Lancet. 2017;389(10064): 67–76.

[11] De Santis M, Bellmunt J, Mead G, Kerst JM, Leahy M, Maroto P, et al. Randomized phase II/ III trial assessing gemcitabine/carboplatin and methotrexate/carboplatin/vinblastine in patients with advanced urothelial cancer who are unfit for cisplatin-based chemotherapy: EORTC study 30986. J Clin Oncol. 2012;30(2):191–9.

[12] Bellmunt J, von der Maase H, Mead GM, Skoneczna I, De Santis M, Daugaard G, et al. Randomized phase III study comparing paclitaxel/cisplatin/gemcitabine and gemcitabine/cisplatin in patients with locally advanced or metastatic urothelial cancer without prior systemic therapy: EORTC Intergroup Study 30987. J Clin Oncol. 2012;30(10):1107–13.

[13] Administration USFaD. FDA updates prescribing

information for Keytruda and Tecentriq 2018. Available from: https://www.fda.gov/Drugs/InformationOnDrugs/ApprovedDrugs/ ucm617378.htm.

[14] Bellmunt J, de Wit R, Vaughn DJ, Fradet Y, Lee JL, Fong L, et al. Pembrolizumab as second-line therapy for advanced urothelial carcinoma. N Engl J Med. 2017;376(11):1015–26.

[15] Vaughn DJ, Bellmunt J, Fradet Y, Lee JL, Fong L, Vogelzang NJ, et al. Health-related quality-of- life analysis from KEYNOTE-045: a phase III study of pembrolizumab versus chemotherapy for previously treated advanced urothelial cancer. J Clin Oncol. 2018;36(16):1579–87.

[16] Rosenberg JE, Hoffman-Censits J, Powles T, van der Heijden MS, Balar AV, Necchi A, et al. Atezolizumab in patients with locally advanced and metastatic urothelial carcinoma who have progressed following treatment with platinum-based chemotherapy: a single-arm, multicentre, phase 2 trial. Lancet. 2016;387(10031):1909–20.

[17] Necchi A, Joseph RW, Loriot Y, Hoffman-Censits J, Perez-Gracia JL, Petrylak DP, et al. Atezolizumab in platinum-treated locally advanced or metastatic urothelial carcinoma: post-progression outcomes from the phase II IMvigor210 study. Ann Oncol. 2017;28(12):3044–50.

[18] Massard C, Gordon MS, Sharma S, Rafii S, Wainberg ZA, Luke J, et al. Safety and efficacy of durvalumab (MEDI4736), an anti-programmed cell death ligand-1 immune checkpoint inhibitor, in patients with advanced urothelial bladder cancer. J Clin Oncol. 2016;34(26):3119–25.

[19] Powles T, O'Donnell PH, Massard C, Arkenau HT, Friedlander TW, Hoimes CJ, et al. Efficacy and safety of durvalumab in locally advanced or metastatic urothelial carcinoma: updated results from a phase 1/2 open-label study. JAMA Oncol. 2017;3(9):e172411.

[20] Sharma P, Retz M, Siefker-Radtke A, Baron A, Necchi A, Bedke J, et al. Nivolumab in metastatic urothelial carcinoma after platinum therapy (CheckMate 275): a multicentre, single-arm, phase 2 trial. Lancet Oncol. 2017;18(3):312–22.

[21] Apolo AB, Infante JR, Balmanoukian A, Patel MR, Wang D, Kelly K, et al. Avelumab, an anti-programmed death- ligand 1 antibody, in patients with refractory metastatic

urothelial carcinoma: results from a multicenter, phase Ib study. J Clin Oncol. 2017;35(19):2117–24.

[22] Patel MR, Ellerton J, Infante JR, Agrawal M, Gordon M, Aljumaily R, et al. Avelumab in metastatic urothelial carcinoma after platinum failure (JAVELIN Solid Tumor): pooled results from two expansion cohorts of an open-label, phase 1 trial. Lancet Oncol. 2018;19(1):51–64.

[23] Powles T, Duran I, van der Heijden MS, Loriot Y, Vogelzang NJ, De Giorgi U, et al. Atezolizumab versus chemotherapy in patients with platinum-treated locally advanced or metastatic urothelial carcinoma (IMvigor211): a multicentre, open-label, phase 3 randomised controlled trial. Lancet. 2018;391(10122):748–57.

[24] Gong J, Chehrazi-Raffle A, Reddi S, Salgia R. Development of PD-1 and PD-L1 inhibitors as a form of cancer immunotherapy: a comprehensive review of registration trials and future considerations. J Immunother Cancer. 2018;6(1):8.

[25] Meng X, Huang Z, Teng F, Xing L, Yu J. Predictive biomarkers in PD-1/PD-L1 checkpoint blockade immunotherapy. Cancer Treat Rev. 2015;41(10):868–76.

[26] Carosella ED, Ploussard G, LeMaoult J, Desgrandchamps F. A systematic review of immunotherapy in urologic cancer: evolving roles for targeting of CTLA-4, PD-1/ PD-L1, and HLA-G. Eur Urol. 2015;68(2):267–79.

[27] Puzanov I, Diab A, Abdallah K, Bingham CO 3rd, Brogdon C, Dadu R, et al. Managing toxicities associated with immune checkpoint inhibitors: consensus recommendations from the Society for Immunotherapy of Cancer (SITC) Toxicity Management Working Group. J Immunother Cancer. 2017;5(1):95.

[28] Thompson JA, Schneider BJ, Brahmer J, Andrews S, Armand P, Bhatia S, et al. Management of immunotherapy-related toxicities, version 1.2019. J Natl Compr Cancer Netw. 2019;17(3):255–89.

[29] Brahmer JR, Lacchetti C, Schneider BJ, Atkins MB, Brassil KJ, Caterino JM, et al. Management of immune-related adverse events in patients treated with immune checkpoint inhibitor therapy: American Society of Clinical Oncology clinical practice guideline. J Clin Oncol. 2018;36(17):1714–68.

第 18 章　转移性尿路上皮癌的新型和实验性治疗

Novel and Experimental Strategies in the Treatment of Metastatic Urothelial Carcinoma

Joseph K. Izes　Seungeun Oh　**著**

杨恺惟　**译**

尽管最近有效治疗选择有了显著增加，但转移性尿路上皮癌仍然是一种严重疾病，目前可用的治疗方法难以产生持久的反应。美国癌症协会估计，2019 年将有 80 470 例尿路上皮癌新病例，其中 17 670 例死亡，使这种癌症成为癌症死亡的第六大常见原因[1]。约 25% 的新诊断患者为肌层浸润性膀胱癌或转移性膀胱癌[2]。

一、近期的进展

正如前文所总结的，转移性尿路上皮癌的一线治疗包括对符合条件的患者进行基于铂类的化疗，而对铂类不耐受患者或在铂类治疗后进展的患者进行免疫检查点抑制药治疗。虽然基于铂类的化疗（MVAC：甲氨蝶呤、长春碱、多柔比星、顺铂，或吉西他滨联合顺铂）仍然是标准疗法，但多达 50% 的患者不能耐受基于顺铂的方案[3]。二线化疗如紫杉烷类，尽管一直在临床使用，但结果令人失望。

近年来，该疾病的治疗方式丰富了许多。

在过去几年中，针对 PD-1 及其配体 PD-L1 的免疫治疗抗体已在常规临床环境中可用。免疫检查点维持对自身抗原的免疫耐受并抑制免疫反应；免疫检查点抑制药（ICI）克服了这种抗肿瘤免疫反应的下调，有效地增加了免疫反应。与基于铂类的化疗相比，这些药物的安全性更易于管理，更适合老年或体弱患者。然而，它们并非没有不良反应，这些免疫治疗也会产生免疫相关的不良事件，主要涉及肠道、皮肤、内分泌腺、肝和肺，但实际上它们可能会影响任何组织[4]。目前，有五种免疫检查点抑制药已被批准用于二线（顺铂不耐受或铂类耐药）治疗。帕博利珠单抗和阿替利珠单抗目前被批准用于 PD-L1 阳性和铂类不耐受患者的一线治疗。

一些试验正在探索联合治疗方案；IMvigor130 是一项 Ⅲ 期试验，用于研究一线阿替利珠单抗单独给药或与铂类联合给药的效果[5]。目前也已提出将 PD-1/PD-L1 抑制药和其他免疫调节药与抗血管生成药联合使用的方案[6]。

二、分子标记与基因组和靶向治疗

人们早就认识到尿路上皮癌是一种异质性较强的肿瘤，其侵袭性和浸润性差异很大。这种临床观察最近在分子水平上得到了更加深入的认识。基于生物标志物的治疗策略已成功应用于多种恶性肿瘤的治疗，长期以来，人们一直认为分子亚型的鉴定可以促进更精准的治疗选择，或者用流行的说法是"个体化医学"。癌症基因组图谱计划（TCGA）阐明了晚期尿路上皮癌的肿瘤分子生物学，并鉴定了新突变和潜在的可靶向的细胞生存通路。

长期以来，尿路上皮癌的多样性和异质性在临床和组织学基础上（低级别乳头状肿瘤与高级别浸润性肿瘤）得到广泛认可，现在被认为具有明确的基因组相关性[4]。对412例膀胱癌患者进行了基因组分析，并对原发性膀胱癌进行了全面的分子表征检测，证明了该类肿瘤具有高肿瘤突变负荷。对基因组改变和尿路上皮癌的进一步了解使得人们发现了新的治疗靶点。

TCGA确定了肌层浸润性膀胱癌（MIBC）的遗传驱动因素以及具有不同特征和治疗反应的MIBC亚型[7]。既往局部晚期和转移性尿路上皮癌传统上均基于组织病理学进行类似的治疗。这种组织病理学分类偶尔可以预测对化疗的反应，但总体而言，这种预测非常有限。近期，多平台高通量基因组测序的技术进步使得在分子基础上对转移性肿瘤进行一定程度的亚分类成为可能。对高级别尿路上皮癌进行分子分型被证实可提示治疗的反应性。TCGA数据库中的一些特定的标志物提示肿瘤对基于顺铂的化疗和免疫检查点抑制药很可能具有良好的治疗反应[8]。根据RNA表达已确定五种MIBC亚型，即基底鳞状细胞型（basal-squamous）、管腔浸润型（luminal-infiltrated）、管腔型（luminal）和管腔乳头状型（luminal-papillary）及神经型（neuronal），它们与预后相关并可能指导治疗。这些亚型各自具有不同的基因组成并能够提示潜在的治疗选择。例如，管腔乳头状型显示出FGFR3过表达，使该亚型成为抗FGFR3酪氨酸激酶抑制药的靶标。基底鳞状亚型显示出TP53的频繁突变，以及PD-L1和表皮生长因子受体的高表达，并且可能对基于顺铂的化疗及PD-1抑制药敏感。管腔型显示人表皮生长因子受体（HER-2）高表达，可能使得HER-2靶向药物在此型的治疗中有了用武之地，且此型对新辅助化疗反应良好。最罕见的神经型可能对PD-1抑制药具有较高的敏感性[9]。

三、FGFR抑制药

TCGA确定了成纤维细胞生长因子受体（FGFR），尤其是致癌性的FGFR3融合在高级别浸润性肿瘤中更常见[10]。这些肿瘤似乎对免疫干预的敏感性降低。厄达替尼是一种口服的泛FGFR靶向药物，最近因其对FGFR突变性转移性尿路上皮癌患者的临床疗效获得了FDA加速批准[11]。在一项开放标签的Ⅱ期研究中，在既往接受过治疗的局部晚期不可切除或转移性尿路上皮癌且具有FGFR特定改变的患者，厄达替尼展现出40%的客观缓解率[12, 13]。最常见的不良事件是高磷血症、肌酐升高、口腔炎、食欲下降、恶心和口干[14]。

FGFR也已成为单克隆抗体的靶点，目前已有研究报道了初步阳性结果[15]。

四、ErbB

ErbB 细胞表面酪氨酸激酶受体家族（由 EGFR、HER-2 和 ErbB3/ErbB4 组成）中的体细胞突变经常在尿路上皮癌中表达，并且长期以来一直被认为是可行的治疗靶点。EGFR 是细胞外蛋白表皮生长因子家族成员的细胞表面受体。受体激活会启动数个信号转导级联反应，导致 DNA 合成和细胞增殖。既往的研究表明，EGFR 在膀胱癌中的过度表达与肿瘤的分级分期和预后相关[16]。这也适用于 HER-2 过表达。几项基于 EGFR 和 HER-2 抑制的药物试验未能显示出决定性的获益。在另一项 Ⅱ 期试验中，阿法替尼是一种口服的 ErbB 家族的不可逆抑制药，被批准用于治疗转移性非小细胞肺癌，在具有 HER-2 或 ErbB3 突变的铂类难治性尿路上皮癌患者中显示出较高的活性[17]。

（一）抗体 – 药物偶联物

靶向特定细胞表面抗原的抗体 – 药物偶联物（ADC）代表了一种化疗难治性肿瘤治疗策略，因为抗体 – 药物偶联物有可能将较高比例的强效药物递送至肿瘤细胞而非正常细胞[18]。Enfortumab vedotin（EV）有选择地向表达 Nectin-4 的细胞递送强效的微管破坏药。和其他很多癌种一样，几乎所有转移性尿路上皮癌肿瘤都表达 Nectin-4 这一细胞黏附分子。FDA 已批准 EV 的突破性疗法，用于先前接受过免疫检查点疗法的局部晚期或转移性尿路上皮癌患者[19]。Ⅰ 期研究的客观缓解率为 41%。一项将 EV 与阿替利珠单抗或帕博利珠单抗相结合的 Ⅰ 期试验正在进行中。

（二）血管生成抑制药

血管生成是实体瘤的生长、侵袭和转移所必需的。血管内皮生长因子（VEGF）水平似乎可以预测膀胱癌的预后，临床前评估似乎证明了抑制血管生成的抗癌活性[20]。血管内皮生长因子受体 1 和 2 及其配体是肿瘤血管生成的重要调节蛋白，并对尿路上皮癌的发病和进展具有重要作用。但抗血管生成疗法的试验尽管部分有些许疗效，但均较弱。这些包括单药索拉非尼、培唑帕尼和舒尼替尼。

最近，针对循环 VEGF 的单克隆抗体贝伐单抗在其联合吉西他滨和顺铂作为转移性尿路上皮癌一线治疗方案的 Ⅱ 期试验中显示出临床活性。该研究显示客观缓解率为 72%，总生存期为 19.1 个月[21]。最近在铂类难治性尿路上皮癌患者中进行了雷莫芦单抗或安慰剂联合多西他赛的随机双盲 Ⅲ 期试验，其中一些患者既往还接受过 PD-1 免疫检查点抑制药治疗。试验结果表明，无进展生存期获益为 4.1 个月 vs. 2.8 个月，中位总生存期为 9.4 个月 vs. 7.9 个月[22]。

五、总结

虽然晚期尿路上皮癌患者面临着快速进展的疾病，治疗干预的窗口很窄，但在相对较短的时间内，临床上可用的有效治疗方法取得了实质性进展。除了免疫疗法的进展，针对具有特定生物标志物的靶向治疗和联合治疗也非常有前景。新型 FGFR 抑制药、血管生成抑制药的应用、联合免疫治疗方案和抗体 – 药物偶联物为一线治疗进展后生存期极短的患者提供了新的选择。

临床要点

- 转移性尿路上皮癌的一线治疗仍然是基于顺铂的化疗方案；然而，多达 50% 的患者不能耐受或不适合基于顺铂的治疗。
- 针对 PD-1 和 PD-L1 的免疫治疗药已显示出更易于管理的安全性和有效性。
- 阿替利珠单抗和帕博利珠单抗已被批准作为二线治疗（译者注：阿替利珠单抗的二线适应证于 2021 年撤回）。
- 癌症基因组图谱计划（TCGA）帮助鉴定了新的突变和潜在可靶向的细胞生存通路。
- FGFR、VEGF 靶向疗法和抗体 – 药物偶联物在对免疫治疗效果较差的患者中显示出较好的疗效。

参 考 文 献

[1] Cokkinides V, Albano J, Samuels A, Ward ME. American Cancer Society: cancer facts and figures. Atlanta: American Cancer Society; 2005.

[2] Antoni S, Ferlay J, Soerjomataram I, Znaor A, Jemal A, Bray F. Bladder cancer incidence and mortality: a global overview and recent trends. Eur Urol. 2017;71(1):96–108. https://doi. org/10.1016/j.eururo.2016.06.010.

[3] Galsky MD, Hahn NM, Rosenberg J, et al. Treatment of patients with metastatic urothelial cancer "unfit" for Cisplatin-based chemotherapy. J Clin Oncol. 2011;29(17):2432–8. https:// doi.org/10.1200/JCO.2011.34.8433.

[4] Michot JM, Bigenwald C, Champiat S, et al. Immune-related adverse events with immune checkpoint blockade: a comprehensive review. Eur J Cancer. 2016;54:139–48. https://doi. org/10.1016/j.ejca.2015.11.016.

[5] Galsky MD, Grande E, Davis ID, et al. IMvigor130: a randomized, phase III study evaluating first-line (1L) atezolizumab (atezo) as monotherapy and in combination with platinum-based chemotherapy (chemo) in patients (pts) with locally advanced or metastatic urothelial carcinoma (mUC). J Clin Oncol. 2018;36(15_suppl):TPS4589–TPS4589. https://doi.org/10.1200/JCO.2018.36.15_suppl.TPS4589.

[6] Nadal R, Bellmunt J. Management of metastatic bladder cancer. Cancer Treat Rev. 2019;76:10–21. https://doi.org/10.1016/j.ctrv.2019.04.002.

[7] Sanli O, Dobruch J, Knowles MA, et al. Bladder cancer. Nat Rev Dis Primers. 2017;3:17022. https://doi.org/10.1038/nrdp.2017.22.

[8] Robertson AG, Kim J, Al-Ahmadie H, et al. Comprehensive molecular characterization of muscleinvasive bladder cancer. Cell. 2017;171(3):540–556.e25. https://doi.org/10.1016/j.cell.2017.09.007.

[9] Alessandrino F, Ghaith O, Williams K, Sonpavde GP, Silverman SG, Shinagare AB. Advanced urothelial cancer: a radiology update. Abdom Radiol (NY). 2019;44(12):3858–73. https://doi. org/10.1007/s00261–019–02148–3.

[10] Roskoski R. The role of fibroblast growth factor receptor (FGFR) protein-tyrosine kinase inhibitors in the treatment of cancers including those of the urinary bladder. Pharmacol Res. 2019;151:104567. https://doi.org/10.1016/j.phrs.2019.104567.

[11] Montazeri K, Bellmunt J. Erdafitinib for the treatment of metastatic bladder cancer. Expert Rev Clin Pharmacol. 2020;13(1):1–6. https://doi.org/10.1080/17512433.2020.1702025.

[12] Loriot Y, Necchi A, Park SH, et al. Erdafitinib in locally advanced or metastatic urothelial carcinoma. N Engl J Med. 2019;381(4):338–48. https://doi.org/10.1056/NEJMoa1817323.

[13] Siefker-Radtke AO, Necchi A, Park SH, et al. First results from the primary analysis population of the phase 2 study of erdafitinib (ERDA; JNJ-42756493) in patients (pts) with metastatic or unresectable urothelial carcinoma (mUC) and FGFR alterations (FGFRalt). J Clin Oncol. 2018;36(15_suppl):4503. https://doi.org/10.1200/JCO.2018.36.15_suppl.4503.

[14] Nishina T, Takahashi S, Iwasawa R, Noguchi H, Aoki M, Doi T. Safety, pharmacokinetic, and pharmacodynamics of erdafitinib, a pan-fibroblast growth factor receptor (FGFR) tyrosine kinase inhibitor, in patients with advanced or refractory solid tumors. Investig New Drugs.

2017;36(3):1–11. https://doi.org/10.1007/s10637–017–0514–4.

[15] Bellmunt J, Picus J, Kohli M, Arriaga YE, Milowsky MI. FIERCE-21: phase 1b/2 study of docetaxel+ b-701, a selective inhibitor of FGFR3, in relapsed or refractory (R/R) metastatic urothelial carcinoma (mUCC). J Clin Oncol. 2018;36(15_suppl):4534.

[16] Chiyomaru T, Seki N, Inoguchi S, et al. Dual regulation of receptor tyrosine kinase genes EGFR and c-Met by the tumor-suppressive microRNA-23b/27b cluster in bladder cancer. Int J Oncol. 2015;46(2):487–96. https://doi.org/10.3892/ijo.2014.2752.

[17] Choudhury NJ, Campanile A, Antic T, et al. Afatinib activity in platinum-refractory metastatic urothelial carcinoma in patients with ERBB alterations. J Clin Oncol. 2016;34(18):2165–71. https://doi.org/10.1200/JCO.2015.66.3047.

[18] Faltas B, Goldenberg DM, Ocean AJ, et al. Sacituzumab Govitecan, a novel antibody––drug conjugate, in patients with metastatic platinum-resistant urothelial carcinoma. Clin Genitourin Cancer. 2016;14(1):e75–9. https://doi.org/10.1016/j.clgc.2015.10.002.

[19] Rosenberg JE, Heath EI, O'Donnell PH, et al. EV-201 study: a single-arm, open-label, multicenter study of enfortumab vedotin for treatment of patients with locally advanced or metastatic urothelial cancer who previously received immune checkpoint inhibitor therapy. J Clin Oncol. 2018;36(15_suppl):TPS4590–TPS4590. https://doi.org/10.1200/JCO.2018.36.15_suppl.TPS4590.

[20] Elfiky AA, Rosenberg JE. Targeting angiogenesis in bladder cancer. Curr Oncol Rep. 2009;11(3):244–9.

[21] Hahn NM, Stadler WM, Zon RT, et al. Phase II trial of cisplatin, gemcitabine, and bevacizumab as first-line therapy for metastatic urothelial carcinoma: Hoosier Oncology Group GU 04–75. J Clin Oncol. 2011;29(12):1525–30. https://doi.org/10.1200/JCO.2010.31.6067.

[22] Petrylak DP, de Wit R, Chi KN, et al. Ramucirumab plus docetaxel versus placebo plus docetaxel in patients with locally advanced or metastatic urothelial carcinoma after platinum-based therapy (RANGE): a randomised, double-blind, phase 3 trial. Lancet. 2017;390(10109):2266–77. https://doi.org/10.1016/S0140–6736(17)32365–6.

第 19 章 上尿路尿路上皮癌
Upper Tract Urothelial Carcinoma

Anne E. Lizardi-Calvaresi　Demetrius Bagley　Katherine Smentkowski　著

杨 洋 译

尿路上皮是覆盖于尿道、膀胱、输尿管和肾盂的上皮细胞层。上尿路尿路上皮癌（upper tract urothelial carcinoma，UTUC）被定义为发生在尿路上皮的肿瘤，从输尿管远端向近端延伸至肾盂[1,2]。UTUC 也可被称为上尿路癌、肾盂癌、输尿管癌或肾内壁癌。历史上，UTUC 被称为移行细胞癌。

一、发病

UTUC 罕见，仅占包括膀胱癌在内的尿路系统肿瘤的 5%～10%[1]。发病率为 2/10 万～3/10 万。约 75% 的病例为男性。主要风险因素是年龄，因为绝大多数病例发生于 60—90 岁[1,3]。

二、与膀胱癌的关联

很多 UTUC 病例是多灶发生（约 30%）。UTUC 可能与膀胱尿路上皮癌同时被发现，或在以前被诊断为膀胱尿路上皮癌的患者中被发现（3%～5%）。UTUC 治疗后发生膀胱尿路上皮癌的风险为 15%～50%[1,3]。

三、病因

目前有一些可控的危险因素与 UTUC 发展直接相关。最常见的危险因素是吸烟或者二手烟暴露。环境暴露也会增加 UTUC 发生风险，如暴露于石油、煤炭、沥青、焦油、苯胺染料、β-萘胺和联苯胺。遗传的病例相对不常见，但会出现在有基因不稳定或基因突变的病例中。最常见的高危基因变异是微卫星不稳定导致的 Lynch 综合征，也被称作遗传性非息肉病性结直肠癌（hereditary nonpolyposis colorectal cancer，HNPCC）[1,3,4]。

四、表现

UTUC 通常无症状或症状轻微。最常见的临床症状是无痛肉眼血尿或镜下血尿。这约在 75% 的病例中出现。梗阻或肾积水可能伴或不伴腰痛或隐痛。更多的急性疼痛或肾绞痛通常表现于血块堵塞或肾盂输尿管出现急性梗阻的患者中。接近 15% 的患者无症状，在影像学检查时偶然发现。处于疾病进展期的患者可能具有骨痛或背痛、腰痛或腹痛、腰部或腹部肿块、体重减轻等临床表现[1,3,4]。

五、诊断

1. 影像学

一旦怀疑存在上尿路恶性肿瘤，需要在治疗前进一步确诊。计算机断层扫描尿路造影（computed tomography urogram，CTU）是诊断的基础，在目前影像学检查中具有最高的诊断正确率。一项近期的 Meta 分析报道应用 CTU 诊断 UTUC 的敏感性为 88%～100%，特异性为 93%～100%；甚至小到 5mm 的病变也可以被发现[5, 6]。正是因为这些原因，CTU 已经取代了一些传统的诊断手段，如静脉肾盂造影（IVP）。

患者如肾功能不全或者显著碘对比剂过敏者无法行 CTU 检查。在这些病例中，需要进行其他替代检查。除外禁忌证，逆行肾盂造影或者磁共振泌尿系统检查都可以用来筛查是否存在充盈缺损。这些影像手段已经被美国泌尿外科协会指南推荐用于筛查无症状的镜下血尿，可在首次出现临床表现时进行[7]。磁共振泌尿系统检查可以根据病变的大小不同达到 63%～75% 的检查敏感性，逆行肾盂造影对上尿路恶性病变的敏感性则仅有 53%～71%[8-10]。

2. 生物标志物

用于上尿路上皮癌诊断的生物标志物仍然缺乏。当尿细胞学检查结果阳性而未发现膀胱内或前列腺存在恶性病变时，需要考虑 UTUC 存在的可能[8]。正因为这个原因，自然排尿的细胞学检查只是作为粗略的病情筛查时进行，而且不像在膀胱癌时检查敏感性那么高，在 UTUC 中敏感性仅有 50%～59%[8, 11]。欧洲 UTUC 指南推荐通过输尿管导管留取尿液进行细胞学检查。但遗憾的是，Meta 分析报道了选择性留取尿液进行细胞学检查的敏感性同样很低，仅有 53.1%[12]。与膀胱癌检查相似，细胞学检查对低级别肿瘤的检出率很低。Meta 分析报道，高级别 UTUC 敏感性可以达到 69.9%，

低级别 UTUC 仅有 45.6%[12]。

诊断 UTUC 的辅助尿液标志物十分缺乏。荧光原位杂交技术（FISH），通过检测 3、7、17、9p21 染色体的异常状态来诊断膀胱癌，但该检查在 UTUC 中的应用结果依然令人失望。研究人员付出很多努力以试图避免 UTUC 细胞标本检测出现前后不一致的结果。研究报道，敏感性和特异性差异很大，分别为 54%～76.7% 和 78%～94.7%[13, 14]。其他类型基于基因突变和 DNA 甲基化的尿液标志物也已经被报道，但并未进入临床常规实践。

3. 膀胱镜检查和输尿管镜检查术

当怀疑有 UTUC 时，应常规行膀胱镜检查以排除膀胱肿瘤[8]。17% 的患者会同时发生膀胱和上尿路肿瘤[15]。众所周知，由于样本小，上尿路肿瘤的组织活检非常困难。尽管如此，输尿管镜检查和后续的活检在需要进一步检查结果并且可能影响治疗决策时仍应进行[8]。早期担心肾盂静脉回流会增加肿瘤播散和转移性疾病的发病率，但这一观点已经被否定[16]。

输尿管镜检查术是一种细胞学而非组织学处理的"非接触"技术[17]，可以准确进行肿瘤分级，指导进一步的治疗决策。这项技术从膀胱镜开始，然后对怀疑有肿瘤的输尿管进行半硬性输尿管镜检查。一旦到达半硬性输尿管镜的范围，一根导丝就会穿过输尿管。软输尿管镜是之后在直视下越过导丝，进行其余输尿管和肾盂的检查。这样就可以通过微创手段检查整个输尿管和肾盂[13]。用于膀胱癌检测的增强技术，如蓝光膀胱镜和窄带成像，并不是检测上尿路病变的常规方法。初步数据显示，应用窄带成像肿瘤检出率有望提高 22.7%[18]。

当怀疑肿瘤时，取可疑区域的细胞冲洗液，再对此区域进行组织检查。活检可以使用多种技术。通常使用活检钳，但当肿瘤较大或适合活检时，扁平钢丝篮可能会获得更好的效

果[19]。由于输尿管镜获得的标本体积小，诊断准确性是一个挑战。以一种类似于对膀胱癌的方式对肿瘤进行精确分期通常是不可能的。由于这些原因，分级而非分期往往用于指导治疗决策，因为输尿管镜活检可以确定大多数病例的肿瘤分级[8]。即使依靠分级，标本由于在处理过程中破坏，所获得的结果仍然可能是非诊断性的。为了克服这一问题，标本可以进行细胞学处理，而不是传统的苏木精和伊红染色。更大的标本可以使用细胞块制备技术。这会将诊断准确率从 42.9% 提高到 97.2%[20]。

4. 诊断检查

一旦高度怀疑或诊断为 UTUC，必须评估肾功能，以及是否存在转移性疾病。美国国家综合癌症网络（NCCN）指南提倡进行完整的实验室检查，包括全血细胞计数、生化检查和肾功能检查。如果 CTU 不在最初的检查中，则应在后续检查中与胸部 X 线片一同完成以协助分期。可以进行核素扫描以评估分肾功能。根据临床医生的判断，如果患者主诉有骨转移症状则需要进行骨扫描[21]。

如果此前未评估，需要采集家族史，以便筛查遗传性非息肉病性大肠癌（Lynch 综合征）[8, 21]。遗传性 UTUC 占病例的 10%～20%。如果患者年龄小于 60 岁，并且具有以下风险因素应高度怀疑：①个人遗传性非息肉病性结肠癌病史；②一级亲属＜50 岁，具有遗传性非息肉病性结肠癌病史；③两个有遗传性非息肉病性结肠癌病史的一级亲属。如果患者符合其中一条或以上标准，他们应该被推荐进行基因检测，同时对其他遗传性非息肉病性结肠癌病史和家族史进行临床评估[8]。

六、治疗和随访

1. 初始治疗

分期是肿瘤生存和复发的最重要的预后因

素[22]。然而，因为上文提及的难以确定的临床分期、分级又正是影响治疗决策的基础。根治性肾输尿管全长切除被认为是治疗的金标准。然而，随着内镜技术的进步和保留肾脏手术的需求，目前治疗的选择已经趋于多样化。

2. 低级别

如果出现低级别 UTUC，内镜下激光肿瘤烧灼保留肾脏手术被认为优于手术根治性切除。肿瘤无论位于肾盂还是输尿管都可以如此选择[20]。然而，并不是所有的低级别肿瘤患者都是内镜烧灼的候选者，目前欧洲泌尿外科协会指南将患者进一步分为低危 UTUC 和高危 UTUC。低危 UTUC 代表肿瘤必须单发，小于 2cm，在断层影像扫描中无侵袭性生长表现。此外，一些作者建议低危患者不能是一个当前吸烟者，而且必须对后续密切随访有良好的依从性[23]。当患者不符合这些标准时，则建议按照高级别 UTUC 进行治疗。

3. 高级别

高级别 UTUC 治疗的核心是外科手术切除，包括肾输尿管全长和膀胱袖状切除。如果肿瘤位于远端输尿管，输尿管末段切除膀胱再植也可作为选择。区域淋巴结清扫也应在手术时进行[21]。

4. 内镜治疗

内镜治疗在 UTUC 治疗中的地位已经被充分阐述。虽然肾输尿管全长和膀胱袖状切除已经是 UTUC 治疗的金标准，但若能实现肿瘤控制，内镜下肿瘤烧灼也因其能保留肾功能而受到青睐。除了之前提到的单发低级别病灶是其适应证外，其他患者则应该选择性应用这种治疗方法，包括孤立肾、双侧病灶（具有或不具有遗传性危险因素，如遗传性非息肉病性结肠癌）、慢性肾病或不能耐受根治性手术[24]。尽管没有 1 类证据，低级别肿瘤接受内镜治疗已有疗效良好的报道，5 年疾病特异性生存率可达 86.4%～100%。正如预期的那样，高级别的肿瘤特异性生存率为 47.3%～63%。保肾率为 64%～82.5%，其中 36% 的病例最终需要接受肾输尿管切除[24]。

5. 输尿管镜检查

当使用输尿管镜治疗病变时，可以有多种方法。输尿管镜联合激光消融是输尿管镜治疗的主要手段。激光消融最常用的形式是钬：钇铝石榴石（Ho: YAG），钕：钇铝石榴石（Nd: YAG）或铥（TL）激光能量[25, 26]。每种激光的凝固作用各不相同，穿透能力和深度也不同，因此，选择何种激光取决于肿瘤的确切位置和特征。除了激光消融，其他方法包括用镊子或篮子和电刀烧灼或切除。

6. 经皮消融

经皮肾镜消融或切除可用于肾盂内大肿瘤（＞2cm）或多灶性肿瘤，以及输尿管镜很难或不可能到达的下极肿瘤[24]。然而，这种方法的疗效和长期结果很难评估，因为证据有限。一篇包含 11 项经皮检查的系统性综述文章显示，236 名患者中只有 1 名被发现有腔道播种。然而，这仍然是经皮入路的已知风险，病例报告中也有其他关于肿瘤播种性的报道[27, 28]。

7. 手术治疗

正如前文所述，根治性肾输尿管全长切除术是治疗高级别或高危疾病的金标准。在选择性病例中，也可以应用远段高级别肿瘤进行输尿管远段切除后膀胱再植。

8. 肾输尿管全长切除术

经典的根治性肾输尿管全长切除术包括移除肾、输尿管、输尿管膀胱壁内段、输尿管开口和周围膀胱组织。包括膀胱的袖状切除是极其重要的，因为输尿管残端的复发率为 30%～64%[29]。肾输尿管全长切除可以通过开放、腹腔镜或者机器人辅助来进行。回顾性研究报道了开放手术和腹腔镜下肾输尿管全长切除术具有相似的肿瘤死亡率和复发率[8, 30]。因此，手术方式的选择主要基于患者和肿瘤特点、医生习惯来决定。术后 72h 内膀胱内即刻灌注被认为可以降低膀胱腔内复发率[8]。

9. 新辅助 / 辅助治疗

根治性膀胱切除术前应用铂类为基础的化疗在肌层浸润性膀胱癌治疗中为 1 类证据级别[21, 31]。因此，也有很多关注集中于将此治疗方法外推至 UTUC 治疗中。此外，铂类为基础的化疗需要良好的肾功能，因此，在外科手术切除肾脏之前进行化疗是合理的。除此之外的客观支持证据仍然缺乏。在未接受新辅助化疗和肾输尿管全长术后肾功能良好的患者中，辅助化疗显示了总生存率上的优势，纳入人群包括了病理分期 $_pT_{3/4}$ 和淋巴结阳性病例[8]。

10. 随访

在治疗结束后，UTUC 患者必须接受严格的随访以监测疾病复发。基于欧洲泌尿外科协会和 NCCN 指南，接受了保留肾脏手术的患者，术后 1～2 年需要每 3 个月接受膀胱镜检查和尿细胞学检查，每 3～6 个月接受输尿管镜检查。接受这些检查的同时需要接受断层扫描，比较理想的是 CTU 检查。在 1～2 年之后，需要每年随访 1 次，持续至 5 年以上[8, 21]。接受肾输尿管全长切除术后 1 年，推荐每 3 个月进行膀胱镜检查和细胞学检查；根据病理分期每 6～12 个月进行断层影像学检查。在 1 年以后，随访间隔可以延长至每年 1 次，但需要延续至 5 年以上[8, 21]。

临床要点

- 上尿路尿路上皮癌相对罕见，但在肉眼血尿的患者中需要考虑到此种可能。
- 高级别 UTUC 标准治疗为根治性肾输尿管全长切除术。
- 新辅助治疗需要在此类患者人群中斟酌应用。

参 考 文 献

[1] Bagley DH, Tanimoto R, Healy KA. Upper tract urothelial carcinoma: ureteroscopic biopsy and specimen preparation. In: Upper urinary tract urothelial carcinoma. 1st ed. Switzerland: Springer; 2015.

[2] Munoz JJ, Ellison LM. Upper tract urothelial neoplasms: incidence and survival during the last 2 decades. J Urol. 2000;164(5):1523–5.

[3] Flanigan RC. Urothelial tumors of the upper urinary tract. In: Campbell-Walsh urology. 9th ed. Philadelphia: Saunders Elsevier; 2007.

[4] Azemar MD, Comperate E, Richard F, Cussenot O, Roupret M. Bladder recurrence after surgery for upper urinary tract urothelial cell carcinoma: frequency, risk factors, and surveillance. Urol Oncol. 2011;29(2):130–6.

[5] Chlapoutakis K, Theocharopoulos N, Yarmentitis S, et al. Performance of computed tomographic urography in diagnosis of upper urinary tract urothelial carcinoma, in patients presenting with hematuria: systematic review and meta-analysis. Eur J Radiol. 2010;73:334–8.

[6] Cacili EM, Cohan RH, Inampudi P, et al. MDCT urography of upper tract urothelial neoplasms. Am J Roentgenol. 2005;184:1873–81.

[7] Davis R, Jones JS, Barocas DA, et al. Diagnosis, evaluation and follow-up of asymptomatic microhematuria (AMH) in adults: AUA guideline. J Urol. 2012;188: 2473–81.

[8] Roupret M, Babjuk M, Comperat E, et al. European Association of Urology Guidelines on upper urinary tract urothelial carcinoma: 2017 update. Eur Urol. 2018;73: 111–22.

[9] Lee KS, Zeikus E, DeWolf WC, et al. MR urography versus retrograde pyelography/ureteroscopy for the exclusion of upper urinary tract malignancy. Clin Radiol. 2010;65:185–92.

[10] Chen GL, El-Gabry E, Bagley DL. Surveillance of upper urinary tract transitional cell carcinoma: the role of ureteroscopy, retrograde pyelography, cytology and urinalysis. J Urol. 2000;164:1901–4.

[11] Miyake M, Owari T, Hori S, et al. Emerging biomarkers for the diagnosis and monitoring of urothelial carcinoma. Res Rep Urol. 2018;10:251–61.

[12] Potretzke AM, Knight BA, Vetter JM, et al. Diagnostic utility of selective upper tract urinary cytology: a systematic review and meta-analysis of the literature. Urology. 2016;96:35–43.

[13] Sokolova IA, Halling KC, Jenkins RB, et al. The development of a multitarget, multicolor florescence in situ hybridization assay for the detection of urothelial carcinoma in urine. J Mol Diagn. 2000;2:116–23.

[14] Johannas JR, Nelson E, Bibbo M. Voided urine fluorescence in situ hybridization testing for upper tract urothelial carcinoma surveillance. J Urol. 2010;184: 879–82.

[15] Cosentino M, Palou J, Gaya JM, et al. Upper urinary tract urothelial cell carcinoma: location as a predictive factor for concomitant bladder carcinoma. World J Urol. 2013;31:14–5.

[16] Hendin BN, Streem SB, Levin HS, et al. Impact of diagnostic ureteroscopy on long term survival in patients with upper tract transitional cell carcinoma. J Urol. 1999;161:783–5.

[17] Tawfiek E, Bibbo M, Bagley D. Ureteroscopic biopsy: technique and specimen preparation. Urology. 1997;50:117–9.

[18] Traxer O, Geavlete B, de Medina SG, et al. Narrow-band imaging digital flexible ureteroscopy in detection of upper urinary tract transitional-cell carcinoma: initial experience. J Endourol. 2011;25:19–23.

[19] Kleinmann N, Healy KA, Hubosky SG, et al. Ureteroscopic biopsy of upper tract urothelial carcinoma: comparison of basket and forceps. J Endourol. 2013;27:1450–4.

[20] Keeley FX, Kulp DA, Bibbo M, et al. Diagnostic accuracy of ureteroscopic biopsy in upper tract transitional cell carcinoma. J Urol. 1997;157:33–7.

[21] National Comprehensive Cancer Network. Bladder cancer (Version 1.2020). https://www.nccn.org/professionals/physician_gls/pdf/bladder.pdf. Accessed 6

Dec 2019.

[22] Png KS, Lim EK, Chong KT, et al. Prognostic factors for upper tract transitional cell carcinoma; a retrospective review of 66 patients. Asian J Surg. 2008;31:20–4.

[23] Seisen T, Colin P, Roupret M. Risk-adapted strategy for the kidney-sparing management of upper tract tumors. Nat Rev Urol. 2015;12:155–66.

[24] Verges DP, Lallas CD, Hubosky SG, et al. Endoscopic treatment of upper tract urothelial carcinoma. Curr Urol Rep. 2017;18:31.

[25] Park BH, Jeon SS. Endoscopic management of upper urinary tract urothelial carcinoma. Korean J Urol. 2013;54:426–32.

[26] Musi G, Mistretta FA, Marenghi C, et al. Thulium laser treatment of upper urinary tract carcinoma; a multi-institutional analysis of surgical and oncological outcomes. J Endourol. 2018;32:257–63.

[27] Cutress ML, Stewart GD, Zakikhani P, et al. Ureteroscopic and percutaneous management of upper tract urothelial carcinoma (UTUC): systematic review. BJU Int. 2011;110:614–28.

[28] Rouprêt M, Traxer O, Tligui M, et al. Upper urinary tract transitional cell carcinoma: recurrence rate after percutaneous endoscopic resection. Eur Urol. 2007;51:709–13.

[29] Srirangam SJ, Cleynenbreugel B, Poppel H. Laparoscopic nephroureterectomy: the distal ureteral dilemma. Adv Urol. 2009;2009:316807.

[30] Capitanio U, Shariat SF, Isbarn H, et al. Comparison of oncologic outcomes for open and laparoscopic nephroureterectomy: a multi-institutional analysis of 1249 cases. Eur Urol. 2009;56:1–9.3.

[31] Grossman HB, Natale RB, Tangen CM, et al. Neoadjuvant chemotherapy plus cystectomy compared with cystectomy alone for locally advanced bladder cancer. N Engl J Med. 2003;349:859–66.

第三篇 肾 癌
Kidney Cancer

第 20 章 肾癌及其治疗
Kidney Cancer and Its Treatment

Elena Dreyzin   Alexander Kutikov   著

张 雷 译

一、首诊

当笔者走进诊室，一位男性患者面带微笑地起身握起笔者的手。当他坐下时，他的妻子安慰地轻拍他的后背。他们尽力地表现得很放松，但随着他们紧盯着笔者手上一摞厚厚的检查报告，笔者又感受到了熟悉的紧张气氛。KC先生，今年 42 岁，是一名出租车司机，10 年前从非洲移民到美国。他是一位顾家的好男人，他为此感到骄傲。平日里，他喜欢骑着自行车带着他的妻子，沿着费城的斯库基尔河游览风景。KC 先生的镰状红细胞性状是阳性的，但他之前的身体情况总体来说很健康，所以尽管他之前连续 3 年体检发现了镜下血尿，他也没有想着去找医生做进一步的检查。最终为了查明血尿原因，他做了 CT 检查，结果发现他的左肾上有一个 5cm 大小的强化病灶。KC 先生由始至终都没有任何不适，也没有发现肉眼血尿。他对祖父母辈的疾病史不是很了解，他的母亲死于乳腺癌，他的父亲已回到家乡，目前在进行肾透析治疗。当笔者在对 KC 先生进行初步的体格检查并记录病史时，泌尿外科肿瘤医生正在浏览他的影像学检查和实验室检查，并和影像科一同会诊，最终制订了治疗计划。

KC 先生的肿瘤抗争之路也正式开始。

二、肾肿瘤的种类

一部分肾肿瘤起源于肾实质，这部分肿瘤被称为肾细胞癌；另一部分肾肿瘤起源于尿路上皮内层，并覆盖在肾的集合系统，这部分肿瘤被称为尿路上皮癌，它们的生物学行为和膀胱癌非常类似。本章内容主要探讨肾细胞癌。

三、肾细胞癌的概述

肾细胞癌（renal cell carcinoma，RCC）起源于肾皮质，约占所有肾脏恶性肿物的 80%～85%。RCC 最常见的类型是透明细胞型肾细胞癌（75%～85%），其次是乳头状肾细胞癌（10%～15%）和嫌色细胞癌（5%～10%）。良性的嗜酸细胞瘤需要注意，在诊断上它易与肾细胞癌混淆，这种肿瘤较为常见，甚至能占到美国所有肾脏手术的 30%[1]。吸烟、持续性的高血压、糖尿病、肥胖、获得性肾囊肿、VHL 综合征及毒性物质暴露（如镉、石棉、石油等），是肾脏恶性肿瘤的高危因素。镰状细胞性状阳性是肾髓样癌的高危因素。

四、影像学

很多早期的肾肿瘤是由于其他疾病进行的影像学检查而偶然发现的。RCC 的三联征包括腰痛、血尿及腹部包块，这样的临床表现目前已经很少见，患者一旦表现为三联征提示疾病分期较晚。为了全面地描述一个肾脏肿物，需要进行横断层面成像，以便确定肿物是否有增强表现。病灶有增强表现意味着其内部存在血流，也就支持肿瘤的诊断。肾脏超声可以用来辨别非高密度囊肿和实性肿瘤。在超声图像上，良性的囊肿表现为无回声区，其后方回声增强，意味着囊肿内部充满液体，具备很好的超声波通过性；而一个实性肿瘤其内部则存在回声表现。需要注意的是，高密度囊肿（囊肿内部有出血或含有蛋白成分）是很难通过超声准确识别的。由于肾癌的常见转移部位包括肺、腹腔内（如淋巴结）、骨及肝，因此指南建议行胸部 CT 以便获取准确的临床分期。对于局部高危的患者，推荐行骨扫描及头颅磁共振（MRI）检查。钆增强 MRI 能够清晰地显示肾静脉及静脉瘤栓。FDG-PET（氟脱氧葡萄糖正电子发射计算机断层扫描）对于RCC 的诊断评估价值有限，因为该检查在 RCC 患者中的特征性表现较少。

五、肾穿刺

肾穿刺是否有助于肾癌的诊断？显然是，但并不是所有的患者都需要肾穿刺。在笔者所在的中心，对于那些需要进行手术治疗的患者（如年轻的或者没有明显并发症的可疑肾癌患者），无论肾穿刺结果如何，都直接采取手术治疗。另外，对于那些非常适合主动监测的患者也无须进行肾穿刺，因为是否进行肾穿刺并不会改变治疗策略。另一方面，我们认为肾穿刺是能够优化治疗策略的，能够避免对于良性

肿物的过度治疗[2]。事实上，最近的数据表明，在美国，多达 30% 的被切除肾肿瘤为良性[3]。

六、分期

对于相应合适的 RCC 患者，治疗方式涵盖了主动监测、局部射频、肾部分切除和肾根治性切除、靶向治疗、免疫治疗及放疗。TNM 分期系统能够对肿瘤扩散的程度进行分级，便于治疗决策：T，肿瘤大小；N，局部淋巴结受累情况；M，远处转移情况[4]。例如，$T_{1a}N_0M_0$ 指的是一个小肾癌患者，肿瘤的最大径 < 4cm，同时既没有区域淋巴结转移，也没有远处转移。这种分期的患者多数没有症状，并且肿瘤呈缓慢生长（每年 0.5cm）。这类患者非常适合进行主动监测治疗（AS），但是 AS 并不适合所有患者。有些患者愿意接受频繁的门诊随访和影像学检查，而有些患者希望手术切除，哪怕是很小的肾肿瘤。AS 比较适合那些年老并且有严重并发症（其他肿瘤、高危的心血管疾病、控制很差的糖尿病和高凝状态等）的患者。主动监测治疗是安全的，数据显示仅有非常少的肿瘤会表现为快速生长，进而发生转移[5]。目前大多数的 AS 指南推荐，在监测的第一年中，每 6 个月对患者进行一次全面的病史及体格检查、腹部的 CT 或 MRI、胸部 CT 及基础代谢检查，之后为每年一次，共持续 5 年。在监测期间，也可以用肾脏超声来替代腹部 CT 或 MRI。社区医生可以管理大多数的 AS 患者，在 AS 期间如果发现肿瘤呈快速生长、实验室检查出现异常或者有其他任何提示疾病进展的证据，社区医生会将患者转交给专科医生做进一步处理。

七、消融和冷冻治疗

疾病治疗的目标通常需要与患者及其家人

进行商讨、确认，特别是当患者的治疗从主动监测治疗转换为积极治疗时（如手术）。尽管手术是治疗的金标准，但是对于高龄且手术风险较高的患者，经皮穿刺冷冻治疗（冷）和射频消融（热）都是合理的选择。在过去，腹腔镜辅助下的消融也有开展，但随着腹腔镜技术的进步，其逐渐被各种微创形式的肾部分切除手术所取代。经皮穿刺消融被视为一种局部治疗方式，它无须全麻并且创伤较小。需要注意的是，对于上述所说的手术风险较高的患者，主动监测治疗仍是首选的治疗方式[6]。肾肿瘤治疗的另外一个目标是尽量保留正常的肾组织，局部治疗方式通常能够很好地达到这一目标。很多医疗中心由于有着高超的肾部分切除手术技术及完善的主动监测治疗计划，对于采用消融治疗就比较保守。

八、肾部分切除术 vs. 根治性肾切除术：RENAL 评分

肾癌手术治疗的指征是基于疾病的分期和疾病的累及范围。肿瘤的位置、双侧肿瘤、肾功能较差［慢性肾病和（或）孤立肾状态］，以及遗传病家族史（VHL 病），都影响着手术方式和手术策略的选择。根治性肾切除术（RN）包括离断肾蒂、切除肾及 Gerota 筋膜（包绕肾的纤维组织）。传统上，肾上腺会随着肾一并切除，但目前的治疗理念认为，只有当肾上腺在术前影像学上存在异常才需要手术切除。RN 适用于可切除的原发肿瘤，或者合并单个转移病灶，如累及肾上腺、肾静脉或肾周脂肪，对于这样的病例，根治性手术是可能达到治愈效果的。当没有明确证据提示肾上腺受累时，肾上腺应该保留，因为肾上腺被累及的概率非常低。肾部分切除术（PN）和 RN 两者之间如何进行选择是很复杂的；总体来说，RN

更倾向于肿瘤大小≥ 7cm 和（或）内生型肿瘤（突出于肾轮廓外的部分＜ 40%），以及完全中心型肿瘤。尽管局限性肾癌患者的 5 年生存率非常高，但他们有丧失肾功能风险[7]。手术方式是肾根治性切除术还是 PN，在制订治疗决策时，需要将患者的年龄和围术期肾功能纳入考量范畴。尽管开放手术是 RN 的传统方式，但目前大多数都可以通过微创方式来切除。

PN 与 RN 不同，它能够在较好的肿瘤控制的前提下，提供最大程度的肾功能保护。PN 的绝对指征包括孤立肾、双侧肾肿瘤，以及那些 RN 术后有透析风险的慢性肾病患者。对于那些位于肾脏外周的小肿瘤，选择 PN 的获益是最大的。但对于那些解剖位置复杂的肿瘤，采用 PN 可能会将患者置于围术期的风险之中，同时肿瘤控制也存在风险，而选择 RN 可能会避免上述风险。这样的风险对于那些存在并发症及高龄的患者，显然是一种负担[8]。因此，外科医生常常讨论应将 PN 的指征扩展到何种程度。为了更好地说明肾肿瘤的解剖复杂程度，同时又可以对手术效果做出比较，一些肾脏手术风险评分系统相继被制订。RENAL 评分系统在 2009 年被提出，它提供了一种可度量且具有可重复性的肾肿瘤分类方法，具体是依据肾肿瘤与肾之间的相对解剖位置关系来进行评分的。通过 CT 或 MRI 断层扫描，评分者可以依据以下具体方法来进行评分。

- 肿瘤半径：直径＜ 4cm（1 分），4～7cm（2 分），以及＞ 7cm（3 分）。
- 肿瘤外生型 / 内生型：≥ 50% 外生型（1分），＜ 50% 外生型（2 分），完全内生型（3 分）。
- 肿瘤与集合系统或肾窦的毗邻程度：肿瘤与集合系统越近，PN 的手术风险越高

（1～3 分）。

- 腹侧 / 背侧肿瘤（腹侧为 a，背侧为 p）。
- 与肾脏各"极线"的位置关系（1～3 分，中心型肿瘤为 3 分）。评分系统的具体细节详见 http://www.nephrometry.com。

RENAL 及其他类似评分系统所给出的评分，与肾肿瘤患者的治疗决策存在关联。因此，对于泌尿外科医生，理解评分系统各变量所表达的临床意义是十分重要的[9]。

除了年龄、并发症情况，其他影响 RN 或 PN 治疗选择的决定性因素包括抗凝药物、抗血小板药物的应用、既往手术的并发症情况、肾功能损伤情况（如糖尿病、慢性肾病、过度肥胖等）、肿瘤大小、医生的技术，当然还有患者的意愿。RN 适合于中心型的肿瘤，以及肿瘤累及区域淋巴结、肾静脉或下腔静脉，或者累及到同侧的肾上腺等情况。在制订治疗决策时，需要充分考虑 PN 与 RN 的优势和风险。尽管外科技术在进步，但还是有很多局限性肿瘤患者在手术处理后出现转移或复发。肿瘤领域近期革命性的进展为肾肿瘤患者提供了很多新的治疗选择。

九、放疗（XRT）

尽管 RCC 被认为是一种放疗抵抗性肿瘤，但放疗经常作为转移病灶的选择性治疗手段。放疗也有助于缓解骨转移疼痛、脑转移，以及肾床部位的复发[10]。

十、化疗

化疗总体来说在肾癌治疗中没有太多应用，除了吉西他滨 / 顺铂方案会应用于集合管 RCC，它是一种罕见的类似于尿路上皮癌的非透明细胞型 RCC[11]。

十一、抗血管生成药物治疗

抗血管生成药物治疗是通过抑制肿瘤新生血管的生长来达到肿瘤治疗目的。最常见的相关药物包括：舒尼替尼、培唑帕尼、阿昔替尼及卡博替尼。这些药物靶向作用于血管内皮生长因子（VEGF）通路。该治疗方式能够延长转移性透明细胞型 RCC 患者的生存期。目前，此类药物通常与免疫治疗药物联合应用治疗转移性肾癌患者。

十二、免疫治疗

免疫治疗是目前肿瘤治疗的热门领域，它是一种相对较新的转移癌治疗方式。除了直接攻击肿瘤，这些药物还可以调控机体免疫系统对肿瘤的应答。人的身体随时都可能会有肿瘤细胞出现，而免疫系统会摧毁这些潜在的肿瘤细胞，进而阻止肿瘤的形成。偶尔，肿瘤细胞能够逃脱免疫系统的控制，并利用相关的支持细胞网络进行增殖。其中，抗原呈递细胞（APC）是免疫系统的"巡逻员"，在机体内巡逻监控肿瘤的发生，而 T 淋巴细胞则是免疫系统的"武装力量"。当 APC 发现机体内有可疑肿瘤情况，APC 就会向 T 细胞发送信号，促使 T 细胞增殖并攻击肿瘤。由于 T 细胞过度活跃会伤害正常细胞，因此当 T 细胞增殖到合适的数量时，机体通过一种免疫检查点蛋白机制（PD-1）来防止 T 细胞的过度增殖。一些肿瘤能够利用该免疫机制来提前终止 T 细胞增殖。因此，免疫检查点抑制药（免疫治疗最常见药物）就可以通过阻止 T 细胞增殖的过早终止，进而允许免疫系统清除肿瘤。目前，免疫治疗已被批准用于治疗多种癌症，包括膀胱癌、头颈癌、霍奇金淋巴瘤、非小细胞肺癌、黑色素瘤及肾癌。PD-1 抑制药，如帕博利珠单抗（Keytruda）和纳武单抗（Opdivo），常用于 RCC 的治疗[12]。尽管在很多患者中能够观察到客观缓解，但免疫治疗的不良反应仍需十分警惕。不良反应包括甲状腺炎、肺炎、肾上腺功能减退 / 低血压、心律失常、神经和肝毒性，以及皮肤相关并发症。对接受免疫治疗的患者须高度警惕相关不良反应，因为延误诊断可能导致死亡。例如，在免疫治疗中出现肺炎症状的患者需要给予类固醇治疗，以遏制可能迅速演变的免疫治疗诱导的肺炎。事实上，很多患者完全是由于免疫治疗的毒性反应而需要长期应用类固醇治疗，甚至不得不终止免疫治疗。

十三、人群筛查

一旦被诊断为肾癌，对于患者及其家庭，无论是情感上还是身体上，都将承受巨大的折磨。从逻辑上来看，医疗决策制订者可能会再三考虑全面性肾脏超声筛查（类似于 40 岁时的乳房 X 线筛查和 50 岁时的结肠镜筛查）是否适宜。由于肾癌在一般人群中发病率较低，为了避免给患者带来不必要的经济压力和焦虑，在目前不建议对每个人进行筛查。实际上，过度筛查会发现很多本来无须治疗的无临床意义的病灶，进而会导致过度诊疗。那些患有遗传性疾病，如 VHL 综合征和结节性硬化症的患者、患有终末期肾病的年轻患者、有 RCC 家族史的患者，以及肾脏以前受到辐射的患者，应严格定期进行影像学监测。

我们在本章开始时遇到的患者 KC 情况如何？在第一次就诊后，我们对他进行了分期检查，肿瘤没有转移。依据 RENAL 肾功能评分系统，他的 5cm 肾肿瘤属于中等复杂程度。最终，我们成功地对其进行了机器人肾部分切除术，病理显示为 5cm 大小的 3 级透明细胞型肾细胞癌。KC 将在泌尿肿瘤科进行密切随访。每次就诊时，我们都会对他进行影像和血液检查。随访是一条漫长的道路，但现在患者和他的家人可以稍微松口气了。笔者也是如此。

对高级治疗师的建议

- 肾脏肿物往往是偶然发现的。不是所有的肾肿物都是癌症，也不是每个肿瘤都需要行有创治疗。
- 肾癌的危险因素：吸烟、高血压、肥胖、获得性肾脏囊性疾病、毒物暴露（镉、石棉、石油）、遗传因素、镰刀型细胞特征、DM 和多囊肾。
- 肾脏病变穿刺活检可以帮助患者避免肾脏良性肿物的有创治疗。
- 以下情况建议患者就诊遗传咨询门诊：多个家庭成员被诊断为肾癌，肾癌发病年龄较早（40 岁或以下），以及存在双侧肿瘤或已知的遗传性综合征。
- 使用 NCCN 指南：用户友好格式；APC 是免费注册的（NCCN.org）。

参 考 文 献

[1] Ljungberg B, Campbell SC, Choi HY, Cho HY, Jacqmin D, Lee JE, Weikert S, Kiemeney LA. The epidemiology of renal cell carcinoma. Eur Urol. 2011;60(4):615–21.

[2] Kutikov A, et al. Renal mass biopsy: always, sometimes, or never? Eur Urol. 2016;70(3):403–6.

[3] Kim JH, Li S, Khandwala Y, Chung KJ, Park HK, Chung BI. Association of prevalence of benign pathologic findings after partial nephrectomy with preoperative imaging patterns in the United States from 2007 to 2014. JAMA Surg. 2019;154(3):225–31.

[4] Rini BI, McKiernan JM, Chang SS, et al. Kidney. In: Amin MB, editor. AJCC cancer staging manual. 8th ed. New York: Springer; 2017. p. 739.

[5] Ristau BT, et al. Active surveillance for small renal masses: when less is more. Eur Urol Focus. 2016;2(6):660–8.

[6] Ginzburg S, et al. Focal ablation therapy for renal cancer in the era of active surveillance and minimally invasive partial nephrectomy. Nat Rev Urol. 2017;14:669–82.

[7] Colombo JR Jr, Haber GP, Jelovs.ek JE, Lane B, Novick AC, Gill IS. Seven years after laparoscopic radical nephrectomy: oncologic and renal functional outcomes. Urology. 2008;71(6):1149.

[8] Kim SP, et al. Collaborative review of risk benefit trade-offs between partial and radical nephrectomy in the management of anatomically complex renal masses. Eur Urol. 2017;72(1):64–75. https://doi.org/10.1016/j.eururo.2016.11.038.

[9] Kutikov A, Uzzo RG. The R.E.N.A.L. nephrometry score: a comprehensive standardized system for quantitating renal tumor size, location and depth. J Urol. 2009;182(3):844–53. https:// doi.org/10.1016/j.juro.2009.05.035.

[10] Kjaer M, Frederiksen PL, Engelholm SA. Postoperative radiotherapy in stage II and III renal adenocarcinoma. A randomized trial by the Copenhagen Renal Cancer Study Group. Int J Radiat Oncol Biol Phys. 1987;13(5):665.

[11] Oudard S, etal. GETUG (Groupe d'Etudes des Tumeurs Uro-Génitales). Prospective multicenter phase II study of gemcitabine plus platinum salt for metastatic collecting duct carcinoma: results of a GETUG (Groupe d'Etudes des Tumeurs Uro-Génitales) study. J Urol. 2007;177(5):1698.

[12] McDermott DF, Lee JL, Szczylik C, et al. Pembrolizumab monotherapy as first-line therapy in advanced clear cell renal cell carcinoma: results from cohort A of KEYNOTE-427. J Clin Oncol. 2018;36S:ASCO #4500.

第 21 章 转移性肾细胞癌的靶向治疗

Targeted Therapies for Treatment of Metastatic Renal Cell Carcinoma

Jessica Matande　Adam C. Reese　著

张　雷　译

一、背景

在美国，肾细胞癌（RCC）是男性第七大最常见癌症，女性第九大最常见癌症，每年有超过 6 万个新发病例[1]。此外，在过去的几十年里，RCC 的发病率有所上升，这主要是由于横断面成像的广泛应用导致偶然发现的肾脏肿物的发病率上升。不幸的是，尽管已经加强了对于这些早期病变的检测，但有 20%～30% 的肾癌患者在诊断时就存在肿瘤转移[2]。这类转移患者的预后很差，5 年生存率约为 26%[3]。

一些中心已经制订了预后判定标准，来描述转移性 RCC 患者的疾病风险。其中，纪念斯隆 – 凯特琳癌症中心（MSKCC）开发的危险分层系统是应用最为广泛的预后系统之一，该系统根据有无 5 个风险指标，将晚期或转移性肾细胞癌患者分为低危、中危或高危风险类别（表 21-1）[4]。表 21-2 阐明了 MSKCC 系统中使用的 Karnofsky 功能状态评分。MSKCC 系统对预测患者的预后很有帮助，例如预测患者的中位生存期，预后较差的患者只有 4 个月，而病情良好的患者可达到 20 个月。此外，这种危险分层方法有助于临床医生制订治疗决策，因为合理的治疗策略往往因患者预后不同而异。

本章讨论了转移性肾细胞癌的各种靶向疗法。这些药物中的几种目前被美国国家综合癌症网络（NCCN）认为是低危风险转移性 RCC 的一线治疗药物。免疫治疗（会在其他章节单独讨论）目前被认为是中危 / 高危疾病患者的首选初始治疗方式，尽管靶向治疗对这些患者也可能是有益的。

转移性 RCC 的靶向治疗最初是通过研究遗传性肾癌综合征的致病分子通路而发现的。von Hippel-Lindau（VHL）综合征是最为熟知的遗传性 RCC 综合征之一，它是一种常染色体显性综合征，能够导致各种恶性肿瘤，具体可表现在视网膜、中枢神经系统和肾脏等部位[6]。VHL 综合征患者遗传了一个突变的 *VHL* 等位基因，然后第二个等位基因发生了体细胞突变或缺失，进而促进了肿瘤的发生，这个过程符合 "二次打击假说" 模型[6]。*VHL* 是一个肿瘤抑制基因，编码 VHL 蛋白，参与生长因子信号传导和细胞分裂。*VHL* 基因的突变会破坏这一信号通路，从而促进肿瘤的发展。因此，有 *VHL* 基因突变的患者，会罹患 VHL 病，容易出现早发的、多病灶的双侧透明细胞型 RCC。

有趣的是，*VHL* 基因突变似乎也在散发性（非综合征）RCC 中起作用。在约 60% 的散发性透明细胞肾细胞癌患者中已经发现了 *VHL* 基因的体细胞突变[6]。因此，VHL 信号通路的

表 21-1 纪念斯隆 - 凯特琳癌症中心的风险分类 [4]

MSKCC（纪念斯隆 - 凯特琳癌症中心）风险分类
预后不良特征 • 乳酸脱氢酶水平大于正常上限的 1.5 倍 • 血红蛋白水平小于正常下限 • 修正后的血清钙水平 > 10mg/dl • 以前未行肾切除术 • Karnofsky 功能状态评分 80 分或更低 • 2 个或更多器官转移部位
MSKCC 风险分类依据（包括前 5 个预后不良特征） • 高度风险（5 个因素中存在 3 个或更多） • 中等风险（5 个因素中存在 1 个或 2 个）

表 21-2 **Karnofsky 功能状态评分标准** [5]

评分（分）	Karnofsky 功能状态
100	正常；无主诉；无疾病证据
90	能够进行正常活动；有轻微的体征或症状
80	勉强进行正常活动；有一些疾病的迹象或症状
70	生活能自理，但不能维持正常生活和工作
60	生活大部分自理，但偶尔需要别人帮助
50	常需要人照料和医疗护理
40	生活不能自理，需要特别照顾和帮助
30	生活严重不能自理，需要住院和积极的支持治疗
20	病重，需要住院和积极的支持治疗
10	危重，临近死亡
0	死亡

突变似乎可以促进综合征型和散发型透明细胞 RCC 的发生。

VHL 基因于 1993 年被首次发现，随后几年对 VHL 信号通路进行了更详细的描述，揭开了靶向治疗的序幕 [3]。通过多方面调控 VHL 分子信号通路，靶向治疗得以发展，转移性 RCC 的治疗也发生了彻底改变，从此靶向治疗成为晚期肾癌的标准治疗模式。这些靶向治疗药物包括酪氨酸激酶抑制药（TKI）、血管内皮生长因子（VEGF）抑制药和哺乳动物雷帕霉素靶点（mTOR）抑制药。这些药物在肿瘤发生发展过程的不同阶段发挥作用，并通过抑制肿瘤的血管生成和细胞增殖来起到抗肿瘤作用（图 21-1）。

值得注意的是，VHL 信号通路的突变通常会导致透明细胞型 RCC，而不是其他组织学亚型，如乳头状或嫌色细胞型 RCC。由于这些非透明细胞型的肿瘤可能是通过不同的分子通路发展而来，因此，传统的靶向治疗在治疗转移性非透明细胞型 RCC 通常不那么有效。因此，获取组织学诊断是很重要的，因为透明细胞 RCC 的治疗方案通常与其他组织学类型 RCC 不同。对于新诊断的转移性 RCC 患者，可以通过肾脏活检来获取组织学诊断，或通过减瘤性肾切除术（如果有其他指征）。NCCN 指南建议进行某种形式的组织取样，以确认 RCC 的诊断，同时确定组织学类型，以便指导患者的治疗 [7]。

二、酪氨酸激酶抑制药

酪氨酸激酶抑制药（TKI）目前被认为是

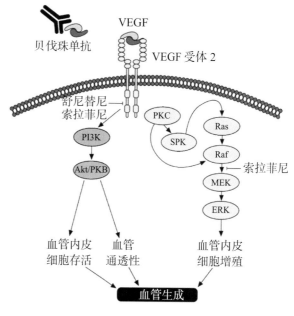

▲ 图 21-1 靶向治疗通路 [1]

低危转移性透明细胞型 RCC 的一线治疗方案。这类药物包括舒尼替尼、培唑帕尼、索拉非尼、卡博替尼和阿昔替尼。TKI 的作用机制是在酪氨酸激酶催化结合位点竞争性抑制 ATP。酪氨酸激酶本质上是在许多细胞功能中起到的"开"或"关"的作用，包括细胞生长和分裂。

2005 年，随着口服索拉非尼的研发成功，酪氨酸激酶抑制药开始成为 RCC 的治疗药物。索拉非尼是一种小分子，可抑制几种酪氨酸激酶[8]。在研发 TKI 时，干扰素 α-2a 和白细胞介素 2 等细胞因子治疗是晚期 RCC 的一线治疗方案，但肿瘤反应率相对较低，而且由于不良反应明显，患者的耐受性较差。2009 年发表的一项随机 Ⅱ 期临床试验对比了索拉非尼与干扰素 α 的疗效和安全性[9]。这项研究表明，无进展生存期（PFS）没有差异；但是，与接受干扰素 α 的患者相比，接受索拉非尼的患者肿瘤缩小更加明显，生活质量更好，有更好的耐受性[9]。由于出现了多种替代方案，目前临床上也很少将索拉非尼作为一线治疗药物，因此 NCCN 不再推荐其作为晚期肾癌患者的一线治疗方案。TARGET 试验针对细胞因子治疗后出现疾病进展的患者进行了该药物与安慰剂的对比测试，结果显示索拉非尼可以作为细胞因子治疗失败患者的后续治疗方案[10]。然而，由于其价格相对低廉且具有可接受的临床疗效和安全性，在考虑治疗费用的情况下，它也是一线治疗方案的合适选择[9]。

索拉非尼是一种口服药物，为 200mg 的片剂。它的应用剂量为 400mg（2 片），每天 2 次，空腹服用[11]。

舒尼替尼是一种针对多种酪氨酸激酶的药物，于 2006 年被 FDA 批准用于治疗转移性 RCC。一项对比舒尼替尼和干扰素 α 的 Ⅲ 期试验初期结果表明，舒尼替尼在治疗效果上更胜一筹，中位无进展生存期提高了 6 个月，而且

患者的耐受性更好[12]。该试验的后续更新结果显示，使用舒尼替尼治疗患者的总生存率有所提高[13]。基于这些数据，舒尼替尼目前被认为是低危风险转移性透明细胞型 RCC 患者的首选一线治疗方案。

依据 Ⅱ 期临床试验的数据，舒尼替尼在治疗非透明细胞型 RCC（包括乳头状和嫌色细胞型 RCC）患者方面也显示出了一定疗效[14, 15]。然而，与转移性透明细胞型 RCC 患者相比，上述人群的治疗效果较差，该结果也着重强调了非透明细胞型患者还需要更好的系统治疗方案。

舒尼替尼为胶囊剂型，通常规定每天口服 1 次，每次 50mg，可空腹或不空腹。连续服用 4 周，然后停药 2 周[16, 17]。

培唑帕尼是另一种靶向治疗药物，目前被认为是低危转移性透明细胞型 RCC 的一线治疗方案。培唑帕尼作为一种抗血管生成药，针对多个细胞内受体发挥作用。在一项针对 435 名局部晚期或转移性 RCC 患者的试验中，培唑帕尼最初与安慰剂进行了比较，其中包括未接受过治疗的患者及之前接受过细胞因子治疗的患者[18]。应用培唑帕尼的两组患者的无进展生存期和肿瘤反应率都得到改善。随后，COMPARZ 试验作为一项头对头研究，对培唑帕尼和舒尼替尼进行了比较。最终结果显示，在总生存期方面两者效果相似，但在不良反应方面存在差异[12]。后来的 PISCES 试验支持 COMPARZ 试验的结果，但认为培唑帕尼的耐受性更好，疲劳感更少，食物口味变化更小。基于这些数据，培唑帕尼和舒尼替尼都被认为是转移性透明细胞型 RCC 的一线治疗方案[19]。

培唑帕尼为片剂，每天口服 1 次，每次 800mg，空腹服用。药物最好在餐前至少 1h 或餐后 2h 服用，同时应按照上文讨论的标准 TKI 剂量周期服用。培唑帕尼有 200mg 和 400mg 的片剂[20]。

卡博替尼是一种小分子的针对多种酪氨酸激酶的抑制药。这种药物在中危或高危患者的初始治疗中显示出疗效，并且对靶向治疗后出现进展的患者也有疗效。CABOSUN 试验在新诊断的中危或高危转移性 RCC 患者中比较了卡博替尼和舒尼替尼的治疗效果，发现与舒尼替尼相比，卡博替尼的无进展生存期延长了，客观缓解率也明显提高[21]。因此，它被认为是高危或中危的转移性透明细胞型 RCC 患者的一线治疗药物。卡博替尼也被证明对 TKI 治疗后疾病进展的患者有效。METEOR 试验比较了卡博替尼和依维莫司在这类患者中的作用，发现卡博替尼组的总生存期延长，疾病进展延迟，客观缓解率提高[22]。因此，卡博替尼被认为是靶向治疗失败疾病复发患者的首选治疗方案。

卡博替尼的处方用量是每天口服 60mg，空腹服用[23]。

阿昔替尼是一种选择性的第二代 VEGFR-1、VEGFR-2 和 VEGFR-3 抑制药。这种药物以前主要是用作二线治疗。但最近，它已显示出作为初始治疗的疗效。作为初始治疗，与安慰剂相比，阿昔替尼显示出更好的客观缓解率，与舒尼替尼相比，其疗效和安全性相似[24, 25]。基于这些结果，阿昔替尼目前被认为是低风险的转移性透明细胞型 RCC 患者的一线治疗方案[24]。

阿昔替尼是片剂，通常每次服用剂量为 5mg，每天 2 次，可与或不与食物一起服用[26]。

表 21-3 列出了上述治疗方法在临床试验期间和药厂指南中最常报告的不良反应[16, 20, 21, 23]。这些药物中有许多类似的不良反应。在后文中，将就如何监测和处理不良反应进行详细的讨论。与其他 TKI 不同的是，培唑帕尼有可能出现 3 级肝毒性。在所有 TKI 治疗前和治疗期间监测肝功能都至关重要，因为这些药物都会影响肝功能，特别是培唑帕尼[27]。尽管表格里显示的不良反应种类很多，但 TKI 通常患者耐受性

良好[28]。

根据药厂的指南，在治疗前应进行全血细胞计数（CBC）、促甲状腺激素（TSH）和肝功能检查（LFT）检查以建立基线数据。CBC 应在随后每个治疗周期的第 1 天复查，或每 6 周复查一次[16, 17]。TSH 应在每个周期的第 1 天复查，并持续 4 个周期，此后每 3 个月重复一次，其中服用索拉非尼、阿昔替尼或舒尼替尼的患者应特别注意。应收集基线时的综合代谢检查（CMP）和尿液分析（UA），并每 6 周重复一次，以监测肾功能。对于使用培唑帕尼的患者，建议在第 3、5、7 和 9 周，然后在第 3 和第 4 个月，以及此后定期或根据需要复查 LFT[20]。培唑帕尼也有 QTc 延长的风险，对于服用抗心律失常药物或其他也可引起这种不良反应的药物的患者，应谨慎使用培唑帕尼。建议在基线时和之后定期进行心电图检查[20]。

患者一般要持续接受靶向治疗，直到发现疾病进展或出现不可接受的药物毒性。如上所述，毒性取决于药物种类和剂量。就整个 TKI 而言，主要关注的是肝毒性，特别是培唑帕尼。可以使用美国国家癌症研究所的通用毒性标准进行评估和监测，该标准依据受影响的身体部位或出现的症状而进一步细分。这有助于确定何时改变剂量，以及何时让患者进入停药期，或完全停止治疗。对于剂量的修改，应参考相应药物的药厂指南。

NCCN 的 RCC 指南指出，晚期 RCC 的患者应每 6～16 周到门诊进行重新评估及影像随访。重复进行的胸部、腹部和盆腔的 CT 或 MRI，应与基线影像进行比较。如果有临床指征，可以进行脊柱或全身骨扫描显像[7]。影像学上提示疾病进展通常表明需要改变治疗方案。所有靶向治疗都应遵循上述指导意见。

在评估 TKI 药物治疗是否有效时，存在一个问题，即 TKI 药物治疗一旦有效，往往会导

表 21-3　TKI 药物的不良反应比较

	培唑帕尼	舒尼替尼	阿昔替尼	索拉菲尼	卡博替尼
肝毒性 （+++=3 级毒性）	+++	+	+	+	+
腹泻	+	+	+	+	+
高血压	+	+	+	+	+
头发颜色变化	+	+	+	+	+
恶心 / 呕吐	+	+	+		+
厌食	+				
疲劳	+	+	+	+	+
虚弱	+		+		
腹痛	+				
头痛	+				
血液系统异常	+	+	+		+
手足综合征		+		+	+
体重下降			+		+
食欲减退			+		+
甲状腺功能不全		+	+	+	
充血性心力衰竭	+	+			
QTc 间期延长	+				
皮疹				+	
脱发				+	
瘘管或胃肠道穿孔			+		+
口腔炎		+	+		

致肿瘤的中心坏死，但肿瘤的整体大小保持稳定。实体瘤疗效评价标准（RECIST）一直被用来确认治疗的影像学反应，是一种被广泛接受的客观评估转移性 RCC 治疗反应的方法。该评价标准记录了转移性病变的大小，并通过测量这些病变在连续影像学上的大小变化来评估治疗反应[29]。因为这个评级标准是基于转移病灶的大小，如果病灶的大小没有明显缩小，而是出现中心性坏死，就可能给人以治疗失败的假象，而应用 TKI 时情况往往如此。

三、抗血管内皮生长因子（VEGF）抗体

血管内皮生长因子（VEGF）是血小板衍生生长因子（PDGF）家族的成员。VEGF 信号通路影响血管生成和细胞分裂，并与多个器官的肿瘤发生相关。VEGF 信号通路在上述的 VHL 通路中起作用（图 21-1），*VHL* 基因失活导致 VEGF 过表达，进而促进 RCC 的发展。抑制 VEGF 受体的药物在治疗转移性 RCC 方

面已显示出疗效。

贝伐珠单抗是一种抗 VEGF 抗体，可以干扰 VEGF 信号通路，用于治疗多种类型的癌症，包括结直肠癌、肺癌及 RCC。在治疗 RCC 时，贝伐珠单抗通常与干扰素 α 配合使用。这种治疗方法于 2009 年获得 FDA 批准，其依据是两项大型试验的结果，即贝伐珠单抗联合干扰素 α 与单独使用干扰素 α 比较，结果显示贝伐珠单抗组的无进展生存期延长，但总生存期改善不明显，以及药物毒性增加[30, 31]。

贝伐珠单抗的剂量为 10mg/kg，与干扰素 α 联用，每 2 周一次，以静脉输注的方式给药。第一次应用，推荐输注时间要持续 90min。如果耐受性良好，第二次输注时间可缩短到 60min，此后输注时间可进一步缩短到 30min。由于该药物对伤口愈合有潜在影响，所以患者应在手术（如减瘤性肾切除术）后至少等待 28 天，或等到手术伤口完全愈合后再开始应用贝伐珠单抗治疗[32]。

贝伐珠单抗最常见的不良反应是高血压、蛋白尿、疲劳、头痛和出血。药厂提及的其他不良反应包括肠穿孔或瘘管形成、动脉和静脉血栓栓塞事件、可逆性后部脑病综合征、输液反应、胚胎 - 胎儿毒性、卵巢衰竭及充血性心力衰竭。干扰素导致的不良反应包括疲劳、中性粒细胞减少症、发热和抑郁症。贝伐珠单抗的出血风险属于 FDA 发出的"黑框警告"。应告知育龄女性卵巢衰竭的潜在风险，以及对胎儿的潜在风险，并且应建议她们使用可靠的避孕措施[33]。

使用贝伐珠单抗的患者在治疗前应进行全面的血液检查以获取基线数据。之后血压监测和尿液分析应每 2 周复查一次，这些检查可以在每次输液时进行[32]。与上述其他药物一样，应用贝伐珠单抗的患者也应每 6～16 周进行一次全面的抽血检查和影像学评估[7]。如果患者出现药物毒性反应，特别是有出血发生，应改变治疗方案或停止治疗。如果发现有疾病进展的证据，应停止治疗。

四、哺乳动物雷帕霉素靶蛋白（mTOR）

哺乳动物雷帕霉素靶点（mTOR）是两个蛋白激酶复合物的催化亚单位，其在细胞生长和增殖 / 调节中发挥着重要作用。mTORC1 位点信号通路可被多个致癌通路激活，且在人类 70% 的肿瘤中是过度活跃的。它驱动细胞中许多合成代谢途径，也抑制重要的分解代谢过程，其中影响最重要的是细胞自噬。

mTOR 信号通路抑制药在治疗转移性 RCC 方面已显示出疗效。首个抑制 mTOR 的药物是西罗莫司，最初它是作为免疫抑制药被研发出来，用于防止移植术后的实体器官排斥反应。西罗莫司只是抑制了 mTORC1 的一些功能，起着抑制细胞生长的作用，但不具有细胞毒性，所以它仍有其他方面的促癌作用。由于 mTOR 信号通路对维持细胞正常活性至关重要，因此抑制该通路会给正常组织带来不可避免的损害[34]。

西罗莫司的两种类似物，即依维莫司和替西罗莫司，被用于治疗转移性 RCC。西罗莫司于 2007 年被美国食品药品管理局批准用于晚期 RCC，此后它的使用范围扩大到其他几种癌症。ARCC 试验是一项 Ⅲ 期、多中心、随机、开放标签的研究，研究对象是之前未接受治疗，且危险分层为高风险组的转移性 RCC 患者[22]。这些患者的治疗方案分为单用干扰素 α、单用替西罗莫司，以及替西罗莫司和干扰素 α 联用。最终结果表明，与其他两个治疗组相比，单用替西罗莫司产生了更好的总生存率（OS）。因此，替西罗莫司被认为是高风险转移性 RCC 患者的一线治疗方案，但通常不用于低风险患者。

替西罗莫司作为二线药物对靶向治疗后疾病进展的患者也显现出治疗效果。INTORSECT试验纳入了以舒尼替尼作为一线治疗后疾病出现进展的患者，并就二线治疗方案的选择，进行了替西罗莫司和索拉非尼的比较[25]。该试验的结果显示，在病情进展前接受舒尼替尼治疗不足 180 天的患者中，替西罗莫司有一定的益处。因此，该实验的结论是，对于一线 TKI 治疗有效时间短暂的患者，可以考虑将替西罗莫司作为二线治疗方案[35]。

替西罗莫司剂量为 25mg，静脉注射给药，每周一次，每次输注时间为 30～60min[36]。

依维莫司是一种 mTOR 抑制药，最初被批准用于初始 TKI 治疗后出现进展的晚期 RCC 患者，作为患者的二线和三线治疗方案。这种治疗建议是基于 RECORD-1 Ⅲ期试验的数据，该试验针对舒尼替尼或索拉非尼治疗后出现疾病进展的患者，进行了依维莫司和安慰剂的比较[37]。结果显示，与安慰剂相比，依维莫司使患者的无进展生存期延长了约 2 个月。然而，随后的 METEOR 和 CheckMate 025 试验将血管内皮生长因子药物与依维莫司相比较，结果证实血管内皮生长因子药物存在优势，从而将 mTOR 抑制药降至三线治疗[22, 38]。

依维莫司为口服给药，每天 1 次，每次 10mg[17]。

最近进行的 RECORD-3 试验，旨在确定 TKI 与 mTOR 抑制药在转移性 RCC 的初始治疗中的最佳顺序。这项研究比较了不同用药顺序的两组患者，一组是先用舒尼替尼，待疾病进展后再用依维莫司，另外一组为相反的用药顺序。结果显示舒尼替尼作为初始治疗具有优势，这提示相对于 mTOR 抑制药，TKI 仍应是大多数患者的初始治疗选择。

mTOR 抑制药最常见的不良反应包括口腔炎、疲劳、高血糖、高脂血症、皮疹、腹泻、厌食和恶心[39]。对于依维莫司，非感染性肺炎是一个不太常见但值得关注的不良反应。非感染性肺炎可以通过临床表现或必要时通过胸部 X 线检测出来[17]。药厂给出的警告信息要求注意监测感染、严重超敏反应、血管性水肿、肾功能衰竭、伤口愈合不良、骨髓抑制和胚胎胎儿毒性[17]。根据不良反应的严重程度，治疗应暂时中断或永久停止。

服用这些药物的患者应避免接种活疫苗，建议他们在开始治疗前接受完整的儿童疫苗接种[39]。可能怀孕的女性患者应被告知对胎儿的潜在风险并采取可靠的避孕措施[36]。除了应用上述药物之外，如果还应用了血管紧张素转化酶（ACE）抑制药，患者发生血管性水肿的风险增加，这种不良反应一旦发生，患者应永久停用 mTOR 药物[17]。

在开始使用 mTOR 抑制药治疗之前，应行基线实验室检查，包括 CBC、基础代谢检查（BMP）、血糖和血脂。在前 3 个周期，这些实验室检查应每 2 周复查一次，此后每 4 周复查一次[40]。正如上述其他靶向治疗一样，这些患者也应每 6～16 周进行一次影像学评估[7]。

五、转移性肾细胞癌 TKI 治疗总结

在过去的 10 年里，靶向治疗和肿瘤免疫学药物的发展已经彻底改变了转移性 RCC 患者的治疗。然而，这些治疗方法还处于起步阶段，为了能深入挖掘这些治疗方法进而最大限度地优化患者的预后，我们还有很多东西需要学习。显然，某些药物适合作为一线治疗方案，而有些适合作为二线治疗方案；有些药物适合透明细胞型组织学类型，有些药物适合非透明细胞型；有些药物适合低风险疾病，而有些药物适合中、高风险疾病。图 21-2 和图 21-3 汇总了

美国国家综合癌症网络（NCCN）目前对各种情况下的首选治疗建议。然而，随着新型药物的开发和更多新研究的发表，这些建议可能会发生变化。因此，最重要的是，临床医生要保

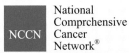

NCCN 肾癌指南 2019 第二版

复发或Ⅳ期：组织学为透明细胞型的一线治疗

	首选方案	其他推荐方案	用于某些特定情况
低风险[j]	• 培唑帕尼（1 类证据） • 舒尼替尼（1 类证据）	• 伊匹木单抗 + 纳武单抗 • 卡博替尼（2B 类证据）	• 积极监测[k] • 阿昔替尼（2B 类证据） • 贝伐珠单抗 + 干扰素 α – 2b（1 类证据） • 大剂量 IL-2[l]
高风险 / 中等风险[j]	• 伊匹木单抗 + 纳武单抗（1 类证据） • 卡博替尼	• 培唑帕尼（1 类证据） • 舒尼替尼（1 类证据）	• 阿昔替尼（2B 类证据） • 贝伐珠单抗 + 干扰素 α – 2b（1 类证据） • 大剂量 IL-2[l] • 替西罗莫司（1 类证据）[m]

复发或Ⅳ期：组织学为透明细胞型的后续治疗[n]

首选方案	其他推荐方案	用于某些特定情况
• 卡博替尼（1 类证据） • 纳武单抗（1 类证据） • 伊匹木单抗 + 纳武单抗	• 阿昔替尼（1 类证据） • 仑伐替尼 + 依维莫司（1 类证据） • 依维莫司 • 培唑帕尼 • 舒尼替尼	• 贝伐珠单抗（2B 类证据） • 索拉菲尼（2B 类证据） • 对于一些经筛选的患者，给予大剂量 IL-2[l]（2B 证据） • 替西罗莫司（2B 类证据）[m]

j. 参见直接治疗风险模型（KID–C）

k. 引自 Rini BI, Dorff TB, Elson P, et al. Active surveillance in metastatic renal-cell carcinoma: a prospective, phase 2 trial. Lancet Oncol 2016; 17: 1317–1324.

l. 患者表现状态良好，器官功能正常

m. 参见直接治疗风险模型（选择替西罗莫司患者的短期生存预测因子）（KID–C）

n. 对于具有明显肉瘤样特征的透明细胞肾细胞癌和非透明细胞肾细胞癌，吉西他滨 + 多柔比星（2B 类）和吉西他滨 + 舒尼替尼（2B 类）显示出疗效

注：除非另有说明，所有推荐方案均属 2A 类证据
临床试验：NCCN 认为，任何癌症患者的最佳管理都包括在临床试验中。特别鼓励患者参与临床试验

▲ 图 21–2　复发或Ⅳ期透明细胞肾细胞癌的 NCCN 指南

NCCN National Comprchensive Cancer Network®

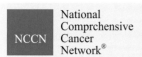

NCCN 肾癌指南 2019 第二版

复发或Ⅳ期：组织学为非透明细胞型的全身治疗[n,o]

首选方案	其他推荐方案	用于某些特定情况
• 临床试验	• 卡博替尼	• 阿昔替尼 • 贝伐珠单抗 • 厄洛替尼 • 仑伐替尼 + 依维莫司 • 纳武单抗 • 培唑帕尼 • 贝伐珠单抗 + 厄洛替尼，用于一些晚期乳头状肾细胞癌（包括遗传性平滑肌瘤病及肾细胞癌综合征）的选择性患者 • 贝伐珠单抗 + 依维莫司 • 替西罗莫司（对于预后差的风险组是 1 类证据[m]；对于其他风险组是 2A 类证据）
• 舒尼替尼	• 依维莫司	

m. 参见直接治疗风险模型（选择替西罗莫司患者的短期生存预测因子）（KID–C）

n. 对于具有明显肉瘤样特征的透明细胞肾细胞癌和非透明细胞肾细胞癌，吉西他滨 + 多柔比星（2B 类）和吉西他滨 + 舒尼替尼（2B 类）显示出疗效

O. 对于集合管或髓质亚型，细胞毒性化疗方案（卡铂 + 吉西他滨、卡铂 + 紫杉醇，或顺铂 + 吉西他滨）和其他目前用于泌尿上皮癌的以铂类药物为基础的化疗方案已观察到部分疗效

注：除非另有说明，所有推荐方案均属 2A 类证据
临床试验：NCCN 认为，任何癌症患者的最佳管理都包括在临床试验中。特别鼓励患者参与临床试验

▲ 图 21–3　复发或Ⅳ期非透明细胞肾细胞癌的 NCCN 指南

持对当前文献的更新，以便为转移性 RCC 患者提供尽可能好的治疗策略。

六、治疗不良反应的管理

需要重视的是，临床医生应积极帮助患者控制治疗带来的相关症状，以便改善一般状态，使得他们能够耐受治疗，并提高生存质量。一般来说，应鼓励患者摄入充足的能量和水分，如果体力允许，可以散步或做一些轻微的运动，并尝试维持正常的工作和社交生活。

有一些特殊的不良反应可能需要管理，管理办法有安抚、生活方式的调整及药物治疗。在此，对这些不良反应及处理方式进行了汇总，并在表 21–4 中做了总结。

1. 胃肠道症状

应鼓励腹泻患者尝试使用益生菌 / 酸奶，吃低纤维食物，少量多餐，避免辛辣和油腻食物，同时避免咖啡因和水果。可以根据需要使用非处方药物，如洛哌丁胺。对于口腔炎症状，也有类似的建议，并且还要经常漱口，可使用吸管饮用液体及食用软食。漱口水有助于缓解症状，这些漱口水多含有 2% 的黏稠利多卡因、“胃能达”、制霉菌素、氢化可的松、四环素和苯

表 21-4　不良反应管理方案

不良反应	生活方式管理方案	医疗管理方案
腹泻	做到：益生菌、酸奶、低纤维食物；少食多餐 不要：辛辣食物、油腻食物、咖啡因和水果	洛哌丁胺
口腔炎	同上	"神奇漱口水"
厌食	做到：少食多餐，寻找喜欢且有营养的零食；添加肉汁、黄油或奶酪；在两餐之间喝水；请朋友 / 家人准备饭菜；添加草药和调味品以增加风味；咨询专业营养师，在室温或低温下食用食物以避免不能忍受的食物气味	
腹痛和消化不良	做到：缓慢进食；饭后保持站立活动；避免油腻食物、咖啡及饮酒	中和胃酸药物或次水杨酸铋
掌跖红斑症（手足综合征）	做到：穿宽松的棉质衣服，使用防晒霜，每天用温水清洗手和脚，经常大量涂抹药膏	短期外用激素药膏
高血压	做到：必要时改变饮食习惯（特别是盐的摄入量）	根据需要服用降压药物，调整 TKI 治疗剂量，或在药物治疗后仍有高血压的情况下停止 HTN 治疗
瘘管或肠穿孔		在整个治疗过程中监测症状，当有临床指征时，行腹部影像学检查，必要时入院进行手术评估 / 干预治疗
恶心 / 呕吐	做到：尽可能避免诱发因素	昂丹司琼，补液（经口或必要时输液）
甲状腺功能不全		监测 TSH，根据需要治疗甲状腺功能亢进或减退，以保持正常的甲状腺激素水平
皮疹	做到：查明过敏反应、皮炎或皮肤干燥的原因；避免过敏原；穿宽松的棉质衣服；使用防晒霜；每天用温水清洗手和脚；经常大量涂抹药膏	激素药膏——仅短期使用

海拉明。应指导患者将漱口水含在口中，然后吐出，可以根据需要每 4h 重复一次。并且在使用漱口水之后 30min 内避免饮水和进食，以确保药物留在患处。对于厌食症状，应鼓励患者少食多餐，尝试一些患者喜欢且有营养的零食，添加肉汁、黄油或奶酪以增加蛋白质和热量，并在两餐之间补充水分，而不是在吃饭时再大量饮水。对于恶心、呕吐症状，昂丹司琼舌下溶解片和其他止吐药物可能会有帮助。如果患者不能忍受某些食物的气味，将食物冷却至室温或以下时再食用可能会有帮助。如果患者太累，无法做饭，朋友或家人最好帮助准备食物。

如果患者进食感觉没有味道，可以添加草药和调味品。另外，向专业的营养师咨询饮食建议很有帮助。腹痛、消化不良的患者应缓慢进食，饭后保持站立一段时间，并避免油腻食物、咖啡及饮酒。中和胃酸药物或次水杨酸铋等非处方药可根据情况短期服用。在应用卡博替尼和阿昔替尼的整个过程中，需警惕患者发生肠穿孔或瘘管形成。如果患者出现这两种并发症的体征或症状，应进行腹部影像检查，并考虑入院进行手术评估和治疗[26]。

2. 皮肤症状

手足综合征又称掌跖红斑症，有此不良反

应的患者应穿宽松的棉质衣服，使用防晒霜，每天用温水清洗手和脚，并经常大量涂抹药膏。对于有皮疹的患者，要先确认它是由过敏反应、皮炎、皮肤干燥引起的，还是由其他原因引起的。之后要避免接触过敏原。此外，短期外用激素药膏或润肤剂可能对此类患者有益。

3. 高血压

每次就诊时应监测血压。根据需要使用适当的降压药物治疗高血压。如果药物治疗后高血压仍然存在，应调整 TKI 药物的剂量或停止 TKI 治疗[26]。

4. 充血性心力衰竭

在整个治疗过程中应监测患者的体征和症状。如果出现症状，须及时治疗，并评估是否需要改变或停止使用此种 TKI 药物[26]。

5. 甲状腺功能紊乱

如上文所述，应用相关药物时要监测 TSH。在有必要时治疗甲状腺功能亢进或减退，以保持甲状腺激素的正常水平[26]。

6. 疲劳

疲劳可以说是最常见的癌症相关症状之一。它可能是疾病本身的结果，也可能是治疗的不良反应导致的。它很难被量化，而且没有得到足够的重视，存在很大程度的诊断不足情况。之前提及的美国国家癌症研究所通用毒性标准中也有一个疲劳的分级标准。对患者疲劳的严重程度进行分级将有助于确定解决疲劳的最佳方法。NCCN 讨论了疲劳的四种干预措施。第一种干预措施，应与每个患者充分沟通，它包含对患者及其家庭成员宣教治疗可能带来的影响。第二种干预措施是教授管理疲劳的一般策略，如自我监测疲劳水平，采取节约体能法，以及分散患者注意力，将注意力转移到其他事情上。第三种干预措施更为复杂，涉及非药物治疗，如运动、转诊至康复中心、社会心理治疗、加入患者互助团体及营养咨询。第四种干预措施涉及用药物治疗，包括精神兴奋药物，以及治疗贫血和睡眠的药物。重要的是要理解、倾听患者，不要忽视他们的主诉。虽然疲劳普遍存在且很难避免，但它是可以被控制的[3]。

对高级治疗师的建议

- 根据需要参考 NCCN 肾癌指南。
- 药厂的药品指南是处理药物使用及不良反应管理问题的有益参考。
- 除了全面了解病史和体格检查外，还要遵循相关指南安排后续的实验室和影像学检查，以确保患者能够耐受治疗，以及获得预期的治疗效果。
- 参考药物不良反应管理建议，以帮助患者在治疗期间保持或改善生活质量，避免因不良反应而提前终止治疗。

参考文献

[1] Linehan WM, Bratslavs.ky G, Pinto PA, Schmidt LS, Neckers L, Bottaro DP, et al. Molecular diagnosis and therapy of kidney cancer. Annu Rev Med. 2010;61:329–43. https://doi.org/10.1146/annurev.med.042808.171650.

[2] Janzen NK, Kim HL, Figlin RA, Belldegrun AS. Surveillance after radical or partial nephrectomy for localized renal cell carcinoma and management of recurrent disease. Urol Clin North Am. 2003;30(4): 843–52.

[3] Latif F, Tory K, Gnarra J, Yao M, Duh FM, Orcutt ML, et al. Identification of the von Hippel-Lindau disease tumor suppressor gene. Science. 1993;260(5112):1317–20.

[4] Mekhail TM, Abou-Jawde RM, Boumerhi G, Malhi S, Wood L, Elson P, et al. Validation and extension of the Memorial Sloan-Kettering prognostic factors model for survival in patients with previously untreated metastatic renal cell carcinoma. J Clin Oncol. 2005;23(4):832–41. https://doi.org/10.1200/JCO.2005.05.179.

[5] Schag CC, Heinrich RL, Ganz PA. Karnofsky performance status revisited: reliability, validity, and guidelines. J Clin Oncol. 1984;2(3):187–93. https://doi.org/10.1200/JCO.1984.2.3.187.

[6] Cohen HT, McGovern FJ. Renal cell carcinoma. N Engl J Med. 2005;353:2477–90.

[7] Practice guidelines in oncology: kidney cancer. [database on the Internet] Version 2.2019. Accessed. https://www.nccn.org/professionals/physician_gls/pdf/kidney.pdf.

[8] Awada A, Hendlisz A, Gil T, Bartholomeus S, Mano M, de Valeriola D, et al. Phase I safety and pharmacokinetics of BAY 43–9006 administered for 21 days on/7 days off in patients with advanced, refractory solid tumours. Br J Cancer. 2005;92(10):1855–61. https://doi. org/10.1038/sj.bjc.6602584.

[9] Escudier B, Szczylik C, Hutson TE, Demkow T, Staehler M, Rolland F, et al. Randomized phase II trial of first-line treatment with sorafenib versus interferon Alfa-2a in patients with metastatic renal cell carcinoma. J Clin Oncol. 2009;27(8):1280–9. https://doi.org/10.1200/JCO.2008.19.3342.

[10] Escudier B, Eisen T, Stadler WM, Szczylik C, Oudard S, Staehler M, et al. Sorafenib for treatment of renal cell carcinoma: final efficacy and safety results of the phase III treatment approaches in renal cancer global evaluation trial. J Clin Oncol. 2009;27(20):3312–8. https:// doi.org/10.1200/JCO.2008.19.5511.

[11] Bayer. Nexavar (sorafenib). Prescribing information. 2005.

[12] Motzer RJ, McCann L, Deen K. Pazopanib versus sunitinib in renal cancer. N Engl J Med. 2013;369(20):1970. https://doi.org/10.1056/NEJMc1311795.

[13] Motzer RJ, Hutson TE, McCann L, Deen K, Choueiri TK. Overall survival in renal-cell carcinoma with pazopanib versus sunitinib. N Engl J Med. 2014;370(18):1769–70. https://doi. org/10.1056/NEJMc1400731.

[14] Choueiri TK, Plantade A, Elson P, Negrier S, Ravaud A, Oudard S, et al. Efficacy of sunitinib and sorafenib in metastatic papillary and chromophobe renal cell carcinoma. J Clin Oncol. 2008;26(1):127–31. https://doi.org/10.1200/JCO.2007.13.3223.

[15] Lee JL, Ahn JH, Lim HY, Park SH, Lee SH, Kim TM, et al. Multicenter phase II study of sunitinib in patients with non-clear cell renal cell carcinoma. Ann Oncol. 2012;23(8):2108–14. https://doi.org/10.1093/annonc/mdr586.

[16] Ltd. P. Sutent (sunitinib malate). Highlights of prescribing information. 2006.

[17] Novartis. Afinitor (everolimus). Highlights of prescribing information. 2009.

[18] Sternberg CN, Davis ID, Mardiak J, Szczylik C, Lee E, Wagstaff J, et al. Pazopanib in locally advanced or metastatic renal cell carcinoma: results of a randomized phase III trial. J Clin Oncol. 2010;28(6):1061–8. https://doi.org/10.1200/JCO.2009.23.9764.

[19] Escudier B, Porta C, Bono P, Powles T, Eisen T, Sternberg CN, et al. Randomized, controlled, double-blind, cross-over trial assessing treatment preference for pazopanib versus sunitinib in patients with metastatic renal cell carcinoma: PISCES Study. J Clin Oncol. 2014;32(14):1412–8. https://doi.org/10.1200/JCO.2013.50.8267.

[20] Glaxo Smith Kline. Votrient (pazopanib). Summary of product characteristics. 2009.

[21] Choueiri TK, Halabi S, Sanford BL, Hahn O, Michaelson MD, Walsh MK, et al. Cabozantinib versus Sunitinib as initial targeted therapy for patients with metastatic renal cell carcinoma of poor or intermediate risk: the Alliance A031203 CABOSUN trial. J Clin Oncol. 2017;35(6):591–7. https://doi.org/10.1200/JCO.2016.70.7398.

[22] Choueiri TK, Escudier B, Powles T, Tannir NM, Mainwaring PN, Rini BI, et al. Cabozantinib versus everolimus in advanced renal cell carcinoma (METEOR): final results from a randomised, open-label, phase 3 trial. Lancet Oncol. 2016;17(7):917–27. https://doi.org/10.1016/ S1470–2045(16)30107–3.

[23] Exelexis. Cabometyx (cabozantinib). Highlights of prescribing information. 2012.

[24] Rini BI, Melichar B, Ueda T, Grünwald V, Fishman MN, Arranz JA, et al. Axitinib with or without dose titration for first-line metastatic renal-cell carcinoma: a randomised double-blind phase 2 trial. Lancet Oncol. 2013;14(12):1233–42. https://doi.org/10.1016/S1470–2045(13)70464–9.

[25] Hutson TE, Lesovoy V, Al-Shukri S, Stus VP, Lipatov ON, Bair AH, et al. Axitinib versus sorafenib as first-line therapy in patients with metastatic renal-cell carcinoma: a randomised open-label phase 3 trial. Lancet Oncol. 2013;14(13):1287–94. https://doi.org/10.1016/ S1470–

2045(13)70465–0.

[26] Pfizer. Inlyta (axitinib). Highlights of prescribing information. 2012.

[27] Sternberg CN, Hawkins RE, Wagstaff J, Salman P, Mardiak J, Barrios CH, et al. A randomised, double-blind phase III study of pazopanib in patients with advanced and/or metastatic renal cell carcinoma: final overall survival results and safety update. Eur J Cancer. 2013;49(6):1287–96. https://doi.org/10.1016/j.ejca.2012.12.010.

[28] Hartmann JT, Haap M, Kopp HG, Lipp HP. Tyrosine kinase inhibitors – a review on pharmacology, metabolism and side effects. Curr Drug Metab. 2009;10(5):470–81.

[29] Krajewski KM, Nishino M, Ramaiya NH, Choueiri TK. RECIST 1.1 compared with RECIST 1.0 in patients with advanced renal cell carcinoma receiving vascular endothelial growth factor-targeted therapy. AJR Am J Roentgenol. 2015;204(3):W282–8. https://doi.org/10.2214/AJR.14.13236.

[30] Rini BI, Halabi S, Rosenberg JE, Stadler WM, Vaena DA, Archer L, et al. Phase III trial of bevacizumab plus interferon alfa versus interferon alfa monotherapy in patients with metastatic renal cell carcinoma: final results of CALGB 90206. J Clin Oncol. 2010;28(13):2137–43. https://doi.org/10.1200/JCO.2009.26.5561.

[31] Rini BI, Escudier B, Tomczak P, Kaprin A, Szczylik C, Hutson TE, et al. Comparative effectiveness of axitinib versus sorafenib in advanced renal cell carcinoma (AXIS): a randomised phase 3 trial. Lancet. 2011;378(9807):1931–9. https://doi.org/10.1016/S0140-6736(11)61613–9.

[32] Genentech. Avastin (bevacizumab). Highlights of prescribing information. 2004.

[33] Harshman LC, Srinivas S. The bevacizumab experience in advanced renal cell carcinoma. Onco Targets Ther. 2010;3:179–89.

[34] Xie J, Wang X, Proud CG. mTOR inhibitors in cancer therapy. F1000Res. 2016;5 https://doi.org/10.12688/f1000research.9207.1.

[35] Hwang C, Heath EI. The judgment of Paris: treatment dilemmas in advanced renal cell carcinoma. J Clin Oncol. 2014;32(8):729–34. https://doi.org/10.1200/JCO.2013.53.6029.

[36] Pfizer. Torisel (temsirolimus). Highlights of prescribing information. 2007.

[37] Motzer RJ, Escudier B, Oudard S, Hutson TE, Porta C, Bracarda S, et al. Efficacy of everolimus in advanced renal cell carcinoma: a double-blind, randomised, placebo-controlled phase III trial. Lancet. 2008;372(9637):449–56. https://doi.org/10.1016/S0140-6736(08)61039–9.

[38] Escudier B, Sharma P, McDermott DF, George S, Hammers HJ, Srinivas S, et al. CheckMate 025 randomized phase 3 study: outcomes by key baseline factors and prior therapy for Nivolumab versus Everolimus in advanced renal cell carcinoma. Eur Urol. 2017;72(6):962–71. https://doi.org/10.1016/j.eururo.2017.02.010.

[39] Buti S, Leonetti A, Dallatomasina A, Bersanelli M. Everolimus in the management of metastatic renal cell carcinoma: an evidence-based review of its place in therapy. Core Evid. 2016;11:23–36. https://doi.org/10.2147/CE.S98687.

[40] George S, Bukowski R. Role of everolimus in the treatment of renal cell carcinoma. Therapeutics and Clinical Risk Management. 2009;5:699–706.

第 22 章　转移性肾癌的免疫治疗

Immune Therapies for Metastatic Kidney Cancer

Kassem S. Faraj　Thai H. Ho　Mark D. Tyson　Erik P. Castle　著

唐　琦　译

一、背景

1984 年，一位黑色素瘤患者使用白介素 –2（IL-2）获得了肿瘤负荷的减轻，这被认为是证实免疫调节在肿瘤退化中起到潜在作用的最早期报道之一[1]。自此以后，激起了对于免疫领域及其多瘤种治疗作用的浓厚兴趣。最早期的研究评估了免疫系统调节在肿瘤中的作用，在进展性黑色素瘤、肺癌、结直肠癌、膀胱癌及肾细胞癌（RCC）中证实了其疗效。被研究及应用于进展性 RCC 治疗的特定调节因子包括与 IL-2、干扰素 α、细胞毒性 T 淋巴细胞抗原 –4（CTLA-4）和程序性细胞凋亡蛋白 –1（PD-1）等通路相关的药物。本章将讨论调节上述通路药物的临床应用。

二、IL-2

IL–2 是由在免疫反应中受抗原激活的 CD4 细胞、CD8 细胞、自然杀伤细胞及激活的树突状细胞等分泌的细胞因子。在早期的体外研究中，这种细胞因子被发现具有对于免疫系统的潜在激活能力，促进并诱导免疫系统多种成分的产生（图 22–1）[2]。具体来说，小鼠研究显示应用 IL-2 可以促进诱导产生 T 辅助细胞、杀伤性 T 细胞和抗体产物[3]。

评估 IL-2 在人体中的抗肿瘤作用的最早期研究之一是由 Lotze 等发表的。这项研究纳入了包括黑色素瘤、结肠癌和卵巢癌在内的 10 例患者。给予患者大剂量 IL-2（30 000U/kg），静脉内或腹腔内给药，每天 3 次。50% 的黑色素瘤患者获得客观缓解，并在结束治疗后疗效持续长达 6 个月。在文章准备发表期间，一例伴有肺转移的转移性肾细胞癌患者使用 IL-2 治疗获得完全缓解[4]。Rosenberg 等于 1989 年的一项研究纳入了 652 例癌症患者，应用 IL-2 治疗。IL-2 被单独使用或与多种免疫调节药联合使用，如细胞因子、单克隆抗体或化疗药物等[5]。报道显示，20%～35% 患者获得客观缓解且有较好的持续性。基于这类治疗研究显示出的鼓舞人心的潜在疗效，当时开展了大量相关研究[4, 6-9]。转移性 RCC 被发现是可能对这类治疗有较好疗效的肿瘤之一。

一项 1994 年的研究纳入了 283 名连续的转移性黑色素瘤及 RCC 患者，评估其肿瘤学治疗疗效。7% 的 RCC 患者获得完全缓解，13% 患者获得部分缓解[10]。在 4 年后的更新数据中，研究报道显示转移性 RCC 患者总体反应率为 19%，完全缓解率为 9%。基于这些鼓舞人心的数据，美国食品药品管理局（FDA）批准大剂

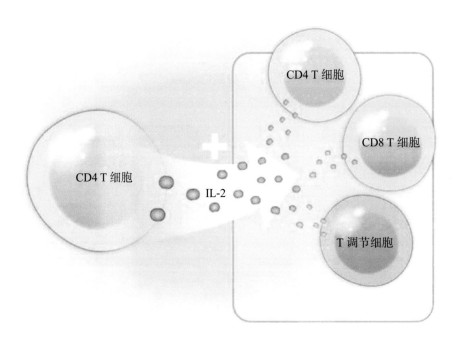

▲ 图 22-1 由 CD4 细胞释放的 IL-2 促进多种 T 细胞的激活（彩图见书末）

量 IL-2 应用于转移性肾细胞癌患者。后续研究证实了这项治疗方法的有效性和持续性。一项研究回顾了 7 项 II 期临床试验，共纳入 255 名转移性肾细胞癌患者，报道客观缓解率为 15%，其中完全缓解率为 7%，部分缓解率为 8%。治疗反应在多数患者中获得了持续，其中部分患者完全缓解及部分缓解时间分别长达 80 个月及 131 个月 [11]。尽管有早期研究显示联合应用淋巴因子激活的杀伤细胞（LAK）及 IL-2 可以促进肿瘤消退，但是这种联合治疗方案在转移性 RCC 患者中被证实是无效的 [6]。

多年来 IL-2 都是转移性 RCC 的一线治疗选择之一，但并非没有风险。IL-2 的使用伴随着明显的毒性反应及花费，以及仅在部分专科医疗中心使用的局限性。IL-2 的毒性反应在早期研究中就已经被发现，Margolin 等报道了 93 例患者接受大剂量 IL-2 治疗的毒性反应情况 [12]。观察到的最常见的毒性反应是毛细血管渗漏综合征，导致显著的体液转移、低血压及需要血管活性药物支持。几乎所有患者均会出现肝功能及肾功能不全。这些不良反应与剂量高度相关，并且可以在停止治疗后逆转。

为了降低不良反应的发生率及严重程度，尝试进行了多种治疗调整。降低剂量的 IL-2 与常规大剂量 IL-2 治疗进行了对比，结果显示临床疗效不如大剂量用药方案 [13]。大剂量 IL-2 还与 IL-2 皮下给药和干扰素的联合治疗方案进行对比，用于转移性 RCC 治疗。从缓解率而言，大剂量 IL-2 更具优势。这项研究同时还提示存在肝或骨骼转移的患者尤其能够从大剂量治疗方案中获益 [14]。IL-2 一直被作为转移性 RCC 的一线治疗选择之一，直至近年来一些毒性反应更低、疗效更好的药物问世。其中的一些治疗将在后文中进行讨论。

（一）剂量

不同文献中 IL-2 的治疗剂量及方案均有所不同。研究显示通过静脉或皮下途径给药的疗效较好。静脉给药周期内药物剂量维持在一个范围内（$7 \times 10^4 \sim 18 \times 10^6 U/kg$）。静脉给药途径有多种不同的治疗方案报道。其中一种有效的治疗方案包含为期 5 天的诱导周期，剂量为每天 $18 \times 10^6 U/m^2$ 体表面积，共 2 个周期，中间间隔至少 6 天。随后进行为期 5 天的维持治疗周期。推荐患者接受 2 个诱导周期及 2 个维持周期，每个周期之间间隔 3 周无治疗期[15]。更多的有效治疗方案在文献中均有报道[9, 13, 16, 17]。

皮下给药方案也有多种形式。一些研究报道了每日给药方案（周一至周五），第一周每次 250 000U/kg，随后的周期内每次 125 000U/kg[13]。另一项报道结合了 IL-2 皮下给药和干扰素治疗，第一天内 IL-2 起始剂量为 5×10^6，每 8h 给药 1 次，随后每日给药（周一至周五）持续 4 周，每 6 周为一个周期。

（二）不良反应

大剂量 IL-2 与多种不良反应相关。一些不良反应已经在上文中提及。总的来说，患者可能经历多种不良反应。低级别并发症包括恶心、腹泻、轻度血液学毒性、肝酶升高、发热、寒战、疲劳和皮疹。高级别并发症可能与毛细血管渗漏综合征相关，可能导致显著的血管扩张、严重液体负荷及低血压。其他不良反应包括意识模糊、意识减退、肾功能不全导致的少尿、神经毒性及心脏毒性。患者还可能因为中性粒细胞功能异常导致严重感染[9, 16]。患者通常需要入住重症监护病房及血管活性药物支持[16]。

三、干扰素 α-2a

干扰素 α-2a（IFN α-2a）是一种具有免疫调节作用的蛋白，包括肿瘤消退。一般认为它可以升高 HLA 分子的表达水平，同时可以促进具有肿瘤细胞杀伤作用的 CD8 细胞活化（图 22-2）[18]。在一些早期报道中，这个药物被发现对如卡波西肉瘤、毛细胞白血病、皮肤 T 细胞淋巴瘤等恶性肿瘤具有抗肿瘤作用[19]。因此，最终这个药物被研究用于转移性 RCC 的治疗。

在 Quesada 等的一项回顾性研究中，19 名转移性 RCC 患者接受每天 $3 \times 10^6 U$ IFN α-2a，或者 $18 \times 10^6 U$ 或 $36 \times 10^6 U$ 每周 2 次治疗。26% 患者达到部分缓解，10.5% 患者达到客观轻度缓解，16% 患者出现混杂性疗效（如部分部位进展而部分部位缓解），10.5% 为疾病稳

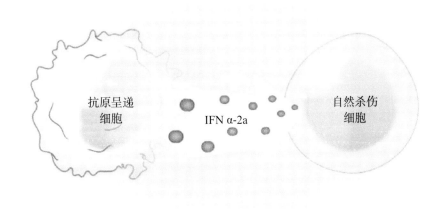

▲ 图 22-2 抗原呈递细胞释放的 **IFN α-2a** 促进自然杀伤细胞活化（彩图见书末）

定，以及 37% 出现疾病进展[20]。在一项前瞻性研究中分析了不同剂量 IFN α-2a 在 159 名转移性 RCC 患者中的作用，观察到 10% 的总体反应率，中位总体生存时间为 11.4 个月，仅 3% 患者生存时间达到或超过 5 年[21]。随后的一项随机研究探索了 IL-2、IFN α-2a 或联合用药在转移性 RCC 中的应用，三组反应率分别为 6.5%、7.5% 及 18.6%。联合治疗组不良反应发生率更高。总体生存率在三组间较为接近[15]。三组患者总体中位生存时间分别为 12 个月、13 个月及 17 个月。这些差异均不具有统计学显著性。其他多项研究也报道了干扰素单药治疗相似的生存获益[22, 23]。虽然受到自身特性的限制，但基于它的疗效，IFN 仍被作为转移性 RCC 一线治疗选择之一。

IFN α-2a 一直被常规使用，直到十余年前一些用于转移性 RCC 治疗的新型药物问世，并发现其疗效优于 IFN α-2a。在一项多中心 III 期随机研究中，626 名既往接受过治疗的不良预后转移性 RCC 患者分别接受 mTOR（雷帕霉素靶蛋白）激酶抑制药（替西罗莫司）、IFN α-2a 或联合治疗。接受替西罗莫司单药治疗的患者总体生存时间显著长于另外两组患者。三组患者中位总体生存时间分别为 10.9 个月、7.3 个月及 8.4 个月。替西罗莫司组患者较干扰素组不良反应发生率更低。随着新型药物（如 mTOR 抑制药和检查点抑制药）被更多地认识和研究，相较而言由于更弱的疗效及更大的毒性反应，干扰素和 IL-2 的应用显著减少。

（一）剂量

有多种 IFN α-2a 治疗转移性 RCC 的剂量及用药方案报道。其中一种用药方案为 IFN α-2a 皮下给药每天 18×10^6U，每周 3 次，持续 10 周作为诱导治疗，随后是持续 13 周的维持治疗[15]。另一种给药方案是皮下注射 IFN α-2a 5×10^6U，每周 3 次，持续给药 4 周，每 6 周为一个周期，最多可以持续 6 个周期[14]。肾癌合作医学研究委员会推荐的用药方案为第一周给予 IFN α-2a 5×10^6U，给药 3 次，随后每次给药 10×10^6U，每周 3 次，总治疗周期为 12 周[23]。

（二）不良反应

一些报道的干扰素治疗不良反应包括食欲减退、厌食、疲劳、恶心、口干、震颤、胃灼热及肝毒性[21, 23, 24]。

四、免疫调节药及检查点抑制药

（一）机制及生理

免疫系统中有多种因素调节 T 细胞的稳态。T 细胞的活化必须有 T 细胞受体和目标抗原的结合。但是这种结合单独并不足以激活 T 细胞。如果仅有这种结合发生而没有进一步共刺激促进，结果是 T 细胞将会成为无反应细胞（如无效能细胞）[25]。需要另外的信号来促进 T 细胞活化（如共刺激作用）。另外的信号通常与位于 T 细胞表面的 CD28 蛋白相关。通过刺激抗原呈递细胞（B7–1 或 B7–2）表面的配体，可以诱导 T 细胞活化[26]。CTLA-4 是 B7–1/B7–2 的竞争性抑制蛋白，与这些蛋白的亲和力显著强于 CD28。CTLA-4 蛋白具有抑制 T 细胞活化的功能[25, 26]。因此，CTLA-4 活性的增强可以导致 T 细胞抑制。

另一条重要通路与 PD-1 及其配体 PD-L1 相关。PD-L1 在多种肿瘤细胞表面均有表达，通过负性调节免疫系统帮助促进肿瘤细胞持续生长。当肿瘤表面 PD-L1 与 T 细胞表面 PD-1 相结合，可以抑制细胞因子释放并抑制抗肿瘤 T 细胞的细胞毒活性，从而促进肿瘤生长[27]。与上述通路相关的治疗（表 22–1）会在下文中以 CTLA-4 抑制药和 PD-1 抑制药的形式进行介绍。

（二）CTLA-4

最早报道通过抑制 CTLA-4 达到抗肿瘤疗效的研究，应用的是通过注射转染肿瘤细胞的小鼠。小鼠接受抗 CTLA-4 或抗 CD28 治疗。接受抗 CTLA-4 药物注射治疗的小鼠与注射抗 CD28 药物及对照组小鼠相比，呈现出肿瘤生长抑制作用。这项研究在结论中指出，通过去除共刺激通路中的抑制信号，可以增强抗肿瘤免疫活性（图 22-3）[28]。基于这些令人鼓舞的临床前研究结果，这项治疗进入到临床试验研究。

伊匹木单抗是一种最初被发现可以促进黑色素瘤患者肿瘤消退的 CTLA-4 抗体[29]。由于 RCC 在早期研究中显示出免疫反应性，因此开展了一项 Ⅱ 期研究评估伊匹木单抗在转移性 RCC 中的疗效。这项研究共纳入 61 名转移性 RCC 患者，分别接受两种不同的伊匹木单抗给药方案。一组患者初次治疗接受 3mg/kg 剂量给药，随后每 3 周接受一次 1mg/kg 剂量给药。另一组患者每 3 周接受一次 3mg/kg 剂量给药。部分缓解率在高剂量组和低剂量组分别为 5/40（12.5%）和 1/21（4.8%）[30]。高剂量组患者与低剂量组相比，出现了更高比例的高级别不良反应（42.5% vs. 14%）。有趣的是在上述研究中，自身免疫不良反应发生率与肿瘤缓解呈正相关。虽然肿瘤缓解数据鼓舞人心，但是较高的不良反应情况仍值得关注。因此，低剂量方案被作为联合治疗选择应用于临床试验中，将在后文进一步讨论[31]。

1. 剂量

转移性 RCC 治疗中伊匹木单抗单药治疗有两种用药剂量，即 3mg/kg 和 1mg/kg，已经在前文进行了介绍[30]。在近期的研究中，伊匹

木单抗大多被有效地用于联合治疗方案。当与纳武单抗联合使用时，伊匹木单抗在治疗诱导期的给药方案为 1mg/kg，每 3 周一次，给药 4 次[32]。

2. 毒性反应

接受伊匹木单抗治疗患者出现的部分毒性反应包括自身免疫性毒性（肠炎、垂体炎）、肾上腺功能减退、胃肠道毒性、结肠穿孔、腹泻或无菌性脑膜炎等[30]。

（三）PD-1

一项早期的 Ⅰ 期试验共纳入了 296 名包括转移性 RCC 在内的不同类型恶性肿瘤患者，评估了晚期肿瘤患者使用抗 PD-1 抗体治疗的安全性及有效性。每种恶性肿瘤患者均被分为三组，分别接受三种不同剂量抗体药物（1mg/kg、3mg/kg 和 10mg/kg）。14% 患者出现 3 级或以上不良反应。转移性 RCC 患者治疗缓解率为 27%。治疗反应为可持续性，约 65% 出现治疗反应的患者持续有效时间超过 1 年[33]。因此，通过阻断 PD-1 受体从而促进抗肿瘤免疫反应获得了广泛认可（图 22-4）。

PD-1 抑制药家族中研究最为深入的药物之一是纳武单抗。一项早期的 Ⅱ 期研究结果显示，纳武单抗在既往接受过血管内皮生长因子通路靶向药物治疗的转移性 RCC 患者中具有抗肿瘤活性。共 168 名患者分别采用三种不同剂量进行治疗（0.3mg/kg、2mg/kg 和 10mg/kg）。三组患者间未观察到药物剂量与疾病无进展生存时间（2.7 个月、4.0 个月和 4.2 个月）、客观反应率（20%、22% 和 20%）、总体生存时间（18.2 个月、25.5 个月和 24.7 个月）和不良反应发生率（24%、22% 和 35%）的相关性[34]。基于 PD-1 抑制药鼓舞人心的抗肿瘤活性，它们被越来越多地应用于转移性 RCC 的治疗研究。

一项共纳入 821 名患者的随机研究中，对

表 22-1　转移性肾细胞癌免疫检查点抑制药关键临床试验

药　物	试　验	药　物	患　者	PFS（个月）	P	OS（个月）	P	ORR（%）
PD-1 抑制药								
纳武单抗	CheckMate 025	纳武单抗 vs. 依维莫司	821	4.6 vs. 4.4	0.11	25.0 vs. 19.6	0.002	25.0 vs. 5.0
	CheckMate 214	纳武单抗 + 伊匹木单抗 vs. 舒尼替尼	1096	11.6 vs. 8.4	0.03	NR vs. 26.0	< 0.001	42.0 vs. 27.0
	NCT03141177	纳武单抗 + 卡博替尼 vs. 舒尼替尼（进行中）	630	N/A	N/A	N/A	N/A	N/A
帕博利珠单抗	KEYNOTE-427	帕博利珠单抗	110	8.7	NR	NR	NR	33.6
	NCT02501096	乐伐替尼 + 帕博利珠单抗	30	13.8	NR	NR	NR	63.3
	NCT02133742	帕博利珠单抗 + 阿昔替尼	52	20.9	N/A	未达到	N/A	73.0
	NCT02853331	帕博利珠单抗 + 阿昔替尼 vs. 舒尼替尼（进行中）	862	N/A	N/A	N/A	N/A	N/A
	NCT02811861	帕博利珠单抗 + 乐伐替尼 vs. 依维莫司 + 乐伐替尼 vs. 舒尼替尼（进行中）	1050	N/A	N/A	N/A	N/A	N/A
PD-L1 抑制药								
阿替利珠单抗	IMmotion151[a]	阿替利珠单抗 + 贝伐珠单抗 vs. 舒尼替尼	915	11.2 vs. 8.4	0.002	NR	NR	37.0 vs. 33.0
德瓦鲁单抗	NCT03308396	德瓦鲁单抗 + 瓜德希他滨（进行中）	58	N/A	N/A	N/A	N/A	N/A
阿维鲁单抗	JAVELIN Renal 101	阿维鲁单抗 + 阿昔替尼 vs. 舒尼替尼	888	13.8 vs. 7.2	< 0.001	NR	NR	55.2 vs. 25.5
CTLA-4 抑制药								
伊匹木单抗	Yang 等	伊匹木单抗 3mg/kg 序贯 1mg/kg vs. 3mg/kg	21	NR	NR	NR	NR	4.8 vs. 12.5 PR

（续表）

药　物	试　验	药　物	患　者	PFS（个月）	*P*	OS（个月）	*P*	ORR（%）
	CheckMate 214（同上）							
曲美木单抗	NCT00372853[b]	曲美木单抗 + 舒尼替尼剂量递增	28	NR	N/A	NR	N/A	43% PR

ORR. 客观缓解率；PR. 部分缓解；OS. 总生存期；PFS. 疾病无进展生存；NR. 未报道；N/A. 不适用
a. IMmotion151 主要评估 PD-L1+ 患者的 PFS。次要终点是 ITT 患者、ORR 和 DOR 的 PFS。此表报告了 ITT 的结果
b. 包括整个研究队列的分析

比了纳武单抗和雷帕霉素靶蛋白（mTOR）抑制药依维莫司在既往使用过抗血管生成治疗患者中的疗效。中位总体生存时间分别为 25 个月和 20 个月。纳武单抗与依维莫司相比具有更低的死亡风险（HR=0.73）和更高的客观缓解率（25% vs. 5%）。高级别不良反应在纳武单抗治疗组也更为少见（19% vs. 37%）[35]。

另一项近期的Ⅲ期随机对照试验共纳入了 1096 名既往未经治疗的转移性 RCC 患者，评估纳武单抗 + 伊匹木单抗联合治疗与舒尼替尼（血管内皮生长因子酪氨酸激酶抑制药）的疗效对比。第一组患者先接受纳武单抗（3mg/kg）和伊匹木单抗（1mg/kg）联合治疗，每 3 周一次给药，共 4 次（诱导期），随后接受纳武单抗单药治疗（3mg/kg）每 2 周一次给药。第二组接受舒尼替尼（50mg）每天给药，每周期 4 周给药 +2 周休息。在基于国际转移性肾细胞癌数据联盟（IMDC）的危险度分级中，中危和高危组患者 18 个月时总体生存率在两个治疗组间分别为 75% 和 60%。客观缓解率分别为 42% 和 27%，其中完全缓解率分别为 9% 和 1%。纳武单抗 + 伊匹木单抗联合治疗组与舒尼替尼组相比，无进展生存时间延长 3.2 个月。总体不良反应发生率在两组中均较高（93% vs. 97%），其中 3 级、4 级不良反应发生率分别为 46% 和 63%[32]。

一项可能与 PD-1 抑制药治疗效果相关的因素是肿瘤细胞 PD-L1 表达程度。若患者肿瘤细胞为 PD-L1 阴性，则可能对抗 PD-1 治疗反应不佳[33]。如果对比 PD-L1 表达 > 1% 和 < 1% 的肿瘤患者接受抗 PD-1 治疗疗效，前者具有显著更好的客观缓解率、疾病无进展生存时间和总体生存时间。另外，一些研究显示 PD-L1 阴性患者仍然可以表现出较好的抗 PD-1 治疗反应。因此，PD-L1 表达可能并不是预测治疗疗效的充分指标[32]。

1. 剂量

纳武单抗推荐剂量为 3mg/kg，但用药方案在不同研究间存在差别。如果作为单药治疗，一项研究中的用药方案是 3mg/kg，每 2 周一次给药，中位持续用药时间 5.5 个月[35]。如果与伊匹木单抗联合使用，纳武单抗（3mg/kg）与伊匹木单抗（1mg/kg）每 3 周一次，给药 4 次，随后使用纳武单抗单药治疗 240mg 每 2 周一次或 480mg 每 4 周一次给药。尽管 CheckMate 214 研究中介绍的纳武单抗维持治疗剂量为 3mg/kg 每 2 周一次给药，但是 FDA 批准的是统一的给药剂量。这两种给药剂量具有近似的药代动力学特征，统一的给药剂量可能给患者和医生提供更为便利的选择。

2. 不良反应

纳武单抗常见的治疗不良反应包括疲劳、

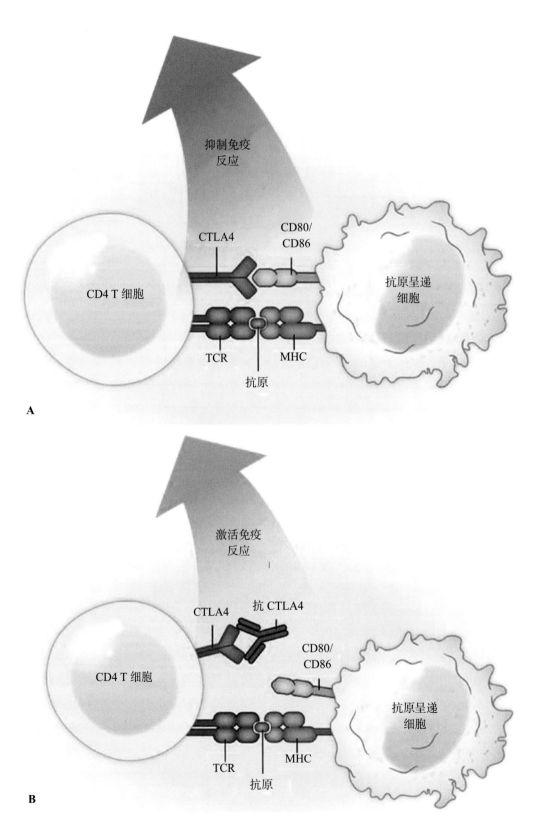

▲ 图 22-3　**A. CTLA4 与 CD80/CD86 结合诱导免疫反应的抑制；B. 抗 CTLA4 分子与 CTLA4 结合诱导免疫反应的激活**（彩图见书末）

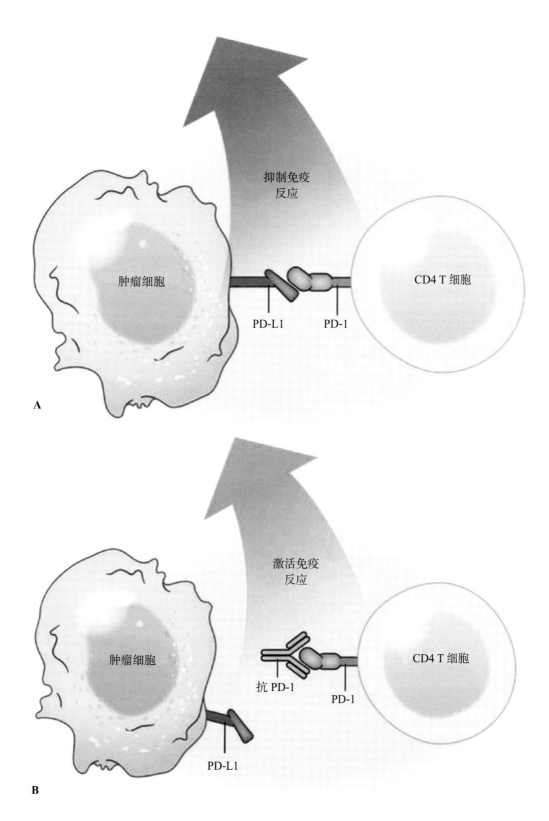

▲ 图 22-4　**A. PD-1 与 PD-L1 结合诱导免疫反应的抑制；B. 抗 PD-1 分子与 PD-1 结合诱导免疫反应的激活**（彩图见书末）

皮肤瘙痒、恶心、腹泻及食欲减退。患者还可出现皮疹、贫血、呼吸困难、外周性水肿、黏膜炎症反应、味觉异常、口腔炎、高甘油三酯血症及鼻出血[35]。

五、总结

免疫调节是有效的转移性 RCC 治疗方法。

PD-1 抑制药和 CTLA-4 抑制药联合治疗可以作为患者一线治疗选择，尤其是对于 IMDC 分类中危 / 高危组患者。IL-2 和 IFN α-2a 是曾经的治疗选择，但是正在逐步被检查点抑制药所取代。需要更多与新型检查点抑制药、新的用药方案及联合治疗方案相关的研究，来进一步优化转移性肾细胞癌患者的治疗方法。

临床要点

- 免疫调节对于转移性肾细胞癌患者可能非常有效。
- IL-2 曾经被用于转移性肾细胞癌治疗，但是具有较大的毒性反应、花费和局限性。
- 干扰素 α-2a 曾被用于转移性肾细胞癌，但是与一些新型药物相比疗效较弱。
- PD-1 抑制药和 CTLA-4 抑制药在患者人群中呈现出更好的预后和更低的不良反应，可以被考虑用于一线治疗。

参考文献

[1] Rosenberg SA, Lotze MT, Muul LM, Leitman S, Chang AE, Ettinghausen SE, et al. Observations on the systemic administration of autologous lymphokine-activated killer cells and recombinant interleukin-2 to patients with metastatic cancer. New Engl J Med. 1985;313(23):1485–92, Rosenberg SA. IL-2: The first effective immunotherapy for human cancer. J Immunol. 2014;192(12):5451–8.

[2] Rosenberg SA, Grimm EA, McGrogan M, Doyle M, Kawasaki E, Koths K, et al. Biological activity of recombinant human interleukin-2 produced in Escherichia coli. Science. 1984;223(4643):1412–4.

[3] Farrar WL, Johnson HM, Farrar JJ. Regulation of the production of immune interferon and cytotoxic T lymphocytes by interleukin 2. J Immunol. 1981;126(3):1120–5.

[4] Lotze MT, Chang AE, Seipp CA, Simpson C, Vetto JT, Rosenberg SA. High-dose recombinant Interleukin-2 in the treatment of patients with disseminated cancer – responses, treatment-related morbidity, and histologic-findings. JAMA J Am Med Assoc. 1986;256(22):3117–24.

[5] Rosenberg SA, Lotze MT, Yang JC, Aebersold PM, Linehan WM, Seipp CA, et al. Experience with the use of high-dose Interleukin-2 in the treatment of 652 cancer-patients. Ann Surg. 1989;210(4):474–85.

[6] Rosenberg SA. Prospective randomized trial of high-dose interleukin-2 alone or in conjunction with lymphokine-activated killer-cells for the treatment of patients with advanced cancer (Vol 85, Pg 622, 1993). J Natl Cancer Inst. 1993;85(13):1091.

[7] Rosenberg SA, Lotze MT, Muul LM, Chang AE, Avis FP, Leitman S, et al. A progress report on the treatment of 157 patients with advanced cancer using lymphokine-activated killer-cells and interleukin-2 or high-dose interleukin-2 alone. New Engl J Med. 1987;316(15):889–97.

[8] Law TM, Motzer RJ, Mazumdar M, Sell KW, Walther PJ, O'Connell M, et al. Phase III randomized trial of interleukin-2 with or without lymphokine-activated killer cells in the treatment of patients with advanced renal cell carcinoma. Cancer. 1995;76(5):824–32.

[9] Klapper JA, Downey SG, Smith FO, Yang JC, Hughes MS, Kammula US, et al. High-dose interleukin-2 for the treatment of metastatic renal cell carcinoma – a retrospective analysis of response and survival in patients treated in the Surgery Branch at the National

Cancer Institute between 1986 and 2006. Cancer. 2008;113(2):293–301.

[10] Rosenberg SA, Yang JC, Topalian SL, Schwartzentruber DJ, Weber JS, Parkinson DR, et al. Treatment of 283 consecutive patients with metastatic melanoma or renal-cell cancer using high-dose bolus interleukin-2. JAMA J Am Med Assoc. 1994;271(12):907–13.

[11] Fisher RI, Rosenberg SA, Fyfe G. Long-term survival update for high-dose recombinant interleukin- 2 in patients with renal cell carcinoma. Cancer J Sci Am. 2000;6:S55–S7.

[12] Margolin KA, Rayner AA, Hawkins MJ, Atkins MB, Dutcher JP, Fisher RI, et al. Interleukin-2 and lymphokine-activated killer cell therapy of solid tumors – analysis of toxicity and management guidelines. J Clin Oncol. 1989;7(4):486–98.

[13] Yang JC, Sherry RM, Steinberg SM, Topalian SL, Schwartzentruber DJ, Hwu P, et al. Randomized study of high-dose and low-dose interleukin-2 in patients with metastatic renal cancer. J Clin Oncol. 2003;21(16):3127–32.

[14] McDermott DF, Regan MM, Clark JI, Flaherty LE, Weiss GR, Logan TF, et al. Randomized phase III trial of high-dose interleukin-2 versus subcutaneous interleukin-2 and interferon in patients with metastatic renal cell carcinoma. J Clin Oncol. 2005;23(1):133–41.

[15] Negrier S, Escudier B, Lasset C, Douillard JY, Savary J, Chevreau C, et al. Recombinant human interleukin-2, recombinant human interferon alfa-2a, or both in metastatic renal-cell carcinoma. New Engl J Med. 1998;338(18):1272–8.

[16] Allard CB, Gelpi-Hammerschmidt F, Harshman LC, Choueiri TK, Faiena I, Modi P, et al. Contemporary trends in high-dose interleukin-2 use for metastatic renal cell carcinoma in the United States. Urol Oncol. 2015;33(11):496 e11–6.

[17] Fyfe G, Fisher RI, Rosenberg SA, Sznol M, Parkinson DR, Louie AC. Results of treatment of 255 patients with metastatic renal cell carcinoma who received high-dose recombinant interleukin- 2 therapy. J Clin Oncol. 1995;13(3):688–96.

[18] Hiroishi K, Tuting T, Lotze MT. IFN-alpha-expressing tumor cells enhance generation and promote survival of tumor-specific CTLs. J Immunol. 2000;164(2):567–72.

[19] Krown SE, Real FX, Cunningham-Rundles S, Myskowski PL, Koziner B, Fein S, et al. Preliminary observations on the effect of recombinant leukocyte A interferon in homosexual men with Kaposi's sarcoma. N Engl J Med. 1983;308(18):1071–6, Golomb HM, Jacobs A, Fefer A, Ozer H, Thompson J, Portlock C, et al. Alpha-2 interferon therapy of hairy-cell leukemia: a multicenter study of 64 patients. J Clin Oncol. 1986;4(6):900–5,

Foon KA, Sherwin SA, Abrams PG, Longo DL, Fer MF, Stevenson HC, et al. Treatment of advanced non-Hodgkin's lymphoma with recombinant leukocyte A interferon. N Engl J Med. 1984;311(18):1148–52.

[20] Quesada JR, Swanson DA, Trindade A, Gutterman JU. Renal cell carcinoma: antitumor effects of leukocyte interferon. Cancer Res. 1983;43(2):940–7.

[21] Minasian LM, Motzer RJ, Gluck L, Mazumdar M, Vlamis V, Krown SE. Interferon alfa-2a in advanced renal cell carcinoma: treatment results and survival in 159 patients with long-term follow-up. J Clin Oncol. 1993;11(7):1368–75.

[22] Motzer RJ, Bacik J, Murphy BA, Russo P, Mazumdar M. Interferon-alfa as a comparative treatment for clinical trials of new therapies against advanced renal cell carcinoma. J Clin Oncol. 2002;20(1):289–96, Flanigan RC, Salmon SE, Blumenstein BA, Bearman SI, Roy V, McGrath PC, et al. Nephrectomy followed by interferon alfa-2b compared with interferon alfa- 2b alone for metastatic renal-cell cancer. New Engl J Med. 2001;345(23):1655–9.

[23] Medical Research Council Renal Cancer Collaborators. Interferon-alpha and survival in metastatic renal carcinoma: early results of a randomised controlled trial. Lancet. 1999;353(9146):14–7.

[24] Quesada JR, Rios A, Swanson D, Trown P, Gutterman JU. Antitumor activity of recombinant-derived interferon alpha in metastatic renal cell carcinoma. J Clin Oncol. 1985;3(11):1522–8.

[25] Chambers CA, Kuhns MS, Egen JG, Allison JP. CTLA-4–mediated inhibition in regulation of T cell responses: mechanisms and manipulation in tumor immunotherapy. Annu Rev Immunol. 2001;19:565–94.

[26] Wolchok JD, Saenger Y. The mechanism of anti-CTLA-4 activity and the negative regulation of T-cell activation. Oncologist. 2008;13(Suppl 4):2–9.

[27] Choueiri TK, Motzer RJ. Systemic therapy for metastatic renal-cell carcinoma. N Engl J Med. 2017;376(4):354–66.

[28] Leach DR, Krummel MF, Allison JP. Enhancement of antitumor immunity by CTLA-4 blockade. Science. 1996;271(5256):1734–6.

[29] Phan GQ, Yang JC, Sherry RM, Hwu P, Topalian SL, Schwartzentruber DJ, et al. Cancer regression and autoimmunity induced by cytotoxic T lymphocyte-associated antigen 4 blockade in patients with metastatic melanoma. Proc Natl Acad Sci U S A. 2003;100(14):8372–7.

[30] Yang JC, Hughes M, Kammula U, Royal R, Sherry RM, Topalian SL, et al. Ipilimumab (anti-CTLA4 antibody) causes regression of metastatic renal cell cancer associated with enteritis and hypophysitis. J Immunother.

2007;30(8):825–30.

[31] Hammers HJ, Plimack ER, Infante JR, Rini BI, McDermott DF, Lewis LD, et al. Safety and efficacy of nivolumab in combination with ipilimumab in metastatic renal cell carcinoma: the CheckMate 016 study. J Clin Oncol. 2017;35(34):3851–8.

[32] Motzer RJ, Tannir NM, McDermott DF, Frontera OA, Melichar B, Choueiri TK, et al. Nivolumab plus ipilimumab versus sunitinib in advanced renal-cell carcinoma. New Engl J Med. 2018;378(14):1277–90.

[33] Topalian SL, Hodi FS, Brahmer JR, Gettinger SN, Smith DC, McDermott DF, et al. Safety, activity, and immune correlates of anti-PD-1 antibody in cancer. New Engl J Med. 2012;366(26):2443–54.

[34] Motzer RJ, Rini BI, McDermott DF, Redman BG, Kuzel TM, Harrison MR, et al. Nivolumab for metastatic renal cell carcinoma: results of a randomized phase II trial. J Clin Oncol. 2015;33(13):1430–7.

[35] Motzer RJ, Escudier B, McDermott DF, George S, Hammers HJ, Srinivas S, et al. Nivolumab versus everolimus in advanced renal-cell carcinoma. New Engl J Med. 2015;373(19):1803–13.

第23章 肾细胞癌新型治疗
Novel Therapies for Renal Cell Carcinoma

Brooke Zilinskas 著

唐琦 译

尽管随着医疗行为中多种影像技术应用的增多，肾细胞癌（RCC）总体诊断数量逐渐增多，但是仍有近 1/3 RCC 患者在诊断时就存在转移。此外，初诊为器官局限性 RCC 的患者也有 20%～40% 进展为转移性疾病[1]。转移性 RCC 预后很差，10 年生存率不足 5%[2]。然而，在过去的十余年间，一些转移性 RCC 新型治疗方法展现出希望。通过美国国立卫生研究院进行快速网络检索就可以发现多项正在开展的各期临床试验。这些临床试验中使用的新型药物或老药，可能给已存在或将发展为转移性疾病的患者带来更多的希望。在本章中，我们将介绍部分已经改变目前临床治疗指南以及在临床试验中呈现出较好前景的新型药物。值得注意的是，随着各期临床研究数据的发表，现今转移性 RCC 的治疗模式也在迅速变化。随着研究的发表，必然会公布新的研究数据并可能更新指南。对于临床从业医生来说，随时关注转移性 RCC 治疗最好的办法就是时常回顾已经发表的文献和可信赖的指南。

一、纳武单抗

纳武单抗是一种通过干扰机体免疫抑制系统反应起效的新型药物。在小鼠模型中观察到缩瘤效果后，被广泛应用于各种肿瘤。黑色素瘤、非小细胞肺癌、肝细胞癌和 RCC 只是其应用的一小部分[3]。

从细胞层面来说，纳武单抗作用于程序性凋亡受体 -1（PD-1），后者与肿瘤诱导的免疫抑制密切相关。纳武单抗促进机体对抗肿瘤细胞的免疫反应增强。纳武单抗通过静脉给药，根据研究方案或指南的不同每 2～3 周给药一次。不良反应包括肾上腺皮质功能不全、再生障碍性贫血、结肠炎、糖尿病、脑病、手足综合征，以及其他炎症或免疫介导的疾病。如果在治疗期间发生免疫介导的不良反应，大剂量糖皮质激素治疗可能是必需的[3]。

Checkmate-214 是一项 III 期随机临床试验，研究伊匹木单抗联合纳武单抗（IN 组）与舒尼替尼在治疗转移性 RCC 患者中的疗效对比。Checkmate-214 试验结果观察到，IN 组与舒尼替尼组相比具有显著改善的生存曲线和更长的缓解时间。这些研究结果已经改写了 2018 年欧洲泌尿外科学会（EAU）指南中关于转移性透明细胞 RCC 的一线治疗推荐[4-6]。

值得提及的是在 Checkmate-214 试验中，基于国际转移性 RCC 数据联盟（IMDC）危险度分级，将患者分为低危组、中危组及高危组。这项模型纳入了 Karnofsky 体力状况评分、诊断至开始系统性治疗的时间及实验室检查结果。这个模型已经得到充分验证并在转移性 RCC 研究中被反复使用 [6, 7]。Checkmate-214 试验显示 IN 组与舒尼替尼组患者相比，在中、高危人群中具有显著疾病无进展生存优势。然而，这一优势在低危人群中并不明显，因此，EAU 指南仍然保留了舒尼替尼作为低危人群治疗选择的推荐。

二、伊匹木单抗

伊匹木单抗实际上并不算做新型治疗，但是 Checkmate-214 试验中与纳武单抗的联合使用让它重新在转移性 RCC 治疗领域崭露头角。伊匹木单抗是一种与细胞毒性 T 淋巴细胞抗原 4（CTLA-4）相结合的单克隆抗体。通过与抗原结合，抗肿瘤 T 细胞获得增殖从而使得机体增强免疫反应 [8]。这种药物早在十余年前就已经被研究并用于临床试验之中，但是其不良反应如小肠结肠炎、肝炎、致死性神经病变，限制了伊匹木单抗作为单独用药选择。按照 2018 年 EAU 指南推荐，伊匹木单抗与纳武单抗联合使用可作为中危或高危患者的一线治疗选择 [8]。伊匹木单抗通过静脉输液给药，每 3 周一次，最多不超过 4 个周期 [8]。

三、卡博替尼

卡博替尼是一种酪氨酸酶抑制药。对于包括 VEGFR、MET 及 AXL 等多种受体具有广泛抑制作用。VEGF 受体靶向治疗并不新颖，但是卡博替尼具有通过多种靶向受体抑制酪氨酸激酶的能力，使得研究者们猜测使用卡博替尼治疗可能更不易出现耐药性。在 CABOSUN 研究中，患者接受卡博替尼及金标准舒尼替尼治疗。研究中的所有患者均为 IMDC 分级中危或高危

患者。试验达到了主要研究终点，结果显示卡博替尼组与舒尼替尼组相比具有显著改善的无进展生存时间。这一结果在独立的无进展生存影像学评估后得到了支持 [4, 9]。卡博替尼的不良反应包括疲劳、腹泻、高血压及血小板减少。

四、其他新型药物

伴随着 Checkmate-214 和 CABOSUN 试验的阳性结果，联合 PD-1 受体靶向药物和影响 VEGF 通路的药物成为一种合理的治疗考虑。目前已有正在开展的联合这些类型药物与舒尼替尼相对照的临床试验，如 IMmotion-151 研究。IMmotion-151 研究探索的是贝伐珠单抗（一种 VEGF 抑制药）联合阿替利珠单抗（一种 PD-L1 单克隆抗体）与舒尼替尼进行对比。这项研究的特殊之处在于受试者均需要进行组织活检以进行 PD-L1 表达检测，与危险度评分、是否存在肝转移等一起作为患者分层标准。这项研究正在进行之中，但是部分已经公布的数据显示 PD-L1 亚组显示出显著较好的无进展生存时间。这一用药方案在患者中具有较好的耐受性，但是在研究数据获得完整收集、分析、发布及影像学资料独立评估之前，将其列入临床指南还为之过早 [10]。

阿昔替尼是用于转移性 RCC 一线药物治疗进展后的口服治疗药物。它是一种口服激酶抑制药，可以抑制肿瘤生长。阿昔替尼每日给药 2 次，根据患者耐受性有不同给药剂量，最多不超过每日 20mg。阿昔替尼可以作为单药或与阿维鲁单抗（一种 PD-L1 单克隆抗体）联合使用。严重不良反应包括血栓、出血、肝毒性及瘘管形成。目前有一项研究（JAVELIN-101）探索阿昔替尼联合阿维鲁单抗与舒尼替尼的对比，随着研究结果的公布及独立验证，可能拓宽治疗选择 [11]。

五、肿瘤和生物标志物

目前还没有标准的且经过证实的辅助 RCC 治疗的生物标志物。寻找到一项或多项这类生物标志物是每位研究者最大的愿望。目前可用的可靠指标是 IMDC 危险度分层模型，EAU 指南推荐根据这一指标，中危和高危患者可以接受纳武单抗联合伊匹木单抗治疗，低危患者可以继续使用舒尼替尼。

IMmotion-151 研究根据 PD-L1 表达活性对患者进行进一步细分，但是仍然需要其他研究者的重复和验证。如果这些生物标志物或肿瘤指标可以在未经治疗或更早期的肿瘤初诊阶段被识别出来，新辅助治疗或者肾部分切除、肾根治切除术后早期辅助治疗的机会将增多。

六、总结

过去的十余年间，进展性 RCC 治疗领域十分火热。临床研究带来了中高危患者一线治疗选择的改变，正在开展的研究也显示患者在获益的同时毒性反应也有所降低。以程序性细胞凋亡和 VEGF 通路为靶点的治疗均显示出了临床获益，而正在开展的研究将会让这两类治疗联合起来。生物标志物是肿瘤治疗的未来，尽管一些研究尝试进行患者分层，另一些研究进行了肿瘤细胞 PD-L1 表达检测以决定患者个体化治疗，但仍然需要更进一步研究证实这些结果的可重复性，并在研究性及私立性医疗中心的日常肿瘤治疗中开展。随着大量研究数据的公布，始终保持转移性 RCC 治疗进展的更新是很困难的，但是令人欣慰的是在接下来的十余年间，当患者发现自己需要治疗时，医生可以提供给他们更多的选择。

临床要点

- 目前转移性 RCC 的治疗模式正在迅速地转变，临床医生必须保持对目前所有文献和临床试验的持续更新。
- 获批应用于转移性 RCC 治疗的新型免疫检查点抑制药包括纳武单抗（抗 PD-1）和伊匹木单抗（抗 CTLA-4）。
- 卡博替尼是一种具有抗 VEGFR、MET 及 AXL 等位点活性的酪氨酸激酶抑制药，已被批准用于 IMDC 分级中危及高危患者的治疗。
- 靶向药物和免疫药物联合治疗目前正在转移性 RCC 患者中积极进行研究。
- 今后生物标志物将指导转移性 RCC 患者的个体化治疗。

参 考 文 献

[1] Srinivasan R, Marston Linehan W. Treatment of advanced renal cell carcinoma. In: Campbell-Walsh Urology, vol. 63. Philadelphia, PA : Elsevier; 2020. p. 1500–1518.e5.

[2] Motzer RJ, Mazumdar M, Bacik J, et al. Survival and prognostic stratification of 670 patients with advanced renal cell carcinoma. J Clin Oncol. 1999;17:2530–40.

[3] McDermott DF, Atkins MB. PD-1 as a potential target in cancer therapy. Cancer Med. 2013;2(5):662–73.

[4] Salgia NJ, Dara Y, Bergerot P, et al. Curr Treat Options Oncol. 2019;20:41. https://doi-org. foyer.swmed. edu/10.1007/s11864–019–0638–1.

[5] Motzer RJ, Tannir NM, McDermott DF, Aren Frontera O, Melichar B, Choueiri TK, et al. Nivolumab plus ipilimumab versus sunitinib in advanced renal-cell carcinoma. N Engl J Med. 2018;378(14):1277–90.

[6] Powles T, et al. Updated European Association of Urology Guidelines: recommendations for the treatment of first-line metastatic clear cell renal cancer. Eur Urol. 2018;73(3):311–5.

[7] Heng DYC, Xie W, Regan MM, et al. External validation and comparison with other models of the International Metastatic Renal- Cell Carcinoma Database Consortium prognostic model: a population-based study. Lancet Oncol. 2013;14:141–8.

[8] Yervoy (ipilimumab) injection for intravenous use (prescribing information). Princeton: Bristol-Myers Squibb; 2017.

[9] Choueiri TK, et al. Cabozantinib versus sunitinib as initial therapy for metastatic renal cell carcinoma of intermediate or poor risk (Alliance A031203 CABOSUN randomised trial): progression-free survival by independent review and overall survival update. Eur J Cancer. 2018;94:115–25.

[10] Motzer RJ, et al. IMmotion151: a randomized phase iii study of atezolizumab plus bevacizumab vs sunitinib in untreated metastatic Renal Cell Carcinoma (mRCC). J Clin Oncol. 2018;36(6_suppl):578.

[11] Motzer RJ, Penkov K, Haanen JBAG, Rini BI, Albiges L, Campbell MT, et al. LBA6_ PRJAVELIN renal 101: a randomized, phase III study of avelumab + axitinib vs sunitinib as first-line treatment of advanced renal cell carcinoma (aRCC). Ann Oncol. 2018; 29(suppl_8):mdy424.036.

第四篇　其他恶性肿瘤
Other Malignancies

第 24 章　睾丸癌
Testicular Cancer

Kara R. Cossis　Tara Mahan　Sara Dennin Johney　Benjamin Lowentritt　**著**

杜毅聪　**译**

一、临床表现和体征

睾丸癌通常是触及睾丸内硬结发现的，可同时出现睾丸的增大或水肿。患者可有阴囊或者下腹部的疼痛或肿胀感[1]，可能伴有淋巴结的肿大（尤其是锁骨上淋巴结）。临床上睾丸癌患者可能还会出现腹膜后肿物、静脉血栓、肺栓塞[33]。睾丸癌带来的激素变化可能导致患者出现性早熟或乳房发育。一些睾丸癌患者也可毫无症状。当疾病进展时，可能会出现腰痛、呼吸急促、胸痛、干咳、腹痛、头痛和意识障碍等全身症状[1]。

二、流行病学

睾丸癌是 15—34 岁年轻男性最常见的恶性肿瘤，然而其只占全部男性恶性肿瘤病例的 1%～2%[32]。现今人们对于睾丸癌的高危因素已有了一定认知，但对其根本的致病因素尚不明了。流行病学统计每年约新诊断 72 000 例睾丸癌，每年约 9000 名患者死于睾丸癌[19, 31]。

据美国卫生研究所统计，1973—1978 年美国男性睾丸癌发病率为 3.35/100 000，到 1994—1998 年上升至 4.48/100 000[20]。

导致近年来睾丸癌发病率上升的原因尚不清楚。

三、危险因素

现已知一些危险因素可能导致男性发生睾丸原位癌或浸润性睾丸癌，例如隐睾症、睾丸癌个人或家族病史、睾丸发育不良、克兰费尔综合征（Klinefelter syndrome）、不孕症及艾滋病。另有其他危险因素在一些研究里有所提及，但尚无确凿证据证实其与睾丸癌的相关性。

（一）隐睾症

隐睾症是指在发育早期，单侧或双侧睾丸未能下降到阴囊内。虽然无法单纯用睾丸位置的异常来解释为何睾丸癌高发，但在隐睾症人群中确实存在更高的睾丸癌的发生率。对于仍存在于腹腔中的异位睾丸推荐预防性切除。据统计，约 10% 的睾丸癌发生在腹腔异位睾丸；与此同时，约 20% 的睾丸癌发生在对侧已经下降的睾丸[21]。位于腹股沟区的异位睾丸发生癌变的风险相对较低，无须行积极手术切除。

（二）个人史

有少数患者在治疗后可能会再次患上睾丸癌。据美国国家癌症中心统计，当一侧睾丸确诊睾丸癌时，对侧同时患癌的风险是 0.6%，15 年后该风险上升到 1.9%[22]。

（三）家族史

诊断为睾丸癌的患者中，有 1%～3% 的家人曾患睾丸癌。尽管这部分比例很小，但也提示了遗传易感性的可能[23]。在相关病例对照研究中，家族史这一因素显著增加了 6～10 倍睾丸癌的患病风险，尤其是在兄弟或父子之间[24]。

（四）睾丸发育不良综合征

睾丸发育不良综合征（testicular dysgenesis syndrome，TDS）指一系列从胎儿发育时便存在的生殖系统疾病，常由胚胎发育时期性腺发育异常所致。有理论认为睾丸发育不良是先天因素、环境和生活习惯共同导致的。睾丸发育不良综合征在新生儿时期可有隐睾症和尿道下裂表现，在成年男性可有睾丸癌和不育表现。其临床表型多样，最轻且最常见的表型可仅有精子质量受损作为唯一临床表现，而最重的表型患者可发生睾丸癌[38]。

睾丸发育不良综合征也可由睾丸间质细胞功能异常导致。睾丸间质细胞所产生的睾酮是睾丸正常下降、尿道外口形成、精子形成所必需的。

基于丹麦国内隐睾症和睾丸癌发病率估测，丹麦中度睾丸发育不良综合征的发病率约为 5%。世界范围内睾丸发育不良综合征的发病率还未有统计[34, 35]。

（五）克兰费尔综合征

克兰费尔综合征是因染色体核型多出一条 X 染色体所导致的罕见疾病，这种染色体核型异常往往与性腺功能减退和不育相关。该综合征的临床表现多样，可伴睾丸未降或尿道下裂。同样，睾丸未降有发展为睾丸癌的潜能[39]。

（六）艾滋病

男性艾滋病患者人群和一般人群相比，可观测到精原细胞瘤发病率小幅上升，为 0.7～1.8 倍[25]。非精原细胞瘤在两组人群间未见明显差异。

（七）人种差异

一项囊括 12 个欧洲国家数据的综述表明，男性生殖细胞肿瘤的发病率在上升，同时致死率却在下降，这说明现今的诊断技术和治疗水平在逐步提高[26]。在美国，非拉丁裔白人男性中生殖细胞肿瘤死亡率在下降。与之相比，非裔美国人、印第安原住民、菲律宾裔、夏威夷原住民和拉丁裔男性的死亡率较高，这种种族差异性的原因尚不明确[27]。

可以确定的是，白人男性人群生殖细胞肿瘤发病率是上升的[27]。黑人男性睾丸癌的发病率相对较低，约为白人男性的 1/4。一项研究表明，从 1988—2001 年黑人男性睾丸癌的发病率在不断上升，发病率在 1988—1992 年和 1998—2001 年各增长 1 倍[28]。全世界睾丸癌发病率在非洲和亚洲最低，在斯堪的纳维亚国家、德国、瑞士和新西兰最高[29]。

（八）孕期因素

一项病例对照研究指出孕期使用雌激素类药物可能会增加胎儿出生后睾丸生殖细胞肿瘤的发病率，但该文章未能给出确切依据[30]。

雌激素因素也许会有一定影响，但目前尚无定论[31]。

（九）总结

在诸多和睾丸癌相关的因素中，更早发病、个人和家族睾丸生殖细胞肿瘤史、隐睾症是最高危的因素。输精管结扎手术史、服用大麻、节食、宫内雌激素暴露和体重指数可能与睾丸癌相关，但尚无统计学显著意义。

四、筛查

美国预防服务特别工作组（USPSTF）在 2004 年发布了反对针对青少年和成人进行睾丸癌筛查的意见，该机构认为睾丸癌发病率较低，并且即使是进展期睾丸癌仍有较好的治疗效果。该机构认为："现有足够证据表明，睾丸癌早期筛查的获益几乎为零"。在 2009 年和 2011 年对睾丸癌进行文献回顾后这一观点仍被医学界所坚持，反对以早期筛查睾丸癌为目的进行临床检查和患者自我检查[4]。美国家庭医生学会[5]、美国儿科学会[6]和美国癌症协会[7]都支持这一观点。

目前没有证据表明定期睾丸自我检查可降低睾丸癌病死率，因此，无法将其作为筛查建议。同样，现在几乎不对青春期和年轻男性进行睾丸癌相关教育。对于这个群体，现今的关注点在于其中一些个体非常关心自身健康，强调睾丸自我检查会造成焦虑加剧，而这个易感人群作为整体却对于个人身体健康的关注度不够[12]。

五、早期检查

早期检查对睾丸癌治疗预后至关重要。目前，治疗晚期睾丸癌的经济成本及患者寿命损失已显著降低。一项发表在 *Cancer Medicine* 上的文章证明了这一点。这篇文章对比了晚期睾丸癌与其他 6 个临床场景的治疗费用，包括临床发现或自行检查发现的睾丸肿物，其中 4 个为良性睾丸肿物，2 个为早期睾丸癌。医疗费用运用 CPT（current procedural terminology）编码进行计算，而后运用医疗保险报销估算国家成本水平。

（一）诊断前流程

如果患者有发生睾丸癌的可能，医生应对患者进行全面的病史采集和体格检查，同时应进行睾丸超声检查和血清肿瘤标志物检查。睾丸癌血清标志物包括 α 甲胎蛋白（alpha-fetoprotein，AFP）、β- 人绒毛膜促性腺激素（β-human chorionic gonadotropin，β-HCG）和乳酸脱氢酶（lactate dehydrogenase，LDH)[1]。此外还应进行血液生化和胸部 X 线片检查[32, 33]。

（二）肿瘤标志物

睾丸恶性肿瘤患者血清中通常能检测到 AFP、β-HCG 和 LDH 升高。这几种肿瘤标志物中任何一种的升高都提示可能存在生殖细胞肿瘤，AFP 和 β-HCG 的特异性比 LDH 更高。AFP 由非生殖瘤细胞分泌，因此在胚系和卵黄囊肿瘤中升高，其半衰期为 5～7 天，可在睾丸癌的各个阶段被检测到。精原细胞瘤和非精原细胞瘤都可见 β-HCG 升高，尤其在绒毛膜癌中显著升高，其半衰期为 1～3 天。β-HCG 水平可因性腺功能减退、服用大麻[32]、甲亢、异嗜性抗体而升高并呈假阳性。当 β-HCG 水平＞1000U/L 时提示非生殖细胞肿瘤可能。在睾丸切除后，当 β-HCG 水平＞5000U/L 时提示脑转移可能，建议及时完善头颅 MRI。LDH 常用于评估预后和转移性非精原细胞癌一线化疗危险分层，也可用来监测复发。

（三）诊断

穿刺活检可以提供确切的组织学诊断，但因其有导致肿瘤播散和转移的风险，活检不是常规诊断操作。睾丸癌通常是通过睾丸切除术的病理结果诊断的。当临床怀疑睾丸癌时，经腹股沟途径行根治性睾丸切除术是首选的手术治疗方式，以避免癌症扩散到阴囊壁和（或）腹股沟淋巴结，最终诊断以术后病理为准。可运用 B 超、CT、MRI、PET/CT、骨扫描等影像学检查来进行全身评估。

（四）诊断后流程

在患者诊断睾丸癌后，应进行腹腔或盆腔CT 检查，如果其结果异常或者胸部 X 线片异常，还应进行胸部 CT 检查。此时应重新检测肿瘤标志物。如果临床考虑有颅脑或骨转移可能时，还应进行头颅 MRI 和骨扫描检查。此外，还需和患者沟通精子库事宜[32]。

（五）精子库

睾丸癌本身及其后续治疗的相关后遗症可能导致不育。因此应和睾丸癌患者沟通储存精子事宜，如果他们将来想要后代，应该进一步咨询生育专家[13]。沟通的时机不受睾丸切除术影响，但应在放化疗及腹膜后淋巴结清扫之前[33]。

初步的咨询费用略低于 1000 美元，每年的精子冷冻保管费在 275～500 美元[13]。完成一个完整体外受精周期的基础费用平均为 1.2万～1.5 万美元[14]。

（六）肿瘤种类

睾丸癌最常见的类型是生殖细胞肿瘤，占比约为 90%。生殖细胞肿瘤分为精原细胞瘤和非精原细胞瘤，两者发生率大致相等。混合生殖细胞肿瘤的生物学特性与非精原细胞瘤类似，按照非精原细胞瘤治疗。

通常情况下，精原细胞瘤生长较非精原细胞瘤缓慢，其可细分为经典型精原细胞瘤和精母细胞性精原细胞瘤。经典型精原细胞瘤目前是最常见的，好发年龄在 25—45 岁。与之相比，精母细胞性精原细胞瘤往往见于年龄较大的男性，通常在 65 岁左右。它们生长缓慢，恶性度较低。

非精原细胞瘤通常发生在青少年末期和30 岁左右的男性，其可分为四个亚型：胚胎癌、卵黄囊癌、绒毛膜癌和畸胎瘤。很多非精原细胞瘤是由这四种类型混合而成，其中也可能有精原细胞瘤成分。胚胎癌以混合瘤形式出现的发生率约为 40%，而纯胚胎癌的发生率仅为 3%～4%，这种肿瘤生长很快且经常播散到睾丸外。卵黄囊癌是儿童最常见的睾丸癌类型，尤其是在新生儿，但在成人较少见。绒毛膜癌较少见，但在成年男性进展很快。当其以单癌形式出现时，会很快向远处器官转移，包括肺、骨、脑等器官。而当其以混合瘤形式出现时，恶性度稍有降低，但仍应引起重视。畸胎瘤很少以单一形式出现，可分为三种亚型：①成熟畸胎瘤，很少发生转移但易复发；②未成熟畸胎瘤具有转移和复发倾向；③伴有体细胞恶性成分的畸胎瘤。这一类型很少见，除成熟的畸胎瘤细胞外，还有与睾丸外恶性肿瘤相关的细胞，如肉瘤细胞或腺癌细胞[1]。

原位癌或生精小管内生殖细胞肿瘤发生频率较低，是生殖细胞癌的前体。一般没有症状，通常是由于其他原因进行睾丸活检偶然诊断的。间质瘤是另一种睾丸恶性肿瘤，占成人病例的比例不到 5%，但占儿童病例的 20%，其包含两种亚型，即间质细胞瘤（leydig cell tumor）和支持细胞瘤（sertoli cell tumor）。大多数睾丸间质瘤是良性的，转移的发生率很低，但恶性睾丸间质瘤的侵袭性很强，对放化疗的反应较差[1]。

一系列增加患睾丸癌风险的危险因素已被确定。隐睾症或有睾丸未降病史是睾丸癌的一大危险因素，这类患者占到男性总人群的 3%。除此之外，危险因素还有一级亲属睾丸癌家族史、艾滋病感染史、睾丸原位癌病史。据统计一侧患睾丸癌的患者中有 3%～4% 其对侧后续发生睾丸癌。20—34 岁的男性是睾丸癌高发人群。美国高加索人种男性的睾丸癌患病率是非裔美国男性和亚裔美国男性的 4～5 倍。高身材男性可能有较高患睾丸癌的风险，但未获得公认[1]。

六、治疗

睾丸癌的治疗通常有三种方式：手术治疗、放疗和化疗。睾丸癌患者的治疗团队应由泌尿外科医生、肿瘤内科医生和肿瘤放疗医生组成。对于更复杂的患者，还可考虑参与临床试验治疗和干细胞移植[18]。NCCN 指南已对各期睾丸癌的标准治疗规范做出了详细阐述，在患者治疗过程中医生应密切遵循指南建议，以达到最好的治疗效果并尽可能减少治疗并发症[33]。

睾丸癌的治疗要依据肿瘤分期和组织学表现。基于睾丸切除术后肿瘤标志物，以及 AJCC T（肿瘤）、N（淋巴结）和 M（转移）分期系统[33]，睾丸癌历来被认为是一种可治愈的癌症，复发的可能性很低[18]。

当偶然发现睾丸癌，并且其血液检查及影像学检查结果显示没有肿瘤扩散到睾丸外的迹象，可诊断为原位癌或者 0 期睾丸癌。此时可适当选择监测，直至疾病进展再行睾丸切除手术，术后无须额外辅助治疗[15]。

90%～95% 的睾丸癌为精原细胞瘤、非精原细胞瘤和混合生殖细胞肿瘤，仅有 5%～10% 为间质细胞肿瘤。

精原细胞瘤和非精原细胞瘤依据不同分期，其治疗方法也不同，混合生殖细胞肿瘤的治疗依据非精原细胞瘤的治疗流程进行。成年男性更易患精原细胞瘤，而青春期前男性患非精原细胞瘤更多。

（一）单纯精原细胞瘤

因为青春期前单纯精原细胞瘤患者较少，目前没有对于此人群的单纯精原细胞瘤治疗规范[18]。下文的治疗意见都是针对成年男性患者。

1. 1A 及 1B 期

此期的初始治疗是进行根治性经腹股沟睾丸切除术，切除范围包括患侧的精索和睾丸。

术后治疗可依情况选择监测、放疗或化疗。对于依从性较好、可配合严格密切随访的患者，可选择持续监测。阴囊受损的患者（例如行经阴囊睾丸切除或者行经阴囊睾丸探查的患者）因正常的淋巴回流受影响，不应选择持续监测[18]。

患者持续监测期间应遵守严格的监测流程，定期进行查体、血清学检测，监测 LDH、β-HCG 和 AFP 动态变化，并同期进行胸、腹、盆腔的影像学检查[17]。一旦发现有任何肿瘤播散的迹象，患者应进一步接受放疗或化疗。

若患者有阴囊受损、既往放疗史、炎性肠病病史，下一步应选择放疗。放疗通常为 10～15 次，持续 2～3 周，并使用腹部外照射靶向放射腹膜后淋巴结。

对于合适的患者，可进行 2 个周期以上的卡铂化疗。

2. 1S 期

此期在根治性睾丸切除后仍可见一种或多种肿瘤标志物升高[15]。此时应进行检查，重新评估分期，并考虑开始进行放疗或化疗。

3. 2A 和 2B 期

此期应进行腹膜后和患侧髂淋巴结的手术和放疗。如进行化疗，常规进行 3 个周期 BEP（博来霉素、依托泊苷、顺铂）方案化疗或者 4 个周期 EP（依托泊苷、顺铂）方案化疗[16]。

4. 2C 或 3 期

此期在根治性睾丸切除术后，应后续行化疗以杀灭残存的癌细胞。依据 2018 版美国肿瘤学会推荐，此期患者一般不行放疗[15]。治疗后患者应通过血清学检查和 PET/CT 监测复发。

（二）非精原细胞瘤和混合生殖细胞肿瘤

此类肿瘤也可见于儿童。1A 和 1B 期患者可选择根治性经腹股沟睾丸切除术并持续监测。更高级分期的患者一般行手术和化疗[18]。

下面的治疗推荐是针对成年男性非精原细胞瘤患者。

1.1A 期

对于非精原细胞瘤，肿瘤分期决定着患者在睾丸切除术后进行何种治疗。同精原细胞瘤类似，对于依从性好的 1A 期患者可以选择密切随访。手术时可依情况进行保留神经的腹膜后淋巴结清扫术。术后前几年是肿瘤复发的高峰期，复发后通常进一步行化疗。

对于 1A 和 1B 期患者，后续治疗取决于是否有以下复发相关高危因素出现：①淋巴血管束侵犯；②胚胎癌成分占主导；③ T_3 或 T_4 肿瘤。

1 期非精原细胞瘤根据这些高危因素可分为两种类型：①低危型：患者无以上高危因素，可考虑积极监测；②高危型：患者有一种或更多以上高危因素，可依情况选择积极监测、化疗和腹膜后淋巴结清扫。对于不愿进一步治疗的患者可选择积极监测，但这类患者的复发风险将上升 40%[40]。

2.1S 期

此期患者肿瘤局限于睾丸，但睾丸切除术后肿瘤标志物仍升高。此时应考虑肿瘤转移可能，患者应接受化疗。

3.1B 期

若睾丸切除术及腹膜后淋巴结清扫术后标本发现有淋巴结转移，患者应进一步接受化疗。此期患者不应选择积极监测。

4.2A 或 2B 期

标准治疗方案是进行睾丸切除术及腹膜后淋巴结清扫术，术后进行化疗。

5.2C 或 3 期

标准治疗方案是进行睾丸切除术及腹膜后淋巴结清扫术，术后进行化疗。治疗后密切监测血清学检查及影像学检查。对化疗后残余瘤体进行手术切除。

如果肿瘤对化疗反应不佳，可选择临床试验疗法、干细胞移植或其他非常规治疗手段。

（三）睾丸间质肿瘤

睾丸间质肿瘤对化疗反应不佳，通常行根治性手术治疗，并密切监测。

持续随访

患者的随访流程依其所接受的治疗而不同。

由于睾丸癌患者通常在较年轻时就被诊断和治疗，因此会有较长的随访过程。患者术后应至少一年随访一次，持续 5～10 年，定期接受肿瘤学随访，如血清肿瘤标志物检测、胸部 X 线片、腹盆腔 CT 检查。何时终止随访应由初始治疗团队和肿瘤随访团队依据患者现状讨论后得出[36]。以下是提出的一些随访建议[37]。

- 睾丸癌患者应每年进行一次全套体格检查，并记录体重和血压。体格检查应包括淋巴结检查和对侧睾丸查体。患侧阴囊及会阴皮肤应仔细检查，这里是肿瘤复发高危区域。

- 每年进行肾功能（血清肌酐）和血清镁离子检查（对于接受顺铂方案化疗的患者）。

- 定期对激素功能（如睾酮和黄体生成素水平）进行评估，尤其是对接受化疗或放疗的患者。目前尚无统一的激素监测规范，可依据患者的症状表现进行规律复查。

- 此外，患者应被告知如发现新发症状或不适，应及时就诊。

（四）成本分析

治疗晚期睾丸恶性肿瘤的成本与筛查或

治疗早期恶性肿瘤的成本比较有显著差异。据2014 年发表在 *Cancer Medicine* 上的一篇文章分析，治疗一名晚期精原细胞瘤患者和晚期非精原细胞瘤患者的平均花销分别为 48 877 美元和 51 592 美元。与之相比，进行一例睾丸癌诊室筛查的花销是 156 美元。治疗一名晚期睾丸癌患者的花销相当于 313～330 名患者来诊所进行查体筛查的花销；相当于 180～190 名患者来诊所进行 272 美元阴囊 B 超的花销；相当于 79～83 名患者在诊所进行 621 美元的阴囊 B 超加血清学检查的花销；相当于行经腹股沟睾丸根治术后具有良性病理的患者 2～3 次门诊的花销，每人约 7686 美元。早期精原细胞瘤和非精原细胞瘤患者的花销分别为 17 282 美元和 26 190 美元，囊括治疗费用和治疗后随访 10 年的费用。这些数字显示，与错过早期筛查而治疗晚期肿瘤的成本相比，这笔开销本可对良性疾病进行更多的临床评估。治疗晚期睾丸癌的成本效益比约为早期发现并治疗的睾丸癌的 2.4 倍。当然，护理成本只会继续增加，进一步扩大上述数字。

（五）患者教育

有文章显示睾丸癌的高危人群对其患病风险知之甚少，且几乎不了解如何正确进行自我检查。据统计，在被归类为高危年龄组的男性人群中，仅有 0%～31% 的人知道如何进行睾丸自我检查，而实际操作的人仅占 0%～18%。一项针对校园运动员的调查显示 87% 的受访人员不知道他们有患睾丸癌的风险，仅有 9.6% 的受访者曾被教授如何进行睾丸自我检查，而仅有 4.8% 的受访者是由他们的医生告知相关知识的。

鉴于早期发现的睾丸癌是一种相对可治愈的疾病，患者教育是降低疾病发病率和死亡率风险的关键。此外，早期检测可以在疾病的早期阶段进行诊断，这样就有可能选用毒性更小的治疗方法。不幸的是，一些社会文化习俗和宗教信仰造成了男性进行睾丸自我检查的障碍。虽然睾丸癌在总人群中的发病率较低，但仍需着重关注青年男性这一睾丸癌最高发的人群。一旦患病，青年男性是潜在寿命损失年数（years of potential life lost，YPLL）最显著的群体[9]。睾丸癌本身及其治疗的后遗症可能会导致不育。在男性群体中，睾丸癌的相关教育、公众宣传和护理标准等信息明显不足。一项发表在 *Archives of Medicine and Health Sciences* 的研究表明，在军队系统中军医向 84% 的女性军人强调了乳房自我检查的重要性，但仅向 51% 的男性军人提及了睾丸自我检查[9]。

对高级治疗师的建议

- 睾丸癌是 15—34 岁青年男性最常出现的肿瘤，但仅占所有人类恶性肿瘤的 1%～2%，占男性肿瘤的比例不到 1%。
- 由于睾丸癌的低发病率和良好的预后，USPSTF 不建议进行筛查。
- 早期检查可以提高睾丸癌总体生存率，减少晚期疾病进展、后遗症，降低诊疗成本。
- 肿瘤标志物，包括 AFP、β-HCG 和 LDH，用于诊断、预测预后和监测治疗反应。
- 生殖细胞肿瘤是最常见的睾丸癌类型，占比约 90%。生殖细胞肿瘤进一步分为精原细胞瘤和非精原细胞瘤，两者发生率相当。
- 根据肿瘤的分类和分期，治疗通常包括手术和可能的辅助化疗或放疗。

参 考 文 献

[1] American Cancer Society. Testicular cancer. [Internet]. Available from https://www.cancer. org/cancer/testicular-cancer/about/key-statistics.html.

[2] Mellanby AR, Rees JB, Tripp, JH. Peer-led and adult-led school health education: a critical review of available comparative research. Health Educ Res. Oxford Academic. 1 Oct 2000. [Internet]. Available from https://academic. oup.com/her/article/15/5/533/639474.

[3] Finney JW, Weist MD, Friman PC. Evaluation of two health education strategies for testicular self-examination. 27 Feb 2013. [Internet]. Available from https:// onlinelibrary.wiley.com/doi/ full/10.1901/jaba.1995.28–39.

[4] Final recommendation statement testicular cancer: screening. Apr 2011. [Internet]. Available from https:// www.uspreventiveservicestaskforce.org/Page/Document/ RecommendationStatementFinal/ testicular-cancer-screening.

[5] American Academy of Family Physicians. Summary of recommendations for clinical preventive services. Leawood: American Academy of Family Physicians; 2010. [Internet]. Available from www.aafp.org/online/etc/ medialib/aafp_org/documents/clinical/CPS/rcps08–2005. Par.0001.File.tmp/June2010.pdf.

[6] American Academy of Pediatrics Committee on Practice and Ambulatory Medicine and Bright Futures Steering Committee. Recommendations for preventive pediatric health care. Pediatrics. 2007;120:1376.

[7] Cancer screening guidelines | Detecting cancer early. 7 July 2017. [Internet]. Available from https://www.cancer. org/healthy/find-cancer-early/cancer-screening-guidelines/ american-cancer- society-guidelines-for-the-early-detection-of-cancer.html.

[8] Whol R, Kane W. Teachers' beliefs concerning teaching about testicular cancer and testicular self-examination. Mar 1997. [Internet]. Available from https://www.ncbi. nlm.nih.gov/ pubmed/9071673.

[9] Nwozichi CU. Effect of video-based teaching module on knowledge about testicular cancer and testicular self-examination among male undergraduate students. Arch Med Health Sci [serial online]. 2015;3:215–26. Available from http://www.amhsjournal.org/text. asp?2015/3/2/215/171909.

[10] Matthews A. Self-examination should be taught to men: Advocate. 10 Mar 2016. [Internet]. Available from http:// www.abc.net.au/news/2016–03–10/self-examination-education-formen/ 7237238.

[11] American Cancer Society recommendations for prostate cancer early detection. 14 April 2016. [Internet]. Available from https://www.cancer.org/cancer/prostate-cancer/early-detection/acsrecommendations. html.

[12] Friman P C, Finney JW. Health education for testicular cancer. 1990. [Internet]. Available from http://citeseerx. ist.psu.edu/viewdoc/download?doi=10.1.1.1024.5345&r ep=rep1&type=pdf.

[13] Sperm storage costs. n.d.. [Internet]. Available from https://www.reprotech.com/sperm-storage- costs.html.

[14] IVF costs – in vitro fertilization costs. (n.d.). [Internet]. Available from http://www.ihr.com/ infertility/ivf/ivf-in-vitro-fertilization-cost.html.

[15] American Cancer Society. www.cancer.org. 17 May 2018. [Internet]. Available from American Cancer Society: https://www.cancer.org/cancer/testicular-cancer/ treating/by-stage. html#written_by.

[16] Einhorn L. Curing metastatic testicular cancer. Proc Natl Acad Sci. 2002:4592–5.

[17] Eric Leung PW. Treatment burden in stage I seminoma: a comparison of surveillance and adjuvant radiation therapy. BJU Int. 2013:1088–95.

[18] Wieder JA. Pocket guide to urology. 5th ed. Oakland: J. Wieder Medical; 2014.

[19] Fitzmaurice C, Global Burden of Disease Cancer Collaboration. Global, regional, and national cancer incidence, mortality, years of life lost, years lived with disability, and disability-adjusted life-years for 32 cancer groups, 1990 to 2015: a systematic analysis for the global burden of disease study. JAMA Oncol [Internet]. 2017;3(4):524–48. https://doi.org/10.1001/ jamaoncol.2016.5688.

[20] McGlynn KA, Devesa SA. Trends in the incidence of testicular germ cell tumors in the United States. Cancer [Internet]. 2002;97(1):63–70.

[21] Batata MA, Chu FC, Hilaris BS, Whitmore WF, Golbey RB. Testicular cancer in cryptorchidism. Cancer [Internet]. 1982;49:1023–30. https://doi. org/10.1002/1097– 0142(19820301)49:5<1023::AID-CNCR2820490528>3.0.CO;2-M.

[22] Kier MG, Hansen MK, Lauritsen J, et al. Second malignant neoplasms and cause of death in patients with germ cell cancer: a Danish Nationwide Cohort Study. JAMA Oncol [Internet]. 2016;2(12):1624–7. https://doi. org/10.1001/jamaoncol.2016.3651.

[23] Dong C, Lönnstedt I, Hemminki K. Familial testicular cancer and second primary cancers in testicular cancer patients by histological type. Eur J Cancer [Internet]. 2001;37(15):1878–85. Available from: https://doi.

org/10.1016/S0959–8049(01)00172–1.

[24] Dieckmann KP, Pichlmeir U. The prevalence of familial testicular cancer: an analysis of two patient populations and a review of the literature. Cancer [Internet]. 1997;80(10):1954–60. Available from: https://onlinelibrary.wiley.com/doi/full/10.1002/.

[25] Grulich AE, van Leeuwen MT. Incidence of cancers in people with HIV/AIDS compared with immunosuppressed transplant recipients: a meta-analysis. The Lancet [Internet]. 2007;370(9581):59–67. Available from https://doi.org/10.1016/S0140–6736(07)61050–2.

[26] Bray F, Richiardi L. Trends in testicular cancer incidence and mortality in 22 European countries: continuing increases in incidence and declines in mortality. Epidemiology [Internet]. 2006;118(12):3099–111. Available from https://doi.org/10.1002/ijc.21747.

[27] Gajendran VK, Nguyen M. Testicular cancer patterns in African-American men. Urology [Internet]. 2005;66(3):602–5. Available from https://doi.org/10.1016/j.urology.2005.03.071.

[28] McGlynn KA, Devesa SS. Increasing incidence of testicular germ cell tumors among black men in the United States. J Clin Oncol [Internet]. 2005;23(24): 5757–61.

[29] Nichols C. Testicular cancer. Curr Probl Cancer [Internet]. 1998;22(4):187–274. Available from: https://doi.org/10.1016/S0147–0272(98)90012–5.

[30] Strohsnitter WC, Noller KL, Hoover RN. Cancer risk in men exposed in utero to diethylstilbestrol. J Natl Cancer Inst [Internet]. 2001;93(7):545–51. Available from: https://www.uptodate.com/contents/epidemiology-of-and-risk-factors-for-testicular-germ-cell-tumors/abstract/72.

[31] Schottenfeld D, Warshauer ME. The epidemiology of testicular cancer in young adults. Am J Epidemiol [Internet]. 1980;112(2):232–46. Available from: https://doi.org/10.1093/oxfordjournals.aje.a112989.

[32] Motzer R, et al. Testicular cancer, clinical practice guidelines in oncology. J Natl Compr Cancer Netw [Internet]. 2012;12(4). Available from https://jnccn.org/abstract/journals/jnccn/10/4/article- p502.pdf.

[33] NCCN clinical practice guidelines in oncology (NCCN Guidelines) version 1.2019. Testicular cancer. 22 Oct 2018. Retrieved from https://www.nccn.org/professionals/physician_gls/pdf/ testicular.pdf.

[34] Skakkebæk NE, Rajpert-De Meyts E, Main KM. Testicular dysgenesis syndrome: an increasingly common developmental disorder with environmental aspects: opinion. Hum Reprod [Internet]. 2001;16(5):972–8. https://doi.org/10.1093/humrep/16.5.972.

[35] Olesen IA, Sonne SB, Hoei-Hansen CE, Rajpert-DeMeyts E, Skakkebaek NE. Environment, testicular dysgenesis and carcinoma in situ testis. Best Pract Res Clin Endocrinol Metab [Internet]. 2007;21(3):462–78. Available from: https://doi.org/10.1016/j.beem.2007.04.002.

[36] Beard C, Vaughn D. UpToDate [Internet]. Approach to the care of long-term testicular cancer survivors. 2018 [Updated 2018 Dec 20; cited 2019 May 3]. Available from: https://www.uptodate. com/.

[37] Vaughn DJ, Gignac GA, Meadows AT. Long term medical care of testicular cancer survivors. Ann Intern Med [Internet]. 2002. [cited 2019 May 3];136(6):463–70. https://doi. org/10.7326/0003–4819–136–6–200203190–00010.

[38] Hu GX, Lian QQ, Ge RS, Hardy DO, Li XK. Phthalate-induced testicular dysgenesis syndrome: Leydig cell influence. Trends Endocrinol Metab [Internet]. 20(3):139–45. https://doi. org/10.1016/j.tem.2008.12.001.

[39] Nieschlag E. Klinefelter syndrome: the commonest form of hypogonadism, but often overlooked or untreated. Dtsch Arztebl Int. 2013;110(20):347–53. https://doi. org/10.3238/arztebl. 2013.0347. Epub 2013 May 17. Review.

[40] Oh, W. Overview of the treatment of testicular germ cell tumors. 2018, cited 9 May 2019. Available from: https://www.uptodate.com/contents/overview-of-the-treatment-of-testiculargerm- cell-tumors?search=nonseminomatous%20testicular%20cancer&source=search_result &selected-Title=1~150&usage_type=default&display_rank=1#H647555688.

第 25 章　阴茎癌

Penile Cancer

J. Ryan Mark　Danielle Squadrito　著

杜毅聪　译

阴茎癌是一种较为少见的恶性肿瘤，在美国每年有约 300 人死于阴茎癌[1]。目前认为慢性炎症、HPV 感染和吸烟是阴茎癌的危险因素，其发病率随着男性年龄的增长而增加，在 50—70 岁男性人群中达到高峰。阴茎癌组织学表现绝大部分都是鳞状细胞癌（squamous cell carcinoma，SCC）。对于非浸润性阴茎癌常规进行手术切除和化疗，对于进展的晚期肿瘤进行全身系统性治疗或减症治疗。目前新的研究在探索利用酪氨酸激酶抑制药（tyrosine kinase inhibitor，TKI）和检查点抑制药（checkpoint inhibitor，IO）治疗阴茎癌，但它们在转移性疾病中的作用仍有待研究。

一、危险因素和预防

尽管阴茎癌较少见，其相关的危险因素已确立。人类乳头状病毒（human papilloma virus，HPV）在肿瘤发生发展中起到了重要作用。粗略估计，约 50% 的浸润性阴茎癌术后标本被发现含有 16 型和 18 型 HPV[2]。2016 年，一种针对 6、11、16、18、31、33、45、52 和 58 型 HPV 的九价疫苗被 FDA 批准使用。疫苗接种在预防男性 HPV 传播方面的有效性为 90.4%，然而这是否会降低阴茎癌的发病率还不得而知[3]。

阴茎癌发展的另一个途径是继发于包皮慢性炎症的 p53 突变[4]。在 45% 的阴茎癌中可见龟头炎的发生[5]。尽管包皮环切术被证明可以预防与包茎相关的 HPV 感染和慢性炎症，但其在阴茎癌预防中的作用仍存在争议。

与其他癌症一样，吸烟与阴茎癌的发展有剂量依赖关系。有吸烟史（45 包/年）的男性患阴茎癌的可能性要比不吸烟男性高出 3 倍以上。戒烟者的患病风险可降低 50%，这凸显了戒烟对高危男性的重要性[6]。

二、自然病程

在美国，61.6% 的阴茎癌患者被诊断为局限性疾病（图 25-1），2.3% 有远处转移的证据[7]。如果不进行治疗，阴茎癌就会以一种固定模式扩散。正常阴茎的组织通过淋巴管被引流到双侧腹股沟浅淋巴结，接着是腹股沟深淋巴结，然后是盆腔淋巴结[8]。如果阴茎癌不加以控制，就会发生淋巴结转移，引起淋巴水肿、溃疡和脓肿，肿瘤组织还可侵蚀股血管，导致出血和死亡。图 25-2 显示了不受控制的局部晚期阴茎癌的毁灭性结果。

成功预防或积极处理淋巴结转移是患者生存

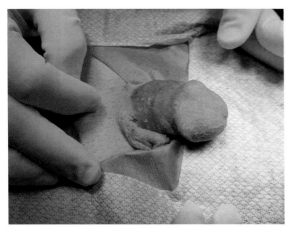

▲ 图 25-1　57 岁男性的包皮环切术后照片。病理结果为阴茎基底样鳞状细胞癌（3 级 pT_{1b}）。此肿瘤与先前的 HPV 感染有关（彩图见书末）

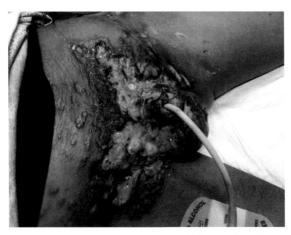

▲ 图 25-2　52 岁男性，G3 $pT_2N_3M_1$ 鳞状细胞癌。淋巴结清扫术后不久患者出现骨转移，TIP、帕博利珠单抗和帕博西尼治疗后疾病迅速进展，诊断 7 个月后患者死亡（彩图见书末）

的基础。pN_0 患者有 96% 的 10 年癌症特异性生存率（cancer-specific survival，CSS），而 pN+ 患者只有 35% 存活超过 5 年[9]。一项法国研究指出，随着淋巴结分期的上升，患者死亡风险也会随之增加，5 年 CSS 在 pN_0、pN_1、pN_2 和 pN_3 患者中分别为 93.4%、89.3%、30.9% 和 0%[10]。因此，准确的临床分期，以及对有淋巴结进展危险的患者采取适当治疗是患者生存的关键。

三、肿瘤分期

阴茎癌的临床分期始于截石位的彻底体检，以评估外生殖器情况。然后触诊腹股沟，以发现肿大或固定的淋巴结。可触及淋巴结肿大的患者中约 50% 会有淋巴结转移，临床检查腹股沟淋巴结阴性的患者接受分期淋巴结切除术后 20% 被发现有淋巴结转移。在使用影像学检查或淋巴结切除术进行分期之前，应先对原发性病变进行活检或切除来评估转移的风险。对于转移风险较高和因肥胖而无法充分进行体格检查的患者推荐应用横断面影像学检查，例如增强的胸部、腹部、盆腔 CT。当存在局部软组织侵犯可能时，可行 MRI 检查来进行局部分期，指导手术治疗。全身评价也可使用 PET/CT 检查。

淋巴结分期的一个重要诊断手段是淋巴结活检。对于转移风险较低的阴茎癌患者，如有肿大的淋巴结应进行活检，以避免不必要的腹股沟淋巴结清扫术。相反，对于双侧腹股沟淋巴结肿大或固定的高危病变患者，活检是在行双侧腹股沟和盆腔淋巴结清扫术前评估应用新辅助化疗可行性的重要手段。

四、阴茎癌的化疗

（一）局限性阴茎癌

阴茎癌患者的原发肿瘤最好的处理方法是手术切除，并保证切缘阴性。浸润性疾病的外科处理可行部分或根治性阴茎切除术。对于阴茎的非侵袭性原位癌（carcinoma in situ，CIS）和 T_a 期阴茎鳞癌，局部化疗可以考虑作为手术切除或激光治疗的替代方案。在一项对 44 例阴茎 CIS 患者的研究中，对每一名患者每 2 天应用 5% 的氟尿嘧啶处理病变部位，每次 12 小时，共 28 天，结果有 57% 的完全缓解率。其中 80% 患者的平均治疗有效期达 34 个月（12～180 个月）。共有 5 例患者（20%）平均 5 个月后复发。对这些患者进行米喹莫特二线挽救治疗，完全缓解率为 44%[11]。也有咪喹莫特用于一线局部治疗的文献报道。

（二）局部晚期阴茎癌

淋巴结阳性的阴茎癌如果得不到及时治疗，则有可能变得体积庞大且无法切除。对于双侧受累和单侧较大淋巴结（可移动或固定）的患者，NCCN 指南建议进行活检和新辅助化疗[12]。一项 Ⅱ 期前瞻性研究对 30 例 cN_2 或 cN_3 阴茎癌患者进行了顺铂、紫杉醇和异环磷酰胺（TIP）治疗，证实了该方案的有效性，并被广泛采用。其中 23 例患者能够完成所有 4 个疗程，客观缓解率为 50%，包括 10% 的完全缓解率。所有患者的中位生存期为 17.1 个月[13]。

淋巴结清扫术后，如果发现局部转移，与单纯手术相比，手术治疗协同辅助化疗已被证明能提高生存率。顺铂、紫杉醇和氟尿嘧啶（TPF）作为 TIP 的替代方案也被证实有效。在一项回顾性研究中，21 例患者在淋巴结清扫术后接受 TPF 治疗。pN_3 占 66.7%，pN_2 和 pN_0 分别占 23.8% 和 9.5%。大多数患者（66.7%）接受了 3 个周期的 TPF（总体 2～4 周），中位 DFS 和中位 OS 达 22.7 个月，85% 的患者存活 1 年[14]。与 $cN_{2\sim3}$ 阴茎癌新辅助 TPF 治疗结果下相比，辅助化疗有更高的 2 年 DFS（36.8% vs. 7.1%），但由于样本量小，未达到统计学显著性[15]。这些研究表明，除淋巴结清扫术外，全身化疗在处理大体积淋巴结方面的有效性。然而最近的一项多中心回顾性研究显示，743 名因阴茎癌接受淋巴结清扫术的男性患者中，只有 pN_3 患者接受化疗有 OS 改善。在 $N_0\sim N_2$ 患者中，新辅助化疗或辅助化疗的多变量分析

几乎或没有益处[16]。因此，有些人反对对 pN_2 患者进行辅助化疗，但这仍是有争议的。在本章撰写时，NCCN 和 EAU 指南仍推荐对 pN_2 和 pN_3 阴茎癌患者进行辅助化疗[12, 17]。

（三）转移性阴茎癌

转移性阴茎癌预后极差，单药顺铂化疗的 ORR 仅为 23%，故对可耐受不良反应的患者需使用多药方案[18]。TIP 与其他方案相比具有较轻的不良反应，由于在新辅助治疗中报道了 50% 的 ORR，因此常用于初次化疗的患者[13]。对于化疗后疾病进展的患者，生存期通常小于 6 个月，且多种药物组合二线化疗均未显示获益。在以顺铂、甲氨蝶呤和博来霉素（PMB）方案治疗的 5 例患者中有 2 例出现部分缓解和完全缓解，然而该方案毒性大，临床应用有限[19]。在一项以 PMB 为一线化疗方案的 Ⅱ 期临床试验中，45 例患者中有 5 例死于治疗相关并发症[20]。表 25-1 列出了常用的化疗方案。

五、靶向治疗

表皮生长因子受体（epidermal growth factor receptor，EGFR）的过度表达与许多种癌症有关。EGFR 是酪氨酸激酶受体中 HER 家族的一员，在正常状态下具有支持上皮细胞生长的功能。既往在肺癌、直肠癌、头颈癌和脑癌中都发现了导致 EGFR 活性增加的突变[21]。因此，现已有一些以 EGFR 为靶点治疗这些恶性肿瘤的药物并已经被 FDA 批准使用。阴茎鳞癌通常也表现出 EGFR 的过度表达。一项研究发现 44% 的阴茎癌标本呈 EGFR 高表达，44% 呈 EGFR 低表达，剩余 12% 无 EGFR 表达[22]。这引起了人们对 EGFR 拮抗药在阴茎癌治疗中的作用的兴趣。

一项前瞻性 Ⅱ 期临床试验探索了不可逆泛

表 25-1　阴茎癌常用化疗方案

方　案	流　程
紫杉醇、异环磷酰胺、顺铂（TIP）[13]	• 第 1 天：紫杉醇、异环磷酰胺、顺铂 • 第 2 天和第 3 天：异环磷酰胺 + 顺铂 • 每 3～4 周 1 个周期，共 4 个周期
紫杉醇、顺铂、氟尿嘧啶（TPF）[14]	• 第 1 天：紫杉醇 + 顺铂 • 第 2 天：顺铂 + 氟尿嘧啶 • 第 3 天～第 5 天：氟尿嘧啶 • 21 天 1 个周期
顺铂、甲氨蝶呤、博来霉素（PMB）[20]	• 第 1 天：博来霉素 + 甲氨蝶呤 + 顺铂 • 第 8 天：博来霉素 + 甲氨蝶呤 • 21 天 1 个周期

HER 酪氨酸激酶抑制药达克替尼对于阴茎癌的疗效。这种口服药物曾被 FDA 批准用于转移性 NSCLC 患者，在此临床试验中其作为单药治疗用于 28 名复发的局部晚期或转移性阴茎癌患者。患者总体 ORR 为 32.1%，有 8 例部分缓解，1 例完全缓解。所有患者的总生存期为 13.7 个月，排除 M_1 患者后为 20 个月[23]。虽然这些结果在新辅助治疗中并不优于 TIP 化疗，但该试验组包含复发和转移性阴茎癌患者，使患者群体成为高危人群。患者对达克替尼的耐受性也很好，没有发生严重的不良事件或停药，从而增加了潜在可行全身治疗的患者数量。

六、免疫治疗

利用抗 CTLA4 和抗 PD1 /PD-L1 单克隆抗体进行检查点抑制，开创了泌尿系统恶性肿瘤系统治疗的新时代。虽然这些药物在肺、皮肤、头颈部鳞状细胞癌中显示出了巨大的效用，但关于它们在阴茎癌中的应用还缺乏数据。阴茎鳞癌缺乏可能对这些新药物产生强大反应的突变负荷，且阴茎恶性肿瘤的肿瘤微环境还仍有待研究[24]。阴茎癌的罕见性和一线治疗后复发患者生存期较短可能导致研究数据的缺乏。目前，仅有检查点抑制药治疗阴茎癌的小规模病例报告或在罕见肿瘤类型的混合队列中进行的 IO 试验结果。最近一项针对 127 例罕见实体肿瘤患者的抗 PD1 抑制药帕博利珠单抗 II 期研究中仅有 3 名阴茎癌患者，其中 1 名患者在 27 周内的可测量的疾病至少减少了 50%，而另外 2 名患者死亡[25]。

七、总结

阴茎癌是一种罕见且具有潜在侵袭性的恶性肿瘤，对局部淋巴结的妥善处理是患者在这种灾难性疾病中生存的关键。因此，全身治疗在局部转移阴茎癌中起着至关重要的作用。化疗仍是首选的全身治疗手段。然而，随着我们对肿瘤微环境和分子发病机制的认识不断加深，新的药物可能在现代肿瘤治疗中发挥更重要的作用。

临床要点

- 慢性炎症、HPV 感染和吸烟是阴茎癌的危险因素，其发病率随着年龄的增长而增加，在 50—70 岁达到高峰。
- 约 50% 的浸润性阴茎癌术后标本中含有 16 型和 18 型 HPV。
- 在美国，大多数（61.6%）阴茎癌患者被诊断为局部疾病，2.3% 有远处转移的证据。
- 浸润性阴茎癌患者的预后取决于淋巴结转移的成功预防和积极处理。
- 约 50% 可触及淋巴结的患者会有淋巴结转移。临床腹股沟淋巴结阴性的患者接受分期淋巴结清扫术后，20% 会发现淋巴结转移。
- 在使用影像学检查或淋巴结切除术进行分期之前，应先对原发性病变进行活检或切除来评估转移的风险。
- 顺铂、紫杉醇和异环磷酰胺（TIP）被认为是局部晚期疾病新辅助和辅助治疗的金标准。
- 转移性阴茎癌预后极差，一线化疗失败后死亡率极高且生存期较短。
- EGFR 抑制药可能会在转移性阴茎癌的治疗中发挥作用。

参 考 文 献

[1] Douglawi A, Masterson TA. Penile cancer epidemiology and risk factors: a contemporary review. Curr Opin Urol. 2019;29(2):145–9.

[2] McCance DJ, Kalache A, Ashdown K, Andrade L, Menezes F, Smith P, et al. Human papillomavirus types 16 and 18 in carcinomas of the penis from Brazil. Int J Cancer. 1986;37(1):55–9.

[3] Giuliano AR, Palefsky JM, Goldstone S, Moreira ED Jr, Penny ME, Aranda C, et al. Efficacy of quadrivalent HPV vaccine against HPV infection and disease in males. N Engl J Med. 2011;364(5):401–11.

[4] Mentrikoski MJ, Stelow EB, Culp S, Frierson HF Jr, Canthro HP. Histologic and immunohistochemical assessment of penile carcinomas in a North American population. Am J Surg Pathol. 2019;38(10):1340–8.

[5] Dillner J, von Krogh G, Horenblas S, Meijer CJ. Etiology of squamous cell carcinoma of the penis. Scand J Urol Nephrol Suppl. 2000;205:189–93.

[6] Maden C, Sherman KJ, Beckmann AM, Hislop TG, The CZ, Ashley RL, et al. History of circumcision, medical conditions, and sexual activity and risk of penile cancer. J Natl Cancer Inst. 1993;85(1):19–24.

[7] Burt LM, Shrieve DC, Tward JD. Stage presentation, care patterns, and treatment outcomes for squamous cell carcinoma of the penis. Int J Radiat Oncol Biol Phys. 2014;88(1):94–100.

[8] Wood HM, Angermeier KW. Anatomic considerations of the penis, lymphatic drainage, and biopsy of the sentinel node. Urol Clin North Am. 2010;37(3):327–34.

[9] Ornellas AA, Kinchin EW, Nobrega BL, et al. Surgical treatment of invasive squamous cell carcinoma of the penis: Brazilian National Cancer Institute long-term experience. J Surg Oncol. 2008;97(6):487–95.

[10] Marconnet L, Rigaud J, Bouchot O. Long-term follow-up of penile carcinoma with high risk for lymph node invasion treated with inguinal lymphadenectomy. J Urol. 2010;183(6):2227–32.

[11] Alnajjar HM, Lam W, Bolgeri M, Rees RW, Perry MJ, Watkin NA. Treatment of carcinoma in situ of the glans penis with topical chemotherapy agents. Eur Urol. 2012;62(5):923–8.

[12] National Comprehensive Cancer Network (NCCN). NCCN clinical practice guidelines in oncology. Penile cancer. Version 1.2020. January 14, 2020. National Comprehensive Cancer Network. Abstract available at: https://www.nccn.org/professionals/physician_gls/pdf/penile.pdf.

[13] Pagliaro LC, Williams DL, Daliani D, Williams MB, Osai W, Kincaid M, et al. Neoadjuvant paclitaxel, ifosfamide, and cisplatin chemotherapy for metastatic penile cancer: a phase II study. J Clin Oncol. 2010;28(24):3851–7.

[14] Necci A, Lo Vullo S, Nicolai N, Ragi D, Giannatempo

P, Colecchia M, et al. Prognostic factors of adjuvant taxane, cisplatin, and 5–fluorouracil chemotherapy for patients with penile squamous cell carcinoma after regional lymphadenectomy. Clin Genitourin Cancer. 2016;14:518–23.

[15] Nicolai N, Sangalli LM, Necchi A, et al. A combination of cisplatin and 5–fluorouracil with a taxane in patients who underwent lymph node dissection for nodal metastases from squamous cell carcinoma of the penis: treatment outcome and survival analyses in neoadjuvant and adjuvant settings. Clin Genitourin Cancer. 2016;14:323–30.

[16] Necchi A, Lo Vullo S, Mariani L, Zhu Y, Ye DW, Ornellas AA, et al. Nomogram-based prediction of overall survival after regional lymph node dissection and the role of perioperative chemotherapy in penile squamous cell carcinoma: a retrospective multicenter study. Urol Oncol. 2019;37(8):531.e7–531.e15.

[17] Hakenberg OW, Compérat E, Minhas S, Necchi A, Protzel C, Watkin N. (2018) EAU guidelines on penile cancer. Retrieved from: https://uroweb.org/wp-content/uploads/EAU-Guidelines- Penile-Cancer-2018.pdf. Access date [4/10/2020].

[18] Gagliano RG, Blumenstein BA, Crawford ED, Stephens RL, Coltman CA Jr, Costanzi JJ. cis-Diamminedichloroplatinum in the treatment of advanced epidermoid carcinoma of the penis: a Southwest Oncology Group Study. J Urol. 1989;141:66–7.

[19] Wang J, Pettaway CA, Pagliaro LC. Treatment for metastatic penile cancer after first-line chemotherapy failure: analysis of response and survival outcomes. Urology. 2015;85:1104–10.

[20] Haas GP, Blumenstein BA, Gagliano RG, et al. Cisplatin, methotrexate and bleomycin for the treatment of carcinoma of the penis: a Southwest Oncology Group study. J Urol. 1999;161:1823–5.

[21] Liu X, Wang P, Zhang C, Ma Z. Epidermal growth factor receptor (EGFR): a rising star in the era of precision medicine of lung cancer. Oncotarget. 2017;25(8):50209–20.

[22] Chaux A, Munari E, Katz B, Sharma R, Lecksell K, Cubilla AL, et al. The epidermal growth factor receptor is frequently overexpressed in penile carcinomas: a tissue microarray and digital image analysis study of 112 cases. Hum Pathol. 2013;44(12):2690–5.

[23] Necci A, Lo Vullo S, Perrone F, Raggi D, Giannatempo P, Calareso G, et al. First-line therapy with dacomitinib, an orally available pan-HER tyrosine kinase inhibitor, for locally advanced or metastatic penile squamous cell carcinoma: results of an open-label, single arm, single-centre, phase 2 study. BJU Int. 2018;121(3):348–56.

[24] Chen YP, Zhang Y, Lv JW, Li YQ, Wang YQ, He QM, et al. Genomic analysis of tumor microenvironment immune types across 14 solid cancer types immunotherapeutic implications. Theranostics. 2017;7:3585–94.

[25] Naing A, Meric-Bernstam F, Stephen B, Karp DD, Hajjar J, Ahbert JR, et al. Phase 2 study of pembrolizumab in patients with advanced rare cancers. J Immunother Cancer. 2020;8(1):e000347.

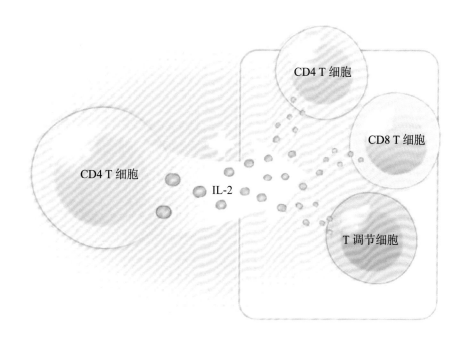

▲ 图 22-1　由 **CD4** 细胞释放的 **IL-2** 促进多种 **T** 细胞的激活

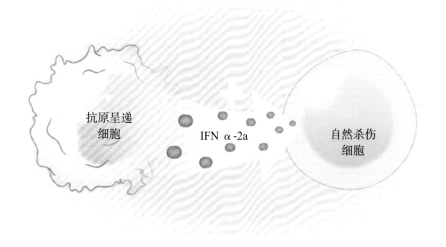

▲ 图 22-2　抗原呈递细胞释放的 **IFN α-2a** 促进自然杀伤细胞活化

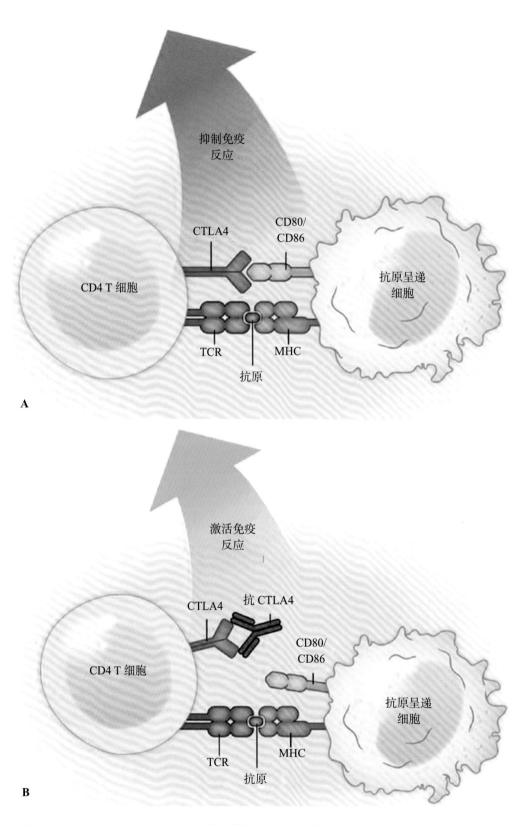

▲ 图 22-3　**A. CTLA4 与 CD80/CD86 结合诱导免疫反应的抑制；B. 抗 CTLA4 分子与 CTLA4 结合诱导免疫反应的激活**

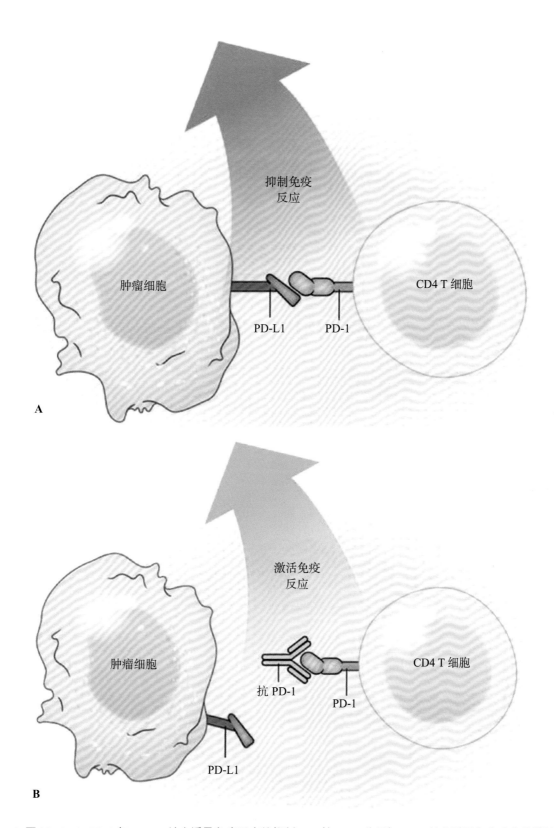

▲ 图 22-4　A. PD-1 与 PD-L1 结合诱导免疫反应的抑制；B. 抗 PD-1 分子与 PD-1 结合诱导免疫反应的激活

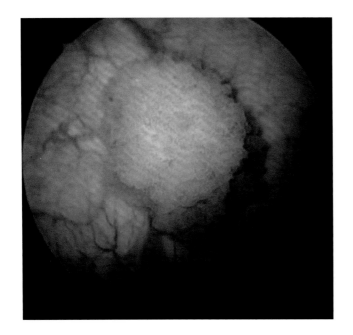

◀ 图 12-4 膀胱镜检查显示肿瘤

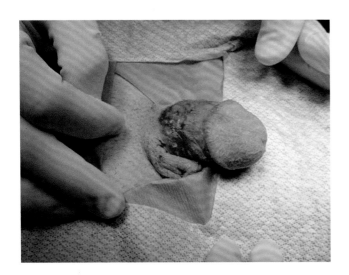

◀ 图 25-1 57 岁男性的包皮环切术后照片。病理结果为阴茎基底样鳞状细胞癌（3 级 pT_{1b}）。此肿瘤与先前的 HPV 感染有关

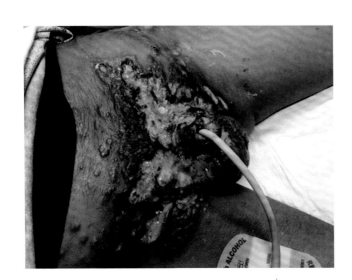

◀ 图 25-2 52 岁男性，G3 $pT_2N_3M_1$ 鳞状细胞癌。淋巴结清扫术后不久患者出现骨转移，TIP、帕博利珠单抗和帕博西尼治疗后疾病迅速进展，诊断 7 个月后患者死亡